中医英译与英文论文写作

范　越
张海洋　著
刘　明

U0308156

中国中医药出版社
·北　京·

图书在版编目（CIP）数据

中医英译与英文论文写作 / 范越，张海洋，刘明著 . — 北京：中国中医药
出版社，2017.5（2018.8 重印）

ISBN 978 – 7 – 5132 – 4438 – 1

Ⅰ.①中 ...　Ⅱ.①范 ...　②张 ...　③刘 ...　Ⅲ.①中国医药学—英语
—翻译—研究　②中国医药学—英语—论文—写作　Ⅳ.① R2

中国版本图书馆 CIP 数据核字（2017）第 224148 号

中国中医药出版社出版

北京市朝阳区北三环东路 28 号易亨大厦 16 层
邮政编码　100013
传真　010-64405750
保定市中画美凯印刷有限公司印刷
各地新华书店经销

开本 710×1000　1/16　印张 20　字数 443 千字
2017 年 5 月第 1 版　2018 年 8 月第 2 次印刷
书号　ISBN 978 – 7 – 5132 – 4438 – 1

定价　79.00 元
网址　www.cptcm.com

社 长 热 线　010–64405720
购 书 热 线　010–89535836
维 权 打 假　010–64405753

微信服务号　zgzyycbs
微商城网址　https://kdt.im/LIdUGr
官 方 微 博　http://e.weibo.com/cptcm
天猫旗舰店网址　https://zgzyycbs.tmall.com

如有印装质量问题请与本社出版部联系（010–64405510）

前　言

近年来，不仅越来越多的学者在为中医学的国际化做了很多工作，国内外的相关组织也做了大量工作。相关的译著、著作、教材和论文纷纷出版，呈现出一派欣欣向荣的景象。

然而，中医学核心知识源于古典文献，其语言医哲交融、言简意赅、富含修辞、文化色彩浓厚，译者难以完好地把中医学忠实、客观、简洁地呈现给国外读者，译文经常不尽人意。同时，现代中医学翻译又增加了中药药品说明书的翻译和中医学现代论文的翻译，使本领域的翻译任务更加重大，同时也更加艰难。

与此同时，我们并没有与时俱进的中医学翻译指导性论著。因此，为切实提高中医英译的水平、推进中医学国际化的进程，在广大同行专家的支持和帮助下，结合多年的工作经历，我们撰写了这本书。

本书首先讨论了中医学的语言特点、翻译难点、中医学翻译存在的问题、中医学翻译的水平的评价方法、中医学翻译的一些指导性理论及中医学翻译应该遵循的流程。然后阐述了中医术语的翻译、句子篇章的翻译、中医经典的翻译、中药药品说明书的翻译与撰写、中医学现代论文的撰写及其撰写标准。在引用经典原文时，提供的白话文仅供参考。

在论述中医术语的翻译上，本书不仅介绍了直译、音译、意译等传统方法，而且介绍了构成中医术语非常重要的成分——语素。了解了语素，便更容易掌握各类术语（包括单词型术语和词组型术语）的翻译规律。此外，本书还论述并讲解了中医学文化负载词和通假字的英译。

进而，本书讨论了中医学句子和篇章翻译的方法和策略，例如怎样把汉语的话题显著转变成英语的主语显著的语句，怎样实现英文篇章的衔接和连贯。

在中医经典著作的翻译方面，本书重点介绍了中医经典修辞手法的英译，并讨论了中医经典书名的英译方法。修辞手法是经典翻译中较难处理的问题。

本书首次提出并讨论了中药药品英文说明书要按照出口目的国的法规、参考出口目的国的相关说明书实例进行翻译或撰写。如果出口目的国只能以食品保健品的形式接收中药，说明书就要按其食品保健品说明书的形式来撰写。本书重点论述了中药药品英文说明书的三个关键部分——中药药品名称、结构词、功能作用的撰写方法与技巧。

为了方便读者发表 SCI 论文，本书先介绍了发表中医药学论文的 SCI 常见杂志、中医学英语和西医学英语的学习方法与技巧，然后介绍讨论了 SCI 医学论文中草药和针灸干预报告的撰写标准。在讨论 SCI 医学论文的撰写标准时，本书前卫性地介绍了国际医学论文撰写标准的权威组织 EQUATOR Network，并按熟悉 SCI 论文、撰写 SCI 论文和发表 SCI 论文的顺序加以阐述。

在本书的编写过程中，范越撰写了第一到第六章的第四节 26 万余字，张海洋撰写了第六章的第五节到最后一章 16 万余字，刘明审定全稿。

感谢专家们对本书成书的指导、支持、帮助与鼓励，成绩应归属于支持和帮助我们的所有人。

最后，欢迎广大读者在阅读本书的过程中如发现不当之处及时指出，以便修订时不断完善、提高。

范越　张海洋　刘明

2017 年 3 月

目 录

第一章
概　论

　　中医学（Traditional Chinese Medicine，TCM）是起源于中国的传统医学，其治疗作用可靠，治疗范围广泛，在治疗亚健康方面有着西医学无法比拟的优势，因而越来越受到世界医学界的青睐。为使中医学走向世界，我们需要把中医学的一些教材、经典著作、中药及其说明书和论文等翻译成外文，特别是英文。然而，中医学英译的结果常常不够理想，中医学英译水平拖拽了中医药的国际发展。

　　提高中医学英译水平需要诸多方面的知识。为使读者对中医学翻译有总体了解，本章主要介绍中医学语言的特点、中医学翻译概况、中医学翻译的质量评价、中医学翻译的理论和中医学翻译的流程等知识，以后各章将分别详细讲解中医学各部分的翻译知识。

第一节　中医学语言的特点

　　由于受到古代哲学及文化的影响，中医学对人体生理、病理及诊治的描述和解释有其独特的视角；因从整体和宏观上把握共性和规律，故而使用的语言也有其特点。中医学的语言特点包括医哲结合、模糊性、笼统性和独特的文化性。

一、医哲结合

　　中医学是在中国古代哲学思想的影响下，通过长期的临床医疗实践逐步建立并发展起来的一种独特的医学体系，是中国的医学与古典哲学的有机结合。

　　我国的人体解剖发源很早。远在商周及其以前，中国的医学家就已积累了一定的人体解剖知识。《黄帝内经》中记载了许多关于人体各个脏器和体表部位的数据。《史记·扁鹊仓公列传》里曾提到一个名叫俞跗的手术高明的外科医生，他进行剖腹的程序是先割皮、解肌、诀脉、结筋，接着溺髓脑、揲荒、爪幕，这说明在秦汉以前，我国的人体解剖已经达到相当的水平。《黄帝内经》有很多对内脏器官的解剖学描述。例如《灵枢·平人绝谷》中记载"小肠大二寸半，径八分分之少半，长三丈二尺，受谷二斗四升，水六升三合合之大半"，"胃大一尺五寸，径五寸，长二尺六寸，横屈，受水谷三斗五升，其中之谷常留二斗，水一斗五升而满"等，这些知识是形成藏象学说的基础。

　　脏腑学说是中医学基础理论的重要组成部分。尽管中医学中所说的脏腑与现代医学中的同名脏器不尽相同，但其基本概念无疑是以脏器实体为根据的。古人观察到了人体器官组织的解剖、生理功能和病理变化，将内脏器官分成脏、腑和奇恒之腑。在《黄帝内经》成书之前，脏、腑的概念并不明确，方士"或以脑、髓为脏，或以肠、胃为脏，或以为腑"，殊无定准。至《黄帝内经》问世，始对脏、腑有明确定义。如《素问》指出，凡"藏精气而不泻，满而不能实"者，称为脏，包括心、肝、脾、肺、肾；凡"传化物而不藏，实而不能满"者，称为腑，包括胃、大肠、小肠、膀胱、三焦、胆；凡"藏而不泻"者，称为"奇恒之腑"，包括脑、髓、骨、脉、胆、女子胞。而因当时科学水平的限制，对很多人体生理病理的解释无法完善，故从哲学的角度进行了解释。

阴阳学说是古代中国人创造的一种哲学思想。上古时代，就有阴阳崇拜。阴阳学说认为世界是物质性的整体，宇宙间一切事物不仅其内部存在着阴阳的对立统一，而且其不断发生、发展和变化都是阴阳对立统一的结果。中医学把阴阳学说应用于医学，形成了中医学的阴阳学说，促进了中医学理论体系的形成和发展。中医学的阴阳学说是中医学理论体系的基础之一和重要组成部分。"明于阴阳，如惑之解，如醉之醒"（《灵枢·病传》），"设能明彻阴阳，则医理虽玄，思过半矣"（《景岳全书·传忠录·阴阳篇》）。中医学用阴阳学说阐述了生命的起源和本质，人体的生理功能、病理变化，疾病的诊断和防治的根本规律。阴阳学说贯穿于中医学的理、法、方、药中，长期以来，一直有效地指导着中医学临床实践。

五行学说是朴素的辩证唯物的哲学思想。用木、火、土、金、水五类特性及其生克制化规律来认识、解释自然的系统结构，解释人体内脏之间的相互关系、脏腑组织器官的属性、运动变化及人体与外界环境的关系。五脏之间存在着相互资生、相互制约的密切关系。当五行不能维持相生相克生理平衡状态时，生克关系即转为乘（乘虚侵袭，克制太过）侮（被克强势，反欺侮主）关系，产生相应的病变。将"五行学说"运用于疾病的治疗中，通过调理情志，配伍用药，可促进人体心身疾病的康复。

医学和哲学的结合导致了哲学用语进入了中医学语言，同时也使中医学语言富有医学和哲学的语言特点，给中医学的英译带来了一定的挑战。

二、模糊性

模糊性即不确定性，语言的模糊性指的是词语所指范围的边界是不确定的，如表示时间的早和晚，表示年龄的青年、中年、老年等。中医学的盛、衰、虚、实也都具有模糊性，没有明显的量化指标。中医学理论的五脏六腑中的各个脏器的概念不仅有解剖形态含义，还有脏器功能的含义，而功能方面就不完全指西医解剖学的器官功能了，西医学是纯粹从解剖学的角度来描述心、肝、脾、肺、肾各个器官的，两个概念并不完全一致。

更为严重的是，有的语言概念不清，中医学本身对某些概念尚存争议。例如"三焦"一词中关于"焦"字的含义，历代医家认识不一致。有的认为"焦"当作"膲"，"膲"为体内脏器，是有形之物；有的认为"焦"字从火，为无形之气，能腐熟水谷；有的认为"焦"当作"樵"，樵，槌也，节也，谓人体上、中、下三节段或三个区域。对三焦解剖形态的认识，历史上有"有名无形"和"有名有形"之争。即使是有形论者，对三焦实质的争论也是至今尚存。

胸腹分三焦即将胸腹部划分为上、中、下三个区域，《黄帝内经》就有这样的描述。如《灵枢·营卫生会》说："上焦出于胃上口，并咽以上，贯膈而布胸中。""中焦亦并胃中，出上焦之后。""下焦者，别回肠，注于膀胱而渗入焉。"原文大体指出了膈上为上焦，胃部为中焦，胃以下为下焦。《难经·三十一难》说："上焦者，在心下，下膈，在胃上口。""中焦者，在胃中脘，不上不下。""下焦者，当膀胱上口。"以膈作为上中两焦的分界处，以胃下口作为中下两焦的分界处，认为膈上胸中为上焦，膈下脐上腹部为中焦，脐下腹部为下焦。

人体分三焦即将人体划分为上、中、下三个区域。一些期刊文献及中医学教材也沿用此观点。但根据《灵枢·胀论》所说的"脏腑之在胸胁腹里之内"的论述，以及临床对三焦部位概念的具体运用而言，不将头面、四肢归属于三焦部位为妥。

这些模糊性给翻译工作带来了一定的困难。在很多情况下，我们需要进一步解释，而这种进一步的解释就需要较高水平的中医学知识。

三、笼统性

阴阳是中医学用得最多的一个概念，它的内涵和外延都非常复杂，在不同的地方代表不同的意义。但是很多时候都不加任何解释，这使得学习者有时很难确定一个词在一段文章中的特定意义，特别是对外国读者来说。

逻辑学在使用某个概念时，如果觉得其外延太宽，可以用增加内涵的方式加以限制，使该概念变成为外延比较窄的概念。比如，"人"这个概念，如果用国别加以限制，可以分为中国人、美国人、法国人等；如果用性别加以限制，可以分为男人、女人。这样，"人"这个概念的外延就缩小了。

阴阳是一个外延很宽的概念，当说明某一个具有阴阳属性而外延比较小的概念的时候，就应该增加内涵。中医学在说明问题的时候却不是这样，经常笼统地仅使用"阴阳"两个字来表述，这时读者要仔细揣摩，才能明白作者到底在说什么，也有的时候，根本琢磨不出来其中的精确含义。再加上不同的人对事物有不同的理解，所以对经典著作，后世要进行"注""解""诠""释"，流派纷呈，而各个白话文本的解释也有差别，甚至有的差别很大。

语言的笼统性在中药功效的描述上表现得更为突出。例如"牛黄上清丸"的功效为"气血不足，痰热上扰引起的胸中郁热，惊悸虚烦，头目眩晕，中风不语，口眼歪斜，半身不遂，言语不清，神志昏迷"。从牛黄上清丸的功效上看，语言模糊，好像该药可以治疗的疾病非常多，其所反映的治疗功效不具有针对性。再看其译文：

"This formula can treat depressed heat in the chest, fright palpitation, dizziness and vertigo, loss of speech due to wind strike (stroke), deviated eyes and mouth, hemiplegia,unclear speech, and coma resulted from insufficiency of qi and blood, and phlegm-heat harassing the upper body."

这是直译的译文，看似这个药能包治百病。这样的语言必然会让以逻辑思维为主的外国消费者摸不着头脑，结果很可能会使人认为这个药什么病都治不了。

四、文化性

中国古代文化对中医学语言的影响也带来了中医学语言与西医学语言的差异。翻译是一种跨文化、跨语言的活动，而中医学英语翻译可以说是一种双重的跨文化、跨语言的示意、推理过程和行为，因为在翻译过程中首先要实现古汉语、古代文化与现代汉语、现代文化之间的转换，然后再实现从汉语向英语、东方文化向西方文化的跨越。如果我们的中医学理论不能得到西方文化的认同，那么西方社会、西方的民众就难以接受中医中药的治疗。所以，我们在翻译的过程中，不仅要对语言进行转换，还要把中医学所蕴含的中国的文化传达出来，以求得西方民众对中国文化的认同。

因为中医学理论深奥、抽象，所以在语言的使用上常采用取象类比的文化方法或其他修辞手法来辅助表达一些抽象的术语，使之具体化、形象化，从而便于理解和掌握。"三焦"是一个非常抽象的概念，通常用比喻的手法来说明其功能，如"上焦如雾"是指心肺对营养物质如雾露灌溉输布全身。通过这样的描述，上焦的功能就一目了然了。其实，西医学中也有类似的表述，比如在叩诊音中有鼓音、清音、浊音之分，采用的也是类比的手法，可见尽管中西医两种理论体系完全不同，语言的使用上也各有其特点，但还是有相通之处的。

中医经典用的是古代汉语，富含中国的古代文化。湖南中医药大学的肖平在其《中医典籍的语言特点及其翻译的文化传真》一文中总结了中医经典的三个语言文化特点：词以字现，集字为句；术语形象，博喻巧譬；句子短小，言简意赅。中医典籍句子的组织方式基本上是以字为单位的，集字为句，而字又有词的完整意义和功能。如《伤寒论》序言中的"怪当今居世之士，曾不留神医药，精究方术"。其中的"怪"意思是"奇怪"，"居"意思是"生活"，"世"意思是"社会"，"士"意思是"读书人"，"曾"意思是"竟然"，"精"意思是"精心"，"究"意思是"研究"，"方"意思是"医方"，"术"则为"医术"。"取象比类"是中国传统的思维模式，是以建立在具体性、直观性和经验性基础之上的"象"类推和比喻抽象性事物，是帮助人们认识世界和理解复杂性事物的一种基本思路和方法，如病名的牛皮癣、蛇头疗、崩漏、骨蒸潮热等，中药处方用的君、臣、佐、使等。中医典籍的句式短，四字结构很多，语言质朴，词简意深，句与句之间关系复杂。如《素问·阴阳应象大论》中的"阴阳者，天地之道也，万物之纲纪，变化之父母，生杀之本始，神明之府也，治病必求于本"，即阴阳是自然界事物运动变化的基本规律和普遍法则，是认识万物的纲领，是事物发生、发展和衰退、消亡的根本。疾病作为万事万物运动变化的现象之一，自然也遵循阴阳对立统一的法则，故医生在认识人体、诊治疾病时，就必须遵循阴阳变化这个原则。

第二节　中医学翻译概况

下面从中医学翻译简史、术语的标准化建设、教材编撰的进展、代表人物和存在的问题几个方面来讨论中医学翻译的概况。

一、中医学翻译简史

北京中医药大学方廷钰等在其发表的"中医翻译历史和中医术语翻译"一文中总结了中医学翻译的历史。公元561年，苏州人知聪携《本草经》《脉经》《明堂图》赴日，途经高丽，并居住一年，传授中医学。隋唐时期，高丽留学生 8000 余人来华，《伤寒论》《备急千金要方》《诸病源候论》《外台秘要》遂传入高丽，《本草经集注》中载有人参、五味子等来自高丽的药物。到两宋时期，医学交流达到高潮。中日医学交流始自公元 562 年，公元 754 年鉴真去日本传习道医。宋金时期，日本以中医学理论为蓝本出版了《顿医抄》《万安方》等书。公元 1487～1498 年，日本田代三喜来华学医，他崇尚李杲、朱丹溪两位医家，写成《启迪集》。中印之间很早就开始医学交流，唐代的《备急千金要方》中载有天竺按摩法，《隋书》中记载译成中文的印度医书有 11 种之多。中国和阿拉伯世界的医学交流始于公元 2 世纪，阿富汗僧人译《胞胎经》。公元 10 世纪，阿拉伯医生阿维森纳著的《医典》中有《脉经》的资料。中欧医学交流主要始于明清时期。1644 年，波兰传教士卜弥格（Boym, Michel）来华，首先将《黄帝内经》《脉诀》介绍给西方社会。1656 年，《中国植物志》被译成拉丁文。1674 年，荷兰牧师赫尔曼·布绍夫（Herman Busschof）出版了 *Het Podagra*《痛风脚》一书，书中介绍了艾灸治疗痛风和关节炎的方法。英国的约翰·弗洛耶（John Floyer）受德国医生安德烈·克雷耶（AndreasCleyer）翻译的《脉经》的启发，发明了测试脉搏的机械装置，他于 1707 年在伦敦出版了 *The Physician's Pulse Watch*《医生脉诊表》。凡此种种说明，将中医学翻译成外文工作有悠久的历史。由于历史原因，国内一直没有系统的中医学著作和医理的翻译作品，直到 1949 年中华人民共和国成立以后，中医学翻译工作才获得了社会足够的重视。

从 20 世纪 30 年代开始，以王吉民、伍连德为代表的中国学者们抛砖引玉，带领一批掌握英语的中医爱好者积极从事各种中医学英文著作的编撰工作，并取得了许多珍贵的成果。20 世纪 70 年代以后中医学英译作品不断涌现，终于出现了"百花齐放"的局面，谢竹藩、欧明、李照国等人都先后出版了多部中医学英译的著作。中医学四大经典中的《黄帝内经》的英译版就已经出现了 10 余个版本，译者有中国学者、中国的海外华侨、英美等国际学者等。

二、术语的标准化建设

术语的标准化建设主要体现在术语的标准化翻译上，近年来进展较快，出现了如下对中医学术语贡献较大的标准。

1.《中医药学名词》

2000 年，国家科技部设立《中医药基本名词术语规范化研究》项目。在全国科学技术名词审定委员会及其中医药学名词审定委员会指导下，制订了《中医药学名词审定原则及方法》《中医药基本名词英译原则及方法》等有关中英文名词的规范。2004 年，其研究的主要成果《中医药学名词》由全国科学技术名词审定委员会公布施行，这是正式发表的第一个标准。该研究成果也是世界卫生组织（World Health Organization，WHO）制订《传统医学国际标准名词术语》参考材料之一。

2.《中医药常用名词术语英译》

2004 年，国家中医药管理局主持出版了《中医药常用名词术语英译》。在"中医药名词术语英译标准化"研究的基础上，本书从中医学概念、术语要求、汉字字源、英语语法和表达、中西医概念的比较等方面制定了标准的具体指标。其研究成果不仅在国内获得推广，而且被 WHO 采用作为制订《传统医学术语国际标准》的参考资料之一。

3.《中华人民共和国国家标准·中医基础理论术语》

2006 年，由国家中医药管理局提出的辽宁中医药大学负责起草的《中华人民共和国国家标准·中医基础理论术语》标准出台。此标准的主要内容包括阴阳、五行、藏象、气血精津液、经络、体质、病因、病机、养生、五运六气等术语及其概念。其编写遵守了术语学的特点和规律，体现了中医基础理论的特色，与李振吉主编的《中医药常用名词术语辞典》相一致。

4. WHO 西太区的《传统医学术语国际标准》

2004 年 10 月中医药学名词术语国际标准化研讨会在北京召开，标志着 WHO 正式启动了中医名词术语国际标准化工程，确定了中国在中医名词术语国际标准化研究和实施过程中的地位和作用。2005 年 6 月在日本东京、2005 年 10 月在韩国大邱又相继召开了这样的会议。经 3 次立会，不断研讨，最终制定出版了《传统医学术语国际标准》（WHO *International Standard Terminologies on Traditional Medicine* in the Western Pacific Region，简称 ISTTCM 标准）。

5. 世界中医药学会联合会的《中医基本名词术语中英对照国际标准》

在 WHO 着力推进中医名词术语国际标准化的同时，世界中医药学会联合会（简称世中联）（World Federation of Chinese Medicine Societies，WFCMS）也联合其成员国开始了同样的研制工作。世中联制定的《中医基本名词术语中英对照国际标准》（*International Standard Chinese-English Basic Nomenclature of Chinese Medicine*，ISNTCM）在 2007 年 4 月的成员国大会上获得一致通过，并于同年年底正式出版发行。

6.《中医基本名词术语英译国际标准化研究——理论研究、实践总结、方法探索》

2008 年，李照国撰写出版了《中医基本名词术语英译国际标准化研究——理论研究、实践总结、方法探索》，从中医名词术语英译国际标准化的概念、原则与方法，针灸穴位名称国际标准化及 WHO 与世界中医药学会联合会中医名词术语英译国际标准化的比较角度阐述了对中医术语标准化的思考和探索。

7.《实用英文中医词典》

目前，英国学者魏乃杰（Nigel Wiseman）的《实用英文中医词典》在国内外均有较大影响，其翻译思想广为西方人士接受。魏乃杰获得了德文、西班牙文翻译学士，辅助医学博士，是美国标登出版社（Paradigm Publications）编辑，台湾长庚大学中医系英语讲师，从事中医学翻译工作多年。其主要汉英中医词典包括《中医及针灸穴位名词词汇》（*Glossary of Chinese Medical Terms and Acupuncture Points*）、《英汉汉英中医词典》和

《实用英文中医辞典》(*A Practical Dictionary of Chinese Medicine*)。

他的中医学英译词汇不但为许多翻译者所采用，更被美国三大中医文献出版社中的两家(Paradigm Publications 和 Blue Poppy Press)指定为其出版品之英文词汇标准。对于中医学英译问题，魏乃杰先生认为，翻译经典古书，西医化翻译不能派上用场，因为容易将现代医学概念投射到古代去，掩盖古代作者原来的思想。

三、教材编撰的进展

2002 年，上海中医药大学编写出版了《新编实用中医文库》系列丛书；同年，李照国、朱忠宝编写出版了《中医英语》；2006 年，施蕴中、李磊编写出版了《新世纪中医英语》；2007 年，刘昭纯、刘君华编写出版了《中医基础理论》(中英文对照)；2012 年，车念聪编写出版了第 1 版《医学教育改革系列教材：中医学(英文版)》；2013 年，刘明、郝吉顺编写出版了《中医英语基础教程》；同年，李照国主编出版了《中医英语》(第 2 版)；2016 年胡鸿毅主持编写并出版了《中医专业英语》等。

除此之外，自 2000 年以来，国内各大出版社先后出版了一系列对外中医英译丛书和其他教材，涵盖了中医学基础和临床各科，主要有高等教育出版社的英汉实用中医药大全 21 个分册，人民卫生出版社的全国高等中医药院校外国进修生教材 7 个分册，学苑出版社的普通高等中医药院校英汉对照中医本科系列教材 6 个分册，上海中医药大学出版社的英汉对照新编实用中医文库 14 个分册和中国中医药出版社的中医对外宣传丛书 12 个分册等。这些教材的出版、面世说明国内中医学英译的学术气氛越来越浓，中医学英译作者队伍越来越壮大，中医药在世界的传播越来越广阔。许多中医药院校都开设了对外专业，客观上需要一大批中医学英译教材。

教材的进展上主要体现在从单篇文章的简单拼凑和术语的列清单标记发展到中医学的整体呈现和术语的不同学习方法，从单一的汉语讲解到全英文讲解和双语讲解，从词汇的使用混乱到逐渐趋于同义。

四、代表人物

中华人民共和国成立以后，中医学翻译工作进展迅速，很多人投入到中医学的翻译工作中，并取得了可喜的成就。

1. 国内代表人物

谢竹藩，1946 年毕业于北京大学医学院，是我国首批西学中班成员，国内中西医结合研究会发起人。其《中医学讲义》（英文），曾被誉为沟通中西医学的权威性著作之一。主编有《汉英常用中医药词汇》〔*Common Terms of Traditional Chinese Medicine in English*（1980），第一部中医英语词典〕、《中医药词典》等。他还主持了国家中医药管理局批准的"中医药名词术语英译标准化研究"，《中医药常用名词术语英译》一书成为 WHO 的参考资料之一。2002 年起，他在《中国中西医结合杂志》英文版 "On Standard Nomenclature（术语的翻译标准）"栏目上连续发表了 *On Standard Nomenclature of Basic Chinese Medicine Terms*（《中医基本名词术语的翻译标准》）。他主张通过中医药名词术语英语标准化来改变目前中医学英译的混乱局面。

欧明，1948 年毕业于岭南大学医学院。欧明教授不仅是我国现代中西医结合医学的奠基人之一，也是在国内外具有影响力的中医学翻译专家。早在 20 世纪 70 年代末，他就主编了具有开创意义的《汉英中医辞典》。其编著的主要汉英中医字典还包括《汉英常用中医词汇》《汉英常用中药手册》《汉英医学大辞典》《汉英中医处方手册》，其中《汉英医学大辞典》获 1994 年卫生部翻译优秀奖。除主编、出版多种中英双语或英文版专著、杂志外，欧明教授还是中国中医研究院古籍与信息研究所、世界卫生组织亚太地区芳香及药用植物情报网络、《中医荟萃》英文版等组织和杂志的主要撰稿人。

陈可冀，1954 年毕业于福建医学院，中国中医科学院西苑医院研究员、内科教授、中国科学院院士、中医及中西医结合专家、《中国中西医结合杂志》主编。主要中医英译著作有 *Traditional Chinese Medicine: Clinical Case Studies*，*Imperial Medicaments*，*Chinese Patent Medicine*。陈可冀院士非常重视《中国中西医结合杂志》中医英译栏目的翻译质量，并为一些中医英译著作作序，如李照国的《汉英中医药大词典》和《中医英语翻译技巧》、魏乃杰的《英汉汉英中医词典》、黄嘉陵教授的《最新汉英中医词典》等。

李照国，毕业于西安外国语学院，上海师范大学教授，世界中医药学会联合会翻译专业委员会会长，英语语言文学学士，专门用途英语硕士，中医药博士，长期从事中医药学和中国传统文化的英语翻译，先后在国内外出版专著、译著多部。李照国教授 1996 年出版了《中医英语翻译技巧》。该书就中医学概念的英语翻译问题、中医名词术语的翻译原则（自然性、简洁性、民族性、回译性、规定性）、翻译方法（借用西医用语、直译、意译、音译、音意结合）等进行了讨论。其他主要论著包括《中医翻译导论》《中医英语教程》《医古文英语翻译技巧》《中医英语 1000 初级词汇速记》《中医英语 1000 中级词汇速记》《中医英语 1000 高级词汇速记》《医学论文英语翻译技巧》《简明汉英中医词典》《汉英英汉医学英语构词法辞典》等。

2. 国外代表人物

席文（Nathan Sivin），美国费城宾夕法尼亚大学中国文化教授、科学史教授，是李约瑟之后西方最重要的中国科技史专家。主要著作有 *Chinese Science, edited with Shigeru Nakayama*（1973），*Traditional Medicine in Contemporary China*（1987），*Medicine, Philosophy and Religion in Ancient China. Researches and Reflections*（1995）。

满晰博（Manfred B. Porkert），慕尼黑大学中医基础理论研究所教授。1957 年，满晰博教授在巴黎大学获得汉语博士学位；1969 年，其教授论文 *Habilitation* 在慕尼黑大学获得通过，之后在慕尼黑大学教授汉语和中医基础理论，直至 1995 年。满晰博教授曾在欧洲、亚洲（中国、日本、巴基斯坦、东南亚地区）的学术机构广泛讲学。1978 年满晰博教授在慕尼黑创办中医学会，1980 年创刊《中医杂志》，同时还发起成立"国际中医学会"。自 20 世纪 50 年代以来，满晰博教授出版了大量中医教科书。

文树德（Paul U. Unschuld），慕尼黑大学医史研究所所长、教授、汉学家、医史学家，早年获得哲学、药学、公共卫生学博士。他领导的研究所是当今国外唯一专门研究中医学历史文献的研究所。早在 1986 年，文树德教授就出版了英译本《难经》，1998 年与他人合译《银海精微》。撰写了 *Medicine in China*: *A History of Pharmaceutics*（1986）和 *Medicine in China*: *A History of Ideas*（1988）两部专著。文树德教授主持的《黄帝内经素问》英译课题通过国际合作，历时 10 余年才得以完成。

马万里（Giovanni Maciocia），欧洲享有盛誉的针灸师和中药药剂师，早年曾在南京中医药大学学习。编写了不少英文中医著作，其中 *Tongue Diagnosis in Chinese Medicine*（1987）、*The Foundations of Chinese Medicine*（1989）、*The Practice of Chinese Medicine*（1994） 和 *Obstetrics and Gynecology in Chinese Medicine*（1998）已成为海外英语国家的重要中医学教材。2003 年他还出版了 *Diagnosis in Chinese Medicine*。

魏乃杰（Nigel Wiseman），德文、西班牙文翻译学士，辅助医学博士，美国标登出版社（Paradigm Publications）编辑，台湾长庚大学中医系英语讲师，从事中医学翻译工作多年。其主要汉英中医词典包括《中医及针灸穴位名词词汇》（ *Glossary of Chinese Medical Terms and Acupuncture Points* ）《英汉汉英中医词典》（ *English-Chinese Chinese-English Dictionary of Chinese Medicine* ）《实用英文中医辞典》（ *A Practical Dictionary of Chinese Medicine* ）。他提出的中医学英译词汇不但为许多翻译者所采用，还被美国三大中医文献出版社中的两家（Paradigm Publications 和 Blue Poppy Press ）指定为其出版品之英文词汇标准。1999 年出版了《伤寒论译释》〔 *Shang Han Lun (On Cold Damage)*: *Translation and Commentaries* 〕。

五、存在的问题

蒋基昌等在 2012 年发表的《论对外中医教材英译存在问题及英译质量的提高》一文中总结出我国出版的中医英译教材普遍存在的四个问题。

（一）误译

汉语中一词多义的现象非常普遍，一个词语除了本身的概念外，还可能会有其联想义、搭配义、社会义等。如果译者对词汇的多个意义只知其一不知其二，就很容易望文生义，从而导致误译的产生。同时，语言是文化的载体，在翻译的过程中，两种语言的转换必然会涉及语言中蕴涵的文化背景知识。如果译者缺乏相关的文化背景知识，也非常容易造成误译。此外，译者对词语的褒贬色彩未予区分、对习语和惯用语的了解不足、对句子结构分析不到位等都会导致误译的产生。

从事中医学英语翻译的人员大致有四类。第一类是英语专业人员，包括中医院校的英语教师、中医对外交流机构的英语专业工作人员等。他们的语言功底扎实，但往往缺乏对中医学内容的透彻理解，容易产生误解。第二类是中医专业人员，包括中医院校的中医教师、中医医院的医生、中医对外交流机构的中医专业工作人员、移居国外的中医人员等，他们有丰富的中医学专业知识，但英语语言功底往往不扎实，容易出现翻译不到位、误译等现象。第三类是移居国外的略懂中医学或对中医学一无所知的人，为了谋生而进行翻译，往往造成隔靴搔痒、以讹传讹的翻译。第四类是了解中医学或懂中医学的外国人，他们能够摆脱汉语的影响，为国内的中医英译提供新鲜的视角，但是由于文化背景的差异，他们的翻译往往淡化了中医学的民族性，常常会因曲解中医学内容而导致误译。中医英译过程中出现的很多误译都是由于译者对原文的错误理解所致。

如《黄帝内经》的译文"Yellow Emperor's Internal Medicine"，可视作误译。据史料记载，黄帝常坐于明堂就医学问题与岐伯对答，故假托其名曰《黄帝内经》。《黄帝内经》中的"黄帝"不是"黄色的皇帝"（Yellow

Emperor），"内经"也不是内科医学（Internal Medicine），导致误译的原因是译者望文生义。WHO 西太区在 2007 年发布的《世界卫生组织西太区传统医学术语国际标准》中给《黄帝内经》的英译提供了两种选择：一种是音译，即采用汉语拼音 *Huangdi Neijing*；另一种是直译，译成 *Huangdi's Internal Classic* 比较恰当。

"带下医"一词曾经有人译成 "doctor underneath the skirt"。而 "doctor underneath the skirt" 的意思是"裙子下面的医生"，让人颇为费解。可见，这种误译是由于译者并不知道"带下医"指的就是妇女的医生或妇产科医生。而有很多论文作者，由于不懂西医，认为"带下医"的意思是妇科医生，而译作 gynecologist。中医药类专业用教材《医古文》中给出的注释是"带下医：妇科医生。妇女所患诸病（经带胎产），多属带脉以下，故名"。这个注释把"带下医"解释为妇科医生不准确，因为"带下医"指的是妇科、产科医生。造成这种解释错误的原因是作者的西医学知识不足。由此可见，译者由于缺少专业知识而不明其义，穿凿附会必然导致误译。Dr.Wiseman 把带下医翻译成 women's doctor，非常地道。

（二）漏译

漏译指的是译文中没有把原文的信息完整地翻译过来，有遗漏。请看下列原文的翻译。

原文：二七而天癸至，任脉通，太冲脉盛，月事以时下，故有子。（《素问·上古天真论》）

白话文：女子到了 14 岁左右，对生殖功能有促进作用的物质——"天癸"成熟并发挥作用，使任脉畅通，冲脉气血旺盛，表现为月经按时来潮，开始有了生育能力。

译文：When she reaches her fourteenth years, she begins to menstruate and is able to become pregnant and the movement in the great thoroughfare pulse is strong. Menstruation comes at regular times,thus the girl is able to give birth to a child.

这段英语没有翻译具有中医学文化特色的、难懂的文化负载词"天癸"和"任脉",进而"天癸至"和"任脉通"也没有翻译,这就导致了译文丢失了中医文化术语的同时失去了原文中对妇女"二七"为什么能"有子"的机理的解释部分。原文认为,因为妇女到了"二七"的年龄时,"天癸至""任脉通"和"太冲脉盛",所以才能"有子"(这时表现为有月经),而译者显然没有翻译出这种因果关系,不能使读者完全获得该段原文的完整含义,丢掉了非常重要的知识信息,体现不出原作者的学术水平,降低了原著的学术价值,属于漏译。

(三)可读性差

可读性差的主要原因是逻辑混乱、表意不明及中文某些模糊的表达方式。

原文:心悸是以病人自觉心中悸动、惊惕不安为特征。惊悸和怔忡二者均有心慌、心跳,但在病因和病情上有区别。

译文:Palpitation is manifested as self-feeling palpitation and anxiety. Both palpitation due to fright and severe palpitation will display the same symptoms of nervousness and palpitation but there are some differences in their etiologies and states of illness。

这段话很难理解。首先,"病人自觉心中悸动"是诊断心悸的最重要指标,强调的是"a conscious awareness"。把"自觉"翻译成"self-feeling",太口语化,conscious awareness 会更好。第一句的英文逻辑混乱,不能说 Palpitation is palpitation。"惊悸"是指因惊恐而心跳得厉害,因而 WHO 和 Dr. Wiseman 把"惊悸"译成"fright palpitation",虽然"palpitation due to fright"与之相近,但作为术语不如前者简洁。怔忡者,心中躁动不安,惕惕然如人将捕之也,因此 WHO 和 Dr. Wiseman 均把它译作"fearful throbbing"。因此,这段汉语改成如下翻译会更好些。

Palpitation in TCM is marked by a conscious awareness of the heartbeating, the patient is frightened, alert and disquieted. There are flusteredness and palpitation either in fright palpitation or in fearful throbbing, but differences can be observed in the etiology and clinical conditions.

（四）英译标准不统一

英译标准不统一主要体现在术语的翻译上。如上所述，目前有很多标准，包括世中联的和 WHO 西太区的，有很多词在这些标准中的翻译是不一致的，如"脏腑"一词，世中联的翻译是"zang-fu organs"，而 WHO 西太区的翻译是"viscera and bowels"。

第三节　中医学翻译的质量评价

中医学是医学，中医学翻译属于医学翻译范畴，而医学翻译又属于科技翻译范畴。科技翻译有其特殊的语体模式，即科技语体。科技语体的一个突出的特点是拥有大量的专业术语、特定的成语和比较固定的句型，科技语体要求逻辑清晰、实事求是、不加渲染，故此要词义简明、语言简洁。

科学技术领域，表达思想要准确严谨、简捷明快、合乎逻辑，避免产生歧义和误解。夸张、渲染、衬托等许多用来创造文学作品的修辞手段及表现手法极少采用。科技领域中思维的最主要形式是概念、公式或公式化的概念，而思维活动的语言表达则完全是按照严格的逻辑程序导出的判断和推理。所以，叙述的抽象性、概念性、高度的逻辑性，决定其有别于文学语言的独特表现形式。科技译文只能如实地反映原文语体的这一特点，任何翻译工作者都必须遵循这一基本原则。

简言之，科技语体的特点可以概括为语义的准确性、非形象性、没有明显的感情色彩和叙述的客观性。评价科技翻译质量的核心要求是"传真"，是纪录片；而对文学翻译质量的要求则应是"传神"，是艺术片。确切地说，评价科技翻译质量的标准可以概括为准确、通顺四个字。不同的中医学文献常有各自的语体。中医学典籍、中药药品说明书、中医学论文、中医学现代教材等都有其自己的语体。论文和药品说明书的语体是框架明确、结构词相对固定、信息准确、陈述客观；教科书除了多了些古文句子外，和其他科技类教科书的语体基本一致。

因此，中医学翻译的质量评价主要应该考虑信息传递的准确性、叙述的客观性和语言的流畅性。

第四节　中医学翻译的理论

一些研究者认为，中医学独特的理论体系自然需要独特理论来指导翻译，他们倡导中医学翻译理论的研究。由于研究者们的学术背景和专业领域不同，大多各自为政，在翻译理论、策略方法及模式的界定上难以达成一致。然而，这些翻译理论在指导中医学的翻译实践中还是起到了积极作用。

中医学翻译理论主要有归化、异化、功能对等、多元系统、关联理论、图式理论、互文理论、顺应理论、文本类型理论，主要的翻译方法包括直译、音译、意译、借用、创译、词素造词等。

一、归化和异化理论

美国著名翻译理论学家劳伦斯·韦努蒂（Lawrence Venuti）于 1995年在《译者的隐身》（*The Translator's Invisibility*）中提出了"归化"（domestication）与"异化"（foreignization）翻译策略。归化就是把源语本土化，以目标语读者为归宿，采取目标语读者习惯的表达方式来传达原文的内容，译文可读性强；异化就是在翻译上迁就源语文化的语言特点，采取源语表达方式传达作品内容，译文具有异国情调。归化和异化既是直译和意译的概念延伸，又不完全等同于直译和意译。直译和意译关注语言层面处理的形式和意义，而异化和归化将视野扩展到语言、文化和美学等因素。

绝大多数的中医学术语因为能找到相对等的词，所以采取的是归化翻译。如中医藏象学说中的五脏、六腑、奇恒之腑所指的绝大多数器官就是归化翻译，肝、心、脾、肺、肾被分别翻译为 liver，heart，spleen，lung，kidney；胆、小肠、胃、大肠、膀胱分别译作 gallbladder，small intestine，stomach，large intestine，urinary bladder；脑、髓、骨、脉、女子胞分别译作 brain，marrow，bone，vessel，uterus。音译属于异化翻译，如"阴""阳""气"被译作"yin""yang""qi"。这是因为少数术语无法找到相对对等的词。

英语民族习惯直截了当地把要点放在句首说出来，然后把各种标志补进，而汉语民族习惯于从侧面说明，阐述外围环境，最后点出话语的中心信息。例如：

原文：胆者，中正之官，决断出焉。(《素问·灵兰秘典论》)

译文 1：The gallbladder seems to be an upright officer who is in charge of making a decision.

译文 2：The gallbladder is in charge of making a decision, which seems to be an upright officer.

例 1 句式采用了异化法，把"seems to be an upright officer"放在了句子的主要位置，中国式。例 2 采用了归化翻译，把"is in charge of making a decision"放在了主要位置，先说出结论，然后道出原因，符合西方语言习惯。因为句子主要说的是胆主决断，而胆主决断是由于胆是中正之官。

异化，能保持中医学用语简明扼要的特点，能反映一种文化区别于另一种文化的象征，能较为准确地再现原文所含的信息，减少翻译过程对信息的损益程度，利于提高翻译质量。许多中医经典语句需要采用异化翻译。例如：

原文：望而知之谓之神，闻而知之谓之圣，问而知之谓之工，切脉知

之谓之巧"。(《难经·神圣工巧》)

译文：It is wonderful to know by inspection；it is wise to know by listening and smelling；it is skillful to know by inquiry；and it is ingenious to know by pulse-taking.

从这句话的英译中，不难看出，在句式方面，异化翻译要求考虑最为接近汉语结构，即保留了源语言中工整的对仗句式。

总之，中医学翻译要根据实际情况灵活运用归化和异化翻译方法。

二、功能对等理论

功能对等理论由美国人尤金·A·奈达（Eugene A. Nida）提出，奈达师从几位著名的结构主义语言大师，其本身也是有重要地位的语言学家，曾任美国语言学会主席。但这位在学术界赫赫有名的人物，偏偏远离学术重镇，默默地在美国圣经协会供职半个多世纪。他一生的主要学术活动都围绕《圣经》翻译展开。在《圣经》翻译的过程中，奈达从实际出发，发展出了一套自己的翻译理论，其理论最终成为翻译研究理论的经典之一。奈达理论的核心概念是"功能对等"。所谓"功能对等"，就是在翻译时不求文字表面的死板对应，而要在两种语言间达成功能上的对等。

在这一理论中，他指出"翻译是用最恰当、自然和对等的语言从语义到文体再现源语的信息"。奈达有关翻译的定义指明了翻译不仅是词汇意义上的对等，还包括语义、风格和文体的对等；翻译传达的信息既有表层的词汇信息，也有深层的文化信息。对等分四个层次：①词汇对等。例如"肝血虚"译为"liver blood deficiency"，"心火"译为"heart fire"。②句法对等。例如"外者为阳，内者为阴"译为"The external pertains to yang while the internal to yin"，此句"内外"相对、"阴阳"相对。然而，为行文需要，遵从英语句法习惯，动词"pertains"在后半句被删减，并且增加连接词"while"连接起前后两句，使得译文更加符合英文表达习惯，更加通顺自然。这个译文没有追求句法的结构对等，而更重视的是句法的功能对等，重视怎样的句法能更恰当地表达原文的含义。③篇章对等。强调篇章的功能作用对等，而非篇章的结构。④文体对等。在这四个层次中，奈达认为"意义是最重要的，形式其次"。形式很可能掩藏源语的文化意义并阻碍文化交流。功能对等理论是目前被广泛认可的中医学翻译理论。

三、多元系统理论

多元系统理论（Polysystem Theory）是由以色列著名学者埃文·佐哈尔（Even-Zohar）在 20 世纪 70 年代提出来的。1978 年，埃文·佐哈尔把他在 1970 ～ 1977 年发表的一系列论文归结成论文集，以《历史诗学论文集》（*Papers in Historical Poeties*）为名出版，首次提出"多元系统"（polysystem）这一术语。各种由符号支配的人类交际形式，如语言、文学、经济、政治、意识形态等，被视作一个系统而不是一个由不相干的元素组成的混合体。而且，这个系统也不是一个单一的系统，而是一个由不同成分组成的、开放的结构，也就是一个由若干个不同的系统组成的多元系统。在这个整体里，各个系统的地位并不平等，它们有的处于中心，有的处于边缘。与此同时，它们的地位并不是一成不变的，存在着永无休止的斗争：处于中心的系统有可能被驱逐到边缘，而处于边缘的系统也有可能攻占中心位置。简单地说，任何一种文化都是由不同等级而又相互转化的子文化系统所构成的一个动态发展的集合。

多元系统理论把翻译和译作与所产生和被阅读的文化语境、社会条件、历史背景等许多因素结合在一起，为翻译开拓了一个相当广阔的研究领域。20 世纪末，埃文 – 佐哈尔的同事图里（Gideon Toury）发展了他的理论，提出"描写性的翻译研究方法论"。该方法论是将翻译结果视为既成事实，追寻影响翻译过程的社会历史因素及翻译作品在译语文化多元系统中的功能和地位，并对此进行"全面历时性描述"（comprehensive diachronic description）。这一描写性的方法适用于对多年以前产生的翻译作品或是不同历史条件下产生的同一作品的不同译本的研究。由于能有效地避免评论者自身所处历史时期的审美期望的干扰，可真正昭示每一种翻译作品的特征和价值。因此，这种方法可以为不同历史时期出版的典籍翻译提供一个新视角。

四、关联理论

1986 年，法国语言学家、哲学家 Dan Sperber 和英国语言学家 Deirdre Wilson 出版了专著 *Relevance communication and cognition*（《关联性：交际与认知》）。他们认为交际不仅仅是一个编码、解码的过程，更重要的是一个明示—推理的过程。他们通过考察语境效果和处理两者之间的关系构建了最佳关联的理论，即话语必须产生足够的语境效果，但同时又不能让倾听者在理解时耗费不必要的精力。

在翻译过程中，译者要考虑到原文文本，又要兼顾译语受众的认知语境，这对译者的源语译语应用及双语文化层面水平提出了较高的要求。译者要在翻译过程中平衡译文读者和原文著者这两个因素，努力做到最佳关联。

关联翻译理论包括直接翻译与间接翻译，在直接翻译中，翻译不仅要传达原话的命题形式，即基本意义，而且必须保留原话的"表面语言特征"，包括词汇、句法结构、时态、语气等；与直接翻译相反，在间接翻译中，翻译只需传达原话的命题形式，即基本意义，而不需要保留原话的语言特征。

五、图式理论

图式最早于康德时代（1781）被提出，慢慢在语言学、心理学及人工智能等领域发展起来。图式是指人类大脑中对世界认知的一种内部结构。人们头脑中存在的背景知识或者相关经历使得人们可以更快地懂得新输入的知识。图式是记忆结构，包括语言知识、社会文化知识和其他知识，也包括已形成的神经反应模式。图式的特征之一就是对接收通过感官的任何信号做出反应，并能产生信息，弥补信号的不足。人们大脑中已经存在的图式必须经过激活以后才能发挥作用。图式理论的主要观点是，人们在理解新事物时，需要将新事物与已知的概念、过去的经历，即背景知识联系起来。对新事物的理解和解释取决于头脑中已经存在的图式，输入的信息必须与这些图式相吻合。翻译是一种信息传递的方式。把一个原来用甲语言表达的信息改用乙语言表达，使不懂甲语言的人也获得同样的信息。翻译是两种语言的转化。而翻译过程中，需要译者对源语的理解及表达。理解需要对源语进行正确的解码，而对目的语恰当的编码则是表达的关键。因此，译者需要正确理解源语中的各种图式并将其成功地在目的语中加以编码。图式包括语言图式、语境图式和文化图式。

六、互文理论

互文性（Intertextuality），这一概念首先由法国符号学家、女权主义批评家朱丽娅·克里斯蒂娃在其《符号学》一书中提出："任何作品的本文都像许多行文的镶嵌品那样构成的，任何本文都是其他本文的吸收和转化。"即每一个文本都是其他文本的镜子，每一文本都是对其他文本的吸收与转化，它们相互参照，彼此牵连，形成一个潜力无限的开放网络，以此构成文本过去、现在、将来的巨大开放体系和文学符号学的演变过程。

翻译是再创造其他文本的特殊过程。在创造这个文本的时候，需要明确原文本的含义和每个词汇、每个人物等的本意。为此，就必须参考其他文本，使自己的文本能融于其他文本。如果翻译不当，就不会成为本领域系统中的一个好的部分，读者就会觉得怪怪的，不能恰当地传递信息，不容易被理解。

七、顺应理论

顺应理论（adaptation theory）首次是由比利时的语用学家耶夫·维

索尔伦（JefVerschueren）在 1987 年国际语用学协会创立后的内部出版的
IPrA working documents 中提出来的。

顺应性是语言的最基本属性，是指"能够让语言使用者从可供选择的
项目中做灵活的变通，从而满足交际的需要"。语言的顺应性包括语境因
素的顺应、语言结构选择的顺应、顺应的动态过程和顺应过程的意识凸显
程度。顺应论强调语言在变异过程中，应根据交际语境和语言语境的不同
而选择相应的语言变种，语言层次也是由简单到复杂、由低级到高级的演
变过程。翻译策略的选择也要顺应不同语境、翻译对象和语言结构（如语
音、词汇、句式结构和语篇等）。与此同时，选择翻译策略也要趋向多样
化和具体化，以满足语言和读者多方位的需求。可见，顺应论的选择和顺
应深入到了语言的各个层面，这对构建一个有效、积极的动态顺应翻译模
式起到了积极的引导作用。

八、文本类型理论

在翻译研究领域，文本类型理论是由德国功能主义学派的代表人物卡
塔琳娜·莱思（KatharinaReiss）在《翻译批评：潜力与制约》一文中首次
提出的涉及文本类型、语言功能及翻译策略的理论。

文本类型翻译理论是西方比较有影响的翻译理论，亦为中国翻译
界所关注。卡塔琳娜·莱思（Katharina Reiss）和彼得·纽马克（Peter
Newmark）是西方对文本类型翻译理论做出杰出贡献的两位翻译理论家。
莱思根据德国心理学家卡尔·布勒（Karl Bühler）提出的语言功能三分法
把语言功能理论与翻译方法联系起来，对文本进行了划分，提出了基于文
本类型的翻译理论。她认为语言主要有信息、表情和呼吁这三种功能，她
把文本相应地划分为重内容文本、重形式文本及重感染文本这三种，后来
她又增加了视听媒体文本。赖斯指出不同的文本类型应有不同的翻译策
略。纽马克也根据布勒的语言功能三分法分析了文本类型与翻译策略的
关系。他认为文本有信息、表情、感染、交际、美学和元语言六种功能，

其中前三种是主要功能，因此他把文本分为信息型、表情型和感染型三类。纽马克认为不同类型的文本应有不同的翻译方法，因此他提出了逐字译、直译、信译、语义翻译、交际翻译、地道翻译、意译、编译八种翻译方法，而他认为只有语义翻译和交际翻译才能达到翻译的两大目标，即准确、经济。表情类文本包括文学作品、权威性言论、自传、随笔、私人信函等；信息类文本包括教材、专业报告、报刊文章、学术论文与论著、会议纪要等；召唤类文本包括告示、说明书、宣传手册、广告等。中医典籍翻译属于信息类，而中药药品说明书的翻译则属于召唤类。

九、折中翻译理论

中医学翻译中还引用了很多其他翻译理论。这些翻译理论对指导中医学翻译肯定有一定的作用，但尚无一个能全面指导中医学英译的全能理论。

折中一词的英文是 eclectic。这个词的原意为选择或挑选（to choose, make a selection）。它来源于希腊语 eklektikos，字面的意思是"选择最好的"。在中文释义中，这个词有以下含义：①择善而取的，在各种不同的学说或方法中选择似乎是最好的或最真实的、兼收并蓄的，不采取唯一的、单一的和独家的解释、学说或方法的；②七拼八凑的，由取自不同来源的成分组成的。"折中"加上主义以后的释义则是采用折中方法的理论或实践，从各种不同的来源选择学说或成分，选择的标准是这些学说或成分的假定的效用或效力，通常是要把它们结合成令人满意的或可以接受的风格、思想体系或整套实践。

折中理论被用于很多领域，包括政治和教学。语言教学发展的特点之一就是不断地试图通过教学方法的改变来改进语言教学，英译教学有听说法、交际法、任务型教学法、PBL 教学法等。然而，大多数教师在自己的实际教学工作中并不仅仅局限于使用某一种特定的教学方法，而是采用折中的方法，也就是说，在课堂上他们并没有完全按照某一种教学法理论来执教，而是权衡各种理论和方法，按照自己的实际需求将他们的优点结合起来，使之更加符合自己的教学需求。

折中理论用于指导翻译在国外尚无报道，国内也无这方面的研究。折中理论可以用到中医学翻译中，中医学翻译应该根据翻译的目的、翻译的内容（如教科书、中医典籍、中药药品说明书、论文等）、目的读者等因素来决定应该采用的翻译理论和方法，而在一次翻译过程中也未必就用一种翻译理论和方法，多数情况下是结合几种翻译理论和翻译方法来实践的。

第五节 中医翻译的流程

翻译的过程一般分为理解、表达和校对三个阶段，理解是表达的前提，不能正确理解就谈不上准确的表达。

一、准确理解原文

准确理解原文是翻译的第一步，也是最关键的一步。准确理解就是明晰原文的词语、词组、单句的确切含义，弄清句子的结构、与上下文的关系及逻辑关系等，也就是弄清原文所要表达的信息。理解原文还包括理解原文的词汇特点、语法特点和文化背景。

中医学语言本身深奥难懂，即使将其译成现代汉语，也不免有文理不通之弊，译成外语就更难些。因此，中医学翻译首先要研究中医学语言，解决对原文的理解问题。

要想理解原文，首先要理解术语。有的书中将"内格"译为"interior rejection"。然而，"内格"的基本意思是逆阴阳规律的反常状态，即阴阳失调。明代医学家张景岳如此解释："内格者，逆天也。"即因违背四时阴阳的自然规律而产生的一种不适应，使得脏腑功能失调，所以将"内格"

一词译为"internal disharmony"更准确。

在科技英语中，同一个词在不同的专业中会有迥然不同的意义，在阅读原文时应根据上下文正确选择词义。翻译时要正确理解这些灵活多变的词语特点，以灵活多变的手法加以处理。中医学的"痰"可译为咳出的有形之痰（sputum），但中医学的"痰"有时指的是一种致病源，即"无形之痰"，一般译为"phlegm"。再如，中医学之"精"字。在"肾藏精"中，"精"指的是"精气"，所以译为essence。但在"精伤则骨酸痿厥，精时自下"中，根据中医学"肾主骨"的理论，"精伤"之"精"当作"kidney essence"，而"精时自下"之"精"显然指的是"精液"（semen），而在"脉理精微，其体难辨"中，"精"则指的是"精深"（abstruse or profound）。

中医学还有很多委婉用语，单单涉及性方面的委婉语就有多种。翻译时应当根据特定的上下文将其意思翻译清楚，否则会引起误解。如《金匮要略·脏腑经络先后病脉证》"房室、金刃、虫兽所伤"中的"房室"就是"性交"的委婉语。

在汉译英过程中，有时字面上似乎浅显，但意思不一定理解透彻。如中医学古籍《审视瑶函》中有这样一句话："其症最速而异…… 急治可复，缓则气定而无用。"这句话只有17个汉字，似乎没有什么难以理解的字眼，但吃不透文中所述，提笔便译，就会出现下面的译文。

The result of the treatment of this disease is quite different...prompt treatment can regain the eyesight, otherwise, the treatment will be in vain due to a delay.

在这段译文中有两个不妥之处。其一，"其症最速而异"是指本病以发病急为特点，由此又关系到其疗效，并非只讲本病疗效不同。只译出"异"而忽略了"速"是不准确的。其二，"气定"（是指病气已固定）二字被漏译。这样，读者就无从得到原文的信息，即"暴盲"如得不到及时的治疗，则因病气已经固定而难以康复。在对原文有了正确的理解之后，可将译文修改如下：

Sudden blindness is characterized by abrupt onset, which may directly affect the therapeutic effect...prompt treatment can regain the eyesight,on the opposite,a delayed treatment would hardly bring any effect,for the pathogenic qi is fixed.

修改后的译文会更准确地表达出原文信息，在语气上也更贴近原文。多数翻译"不到位"都是由于理解不够所致。

忠实于原文是译者翻译中医学文献时首要考虑的原则。因为中医学语言的自身特点，要做到忠实原文并非易事。在翻译时若能既准确反映原文意义，又能保持原文的语言风格，自然最好。当不能兼得时，则"神似"比"形似"更重要，即放弃形式上的忠实，而求得内容上的忠实。

理解了原文后，还要了解读者群。了解了读者群，便可确定翻译的形式。例如翻译中医学典籍时，是采取对话的形式、科普文章的形式，还是以教材的形式翻译，要考虑多方面因素。

二、传达原文信息

精确传达原文信息是翻译实践过程的要求。在科学实践中，精确是一个非常重要的概念，往往是失之毫厘，谬以千里。为科技工作者服务的科技译文在传递信息时也应做到精确无误。

旧版的英汉字典中曾经将 mouse 和 rat 均笼统译为"鼠""老鼠""耗子"，使得人们无法理解这样的句子，"Rats are similar to, but generally larger than mice"。

表达要合乎英语规范、合乎科技语体的特征，尽量使用国际标准化术语。译文必须用符合全民规范的语言来表达，畅达自如，防止中式英语，使译文具有可读性。袁崇章在《论科技译文的语体特征》中将科技语体的特征归纳为"不追求语言的艺术性，而把适切性、准确性、客观性、逻辑性、严密性、连贯性、简明性和规格性作为它的基本特性"。

与西医学术语不同，中医学语言具有高度概括的特点，信息量非常大。但在进行中医学英语翻译时，我们不能过于强调不同点，必须求同存异，充分考虑目的语的读者群的认知和推理能力，在术语的翻译上尽量与国际接轨。对于那些在英文中有完全对应或部分对应的词或语义单位，应尽量采用对应的语言单位，以促进目的语读者对译文的理解。中医学之心、肝、脾、肺、肾不仅是解剖概念，也是功能概念，有些器官包括其他器官或组织的功能。比如心不仅主血脉，还主神明，包括了大脑的功能。而在西医学理论中，心只是循环系统的一个器官，没有思考功能，也就是说中医学的心与西医学概念的心并不完全一致。中医学的脾无西医学之脾的功能，而是胰腺和其他消化系统的部分功能。但是，应用近似词，再加上中医学的定义，既有利于理解，又有又利于记忆。因此，WHO 和世中联等都采用了 "heart, liver, spleen, lung, kidney" 来翻译中医学之心、肝、脾、肺、肾。按照国际标准词汇翻译也有利于中医学的国际化。

三、多种方法校对

初稿完成后，需要校对。自己校对后要找他人校对，他人容易找到自己不易发现的问题。其次，校对完成后，也不要急于发表，放置一段时间，如一个星期，然后再次校对。这时，作者已经忘记了在撰写过程中的固定模式，更容易发现问题。

小　结

本章概述了中医学的语言特点、中医学翻译概况、中医学翻译的理论、中医学翻译的质量评价和中医学翻译的流程等知识。中医学的语言特点告诉我们，中医学翻译比较难，译者需要很多方面的知识才能做好中医学翻译。中医学翻译的质量评价部分提示，中医学英译首先要信息内容完整无误，然后是英语语言流畅。中医学翻译三部曲的关键是准确理解原文。

第二章
术语的英译

　　术语是专门学科的专门用语，中医术语就是用在中医学领域里的专门用语。术语可以是词，也可以是词组，术语在交流中起着非常重要的作用。中医术语的英译就是把汉语的中医术语翻译成英语的中医术语。

第一节　中医术语的特点

中医学是源自中国古代哲学和长期临床医疗实践的一门医学，是自然科学（医学）和社会科学（哲学）有机结合的产物，它包含中国的文史知识，从宏观和整体上把握共性和规律，对人体生理、病理的描述和解释有其独特的视角，故而使用的语言也有其自身的特点。李照国从发生学（医哲交融、恒定不变、中西混用）、词汇学（模糊性、歧义性、笼统性）、风格学（专业化水平、标准化程度、文学色彩）和词义学（分类义场、顺序义场、关系义场、两级义场、同义义场）的角度，较为全面地阐述了中医学语言的特点。孙俊芳认为中医学语言具有文学性、人文性、抽象性、模糊性、历史性和哲学思辨性的特点。林巍则从中西医学差异的角度，通过分析中西医学科的形成和发展，比较了中西医两套符号系统的异同，得出了中医学具有不同于西医学概念的准确性和务实性的特点，并认为中医学更加理性化，带有个人色彩，具有多层次和多元化的特质。中医学翻译不能囿于医学本身，还要考虑到文化、人文和哲理。李德新从术语学的角度，以集中体现中医术语鲜明特点的中医基础理论术语为研究对象，对中医术语特点进行了深入的探讨。他指出，中医术语蕴含了中国传统理性、感性和悟性相统一的认知结构模式和整体思辨的思维方式。就概念系统而言，中医术语不完全具有纯抽象的性质，术语的概念系统重内涵的丰富性，轻外延的确定性，所以中医术语具有多义性和模糊性的特点。兰凤利则认为，中医学是在历代中医典籍的基础上形成的系统理论。绝大多数中医学的概念和知识，是通过隐喻或类比的方式在中医典籍中出现的，中医术语同时兼备历史、文化和医学价值的特点。

综上所述，中医术语包含有中国古代的医学、哲学、历史和文化等各方面的知识，具有哲学性、多义性、模糊性、文学性、人文性、抽象性和历史性等特点。

第二节　中医术语的分类

从学科角度，中医术语可分为多种类别，如基础理论类（Basic Theories）、诊断类（Diagnostics）、疾病类（Disease）、治疗类（Therapeutics）和中医典籍名词类（Classics of Traditional Medicine）；从对应角度，中医术语分为 3 类，包括在英译中能够找到对应词的中医术语（如头痛是 headache，舌是 tongue）、在英译中能够找到近似对应词的中医学术语（如中医学的肝与英语 liver 一词近似对应，心与 heart 近似对应）及在英语中既无对应也无近似对应词的体现中医独特概念的中医学术语（如阴阳）。

基础理论类术语包括的内容比较多，主要有精气学说（Essential Qi Theory），阴阳学说（Yin-yang Theory），五行学说（Five Phase Theory），精、神、气、血、津液（The Theory of Essence, Spirit, Qi, Blood, Fluid and Humor），藏象学说（VisceralManifestation Theory），经络学说（Meridian and Collateral Theory），形体和官窍（Body Constituents and Orifices of Sense Organ），病因学说（The Theory of Cause of Disease），病机学说（The Theory of Mechanism of Disease）及其他。

诊断类术语更多，包括四诊（The Four Examinations）和辨证（Pattern Identificationor syndrome differentiation）。四诊中涉及望（Inspection）、闻（Listening and Smelling Examination）、问（Inquiry）、切（Palpation）；辨证涉及八纲辨证（Eight Principle Pattern Identification/Syndrome Differentiation）、病因辨证（Disease Cause Pattern Identification/Syndrome Differentiation）、气血辨证（Qi-Blood Pattern Identification/Syndrome Differentiation）、津液辨证（Fluid-Humor Pattern Identification/Syndrome Differentiation）、脏腑辨证

（Visceral Pattern Identification/Syndrome Differentiation）、各科辨证（Various Pattern Identification/Syndrome Differentiation）、六经辨证（Six-Meridian Pattern Identification/Syndrome Differentiation）、气血津液辨证（Defense, Qi, Nutrient and Blood Pattern Identification/Syndrome Differentiation）、三焦辨证（Triple Energizer Pattern Identification/Syndrome Differentiation）。

疾病术语包括内科（Internal Medicine）、外科（External Medicine）、妇产科（Gynecology and Obstetrics）、儿科（Pediatrics）、眼科（Ophthalmology）、耳鼻喉口齿科（Otorhinolaryngostomatology）、骨伤科（Orthopedics and Traumatology）及其他。

治疗类术语主要包括治疗方法（Method of Treatment）的术语，例如针灸治疗（Acupuncture and Moxibustion Treatment）和中药疗法（Medicinal Treatment）。

第三节　中医学术语的翻译原则

2000 年中医学翻译工作进入术语标准编制阶段，科技部《中医药基本名词规范化研究》项目成果——《中医药学名词》（2004）应用的中医药名词英译原则共有 6 条，包括对应性、系统性、简洁性、同一性、回译性、约定俗成，并提出中医药名词的英译既要反映中医学的本意，又要符合英语国家的语言习惯。这些原则成为其他中医药名词英译标准制定的参考。

一、对应性

对应性是指英译词义尽量与其中文学术内涵相对应，这是最重要的原则。即译入语要符合中医学术语的原意，反映中医学术语内涵。如果把"肾主水"英译为"The kidney governs water"，这句英文的意思是肾脏负责管理水液，和"肾主水"的含义相同，具有了对应性。

二、系统性

系统性是指各类术语的翻译方法要一致，使整个翻译逻辑合理，构成系统。例如，如果"虚"字用"deficiency"一词来表示，那么"肝虚"就要译成"liver deficiency"，"血虚"就要译成"blood deficiency"；如果把"虚"翻译成"vacuity"，那么"肝虚"就要译成"liver vacuity"，"血虚"就要译成"blood vacuity"。进而，如果采取归化翻译，所有的术语都要尽可能地采取归化翻译；如果用异化翻译，所有的术语就要都采用异化翻译。整篇文章或著作要保持一致。

三、简洁性

简洁性是指在不影响清晰度的前提下，译语越简单越好，避免辞典式释义。例如，"肝血虚"可以译作"the deficiency of liver blood"，但考虑到简洁性，不如译作"liver blood deficiency"。

四、同一性

同一性是指同一概念的名词只用同一词对译。例如，"肝气实"有的译成"repletion of liver qi"，而有的译成"excess of liver qi"，"实"字一个用"repletion"，而另一个用"excess"，这就缺乏了同一性。

五、回译性

回译性或称反向翻译，是指将已翻译成某种语言的文本译回源语的过程，它可检验原文和译文之间的对等程度。例如，"心、肝、脾、肺、肾"译为"heart，liver，spleen，lung，kidney"，可以通过把"heart，liver，spleen，lung，kidney"译回汉语来检验汉译英的水平。再如，把"liver qi deficiency"译为"肝气虚"，那么肝气虚的英译"liver qi deficiency"就是比较好的翻译了。

世中联反对回译性原则，强调对应性原则。然而，回译对于术语翻译来说还是很重要的，应该坚持。

魏乃杰认为中医名词英译最基本的问题在于是否需要固定的英文对应词。在英译方法的选择上，最根本的争论在于是否需要系统化的英译原则。制定专有名词最有效率的方法是先决定一套适用于所有名词的英译原则，亦即决定每一类名词所使用的翻译方法。他强调回译性原则及直译法是十分重要的翻译原则和方法。

六、约定俗成

约定俗成是指事物的名称或社会习惯是由人民群众经过长期社会实践而确定或形成的，不一定符合某一原则。如有的通行的译名，与上述原则虽然不完全符合，但仍可考虑采用，如"脏"和"腑"的翻译，"脏"译成"viscera"，"腑"译成"bowel"，这里的英文不很符合中医学的概念，但长期被应用，也就沿用了。

一直以来，马万里和班康德及其同事认为中医学术语多为一般中国人所了解，不能视之为"专有名词"。因此，根据不同语境可采用不同的英译词。他们认为许多中医学名词具有多义性，难以翻译，而且不同翻译人员所采用不同的译词能使读者理解术语不同方面的概念。他强调翻译的"清晰性与可读性"，反对字对字的直译法。

世中联提出的术语英译原则包括对应性、简洁性、同一性、约定俗成。

WHO西太区没有强调英译原则，而是提出了筛选英文对应词的原则。

（1）准确反映中文术语的原始概念　这一点同世中联的英译"对应性"原则本质是相同的。

（2）不创造新的英文词汇　强调从已有字典中选取英译，不另行创造新的英译，但可在语法层面改译。增加新词会增加译入语读者的阅读难度，因此，在翻译中应尽量使用已有术语。

（3）避免使用拼音　这一点与 WFCMS 的标准有着明显的分歧。实际上，采取拼音的音译法是无奈之举，应尽量避免，否则，会大大降低译文的可读性，影响信息的传递。

（4）与 WHO 西太区针灸术语标准保持一致　强调了术语的延续性，一些明显的学术错误，如将"脏腑"译为"viscera and bowels"，也被继承了下来。

这些原则都会增加译文的可理解性，这一点非常重要，容易理解就容易学习、记忆和传播。

都立澜等在《2000—2012 年中医术语英译研究现状及分析》一文中认为中医学翻译呈现出了两种具有代表性的指导思想。一个是以科技翻译为主、文化翻译为辅的"目标导向"翻译，其核心理念为中医学翻译最根本的目的是传播中医学，让西方读者读懂中医学、了解中医学。另一个是英国学者魏乃杰为代表的以文化翻译为主、科技翻译为辅的"来源导向"翻译。他认为中医学内在的天人相应等哲学观是中医学的独特内涵，应把中医学作为一部涵盖医学、哲学、史学的百科全书来翻译。魏乃杰先生的翻译理念是完全遵照字义去翻译中医学，以忠实地反映中医学概念，使西方读者获得与中国人同等的理解，从而了解并认识中医学，这种翻译更加客观地传达了中医学的概念。其翻译原则为非专业名词宜以非专业对应词翻译、专业名词宜以仿造翻译为主、仿造词未能产生合理对应词的则根据定义造新词且尽量少用音译等。

中医术语的翻译原则虽然不一致，但总的目的是要把中医学术语翻译好，使中医学知识系统、全面地展示给世界。对应性、简洁性、同一性、回译性、约定俗成和可理解性的翻译原则对中医学的英译有着一定的指导意义。

第四节　中医学术语的构成

从汉语角度讲，中医学术语是由字构成的，有些术语是由一个字组成的，如"气"和"血"，有的由两个或两个以上的字组成的，如"理论""肝气盛""淡渗利湿"等。而从英语角度讲，中医学术语是由单词组成的，有的术语是由一个单词组成，如"wind/ 风""deficiency/ 虚"等；有的术语由两个或两个以上单词组成，如"kidney deficiency/ 肾虚""liver blood deficiency/ 肝血虚""heat entering thepericardium/ 热入心包""small intestinaldeficiency cold/ 小肠虚寒"等。WHO 西太区的《传统医学术语国际标准》收集了 3600 多个常见的中医学术语，而这 3600 多个术语是由 1000 余个单词构成的。一个单词可以是很多术语的构成单元。例如"deficiency/ 虚"被用于 140 余个中医学术语中，如"kidney deficiency/ 肾虚""deficiency fire flaming upward/ 虚火上炎"；"excess/ 实"被用于 100 余个术语中，如"liver qi excess/ 肝气实""excess heat/ 实热""dual excess of theliver–gallbladder/ 肝胆俱实"等。单词是构成中医学术语的基本单元，构成中医学术语的单词短而少，容易记。因此，学习中医学术语英译的重点是掌握这些基本单词的英译，而熟记构成中医学术语的常见单词会给中医学的英译带来很大的方便。

从英语词汇的来源角度看，构成中医学术语的单词有三种：公共英语单词、西医英语单词和汉语拼音单词。如"肝阳上亢"的英文是"ascendant hyperactivity of liver yang"，由 5 个单词组成的，其中"ascendant"和"hyperactivity"是公共英语单词，"liver"是西医学英语单词，而"yang"是汉语拼音；半身不遂在英语中的对应词是"hemiplegia"，是西医学术语。三种单词中，公共英语单词占绝大多数，其次是西医英语单词，再次是汉语拼音。西医英语单词主要集中在症状学和针灸穴位解剖定位的描述上，这些英语术语对于没有学过西医学英文术语的学习者来说是单词记忆的难点。

理解并正确翻译中医学术语是一个十分复杂的工作。汉语以字为单位，中医学术语往往由几个或多个汉字组成，表达一个特定概念意义，但是术语名词的意义很多不是组成该术语每个单字意义的简单组合，英译时简单地把中医学术语字对字地翻译成英语单词组合往往会给英语读者带来理解障碍。

第五节　中医学术语的翻译方法

中医学术语丰富，四字词语用得较多，有古汉语掺杂其中，蕴含着丰富的传统文化和哲学色彩，因此翻译困难较大，涉及的翻译方法也较多。翻译中医学术语不仅会用到常见的直译、意译、音译，还会经常遇到创译、词素造词、释译、改译、增译、省译等。

一、直译与意译

美国语言学家、翻译理论家尤金·奈达认为，"翻译即翻译意义"（Translation means translating meaning）。将中国传统的医学概念和意义翻译成英语最常用的是直译（Literal Translation）和意译（Free Translation）两种翻译方法。

所谓直译，就是在译文中保持源语言（Source Language, SL）的结构、语气和风格。科技文献 90% 以上采用直译。例如术语"肝郁脾虚证"可被译为"pattern ofliverdepression andspleen deficiency"。再如下列句子的翻译：

Heart blood deficiency pattern results from deficiency of the blood to nourish the heart spirit and the whole body, manifested by palpitations, dizziness,dream–disturbedsleep, forgetfulness, pale or sallow complexion, pale lips and tongue, and fine pulse.

心血虚证是由于血虚不能供养心神和整个机体所致，临床症状为心悸、头晕、多梦、健忘、面色淡白或萎黄、唇舌色淡、脉细。

所谓意译，就是信息从源语言翻译到目标语的过程中，两种语言在文化、语言结构、表达方式等方面存在差异，不宜采用直译方法时，用目标语的语言习惯和思维方式来重现原文信息的一种翻译方法。意译要求译文能够正确表达原文内容，只是不拘泥于原文的语言形式。例如，哲学典籍《论衡》译为"Discourses Weighed in the Balance"，没有按源语言的结构翻译属于意译。再如，"牛皮癣"译成"psoriasis"（银屑病、牛皮癣），没有直译成像牛皮那样的癣。

中医学文献属于科技文献，具有科技文献的特点，因此多用直译方法，如人体器官名称、症状词汇、治疗方法（如针刺、艾灸）等。有时也采用意译，如中医学术语"木火刑金"，根据目的读者的情况，可以意译为"liver fire tormenting the lung"，而不可直译为"wood fire tormenting metal"，不然会产生误解。直译可能会产生误解时就必须采用意译的方法。如"带下医"一词最早见于《史记·扁鹊列传》，带下指的是腰带以下或带脉以下的部位。妇女多"带下"病，古代称专门治疗妇产科疾病的医生为带下医，所以必须意译为"women's doctor"或"obstetrics and gynecology doctor"，西方简称为 OB/GYN。

美国翻译理论家奈达认为，译文读者对译文的反应如能与原文读者对原文的反应基本一致，翻译就可以说是成功的。奈达还主张翻译所传达的信息不仅包括思想内容，还应包括语言形式。译者不能随意增加原作没有的思想，更不能随意地删减原作的思想。英语和汉语是两种不同的语言。前者注重结构形式，而且往往利用紧凑的结构来体现思维的逻辑性；后者强调的是观点，并且用合理地调整语序来整体地反映思维的逻辑性。因此，当我们进行翻译时，必须掌握原作的思想和风格，同时也必须把原作的思想和风格当作译语的思想和风格。此外，原作的理论、事实和逻辑也应当作译语的理论、事实和逻辑。我们不能用个人的思想、风格、事实、理论与逻辑代替原作的这些特征。在翻译过程中，译语不要求等同于原著文字的数量和表现形式，但在内容方面要保持与原作一致。

直译强调必须忠实于原文，但英文和中文有着不同的结构，所以不可能逐字翻译。直译就是既要全面准确地阐明原作的含义，又无失真或随意增加、删除原作的思想，同时还要保持原有的风格。在翻译时，如果不能直接采用原作的结构和表达形式，我们就必须根据表达形式和特点改变句子的结构和表达方式，来传达原作的内涵。由于源语和译语在语序、语法、变化形式和修辞之间存在着许多差异，我们只能用适当的方式来传达原作的意思和再现原作的效果。这就是意译。在直译中，忠实于原作的内容应放在第一位，其次是忠实于原作的形式，再次是翻译语言的流畅性和通俗性；而在意译中，忠实于原作的内容应放在第一位，翻译语言的流畅性和通俗性位居第二，但意译并不拘泥于原作的形式。可见，直译与意译都注重忠实于原作的内容。当原文结构与译语结构不一致时，虽字字对译也不能称为直译，而是"硬译或死译"。凭主观臆想来理解原文，不分析原文结构，只看字面意义，编造句子也不能称为意译，而是"胡译或乱译"。由此可见，直译和意译各有所长，可以直译就直译，不可以直译的内容就意译，甚至双管齐下，才能兼顾到译文的表层结构和原文的深层意思。

中医学源于中国文化，有典型的中国文化特征，直译有时不易被译文读者理解，在翻译过程中可能需要加注，包括括号内加注、脚注和尾注。如"中医学是基于一些学说发展形成的，精气学说、阴阳学说、五行学说来源于中国的古代哲学"可以译做：

Traditional Chinese Medicine has developed based on many theories. Essential qi theory, yin-yang theory, and five-phase（wood, fire, earth, metal and water）[1] theory are from ancient Chinese philosophical ideas.

括号内的木、火、土、金、水说明五行包括的内容，为括号内加注，上标 [1] 作为脚注或尾注解释什么是五行。这样，便增加了内容的可理解性，属于直译加注的翻译方法。

再请看下列原文的两个译本：

原文：夫人生于地，悬命于天，天地合气，命之曰人。人能应四时者，天地为之父母。知万物者，谓之天子。天有阴阳，人有十二节；天有寒暑，人有虚实。能经天地阴阳之化者，不失四时；知十二节之理者，圣智不能欺也……（《素问·宝命全形论》）

白话文：一个人的生活和自然界是紧密相连的。人若能适应四时变迁，则自然界的一切都能成为人体生命的泉源。知道万物生长收藏道理的人，就能承受和运用万物。所以天有阴阳，人有十二经脉；天有寒暑，人有虚实盛衰。所以，人顺应天地阴阳的变化，不违背四时的规律，了解十二经脉的道理，就能明达事理，不会被弄糊涂。

译文 1: Man draws life from Earth, but his fate depends upon Heaven. Heaven and Earth unite to bestow life–giving vigor as well as destiny upon man.

Man has the ability to conform to the four seasons. Heaven and Earth act as his father and mother. He who is aware of the（needs）of all human being is called the Son of Heaven.

For Heaven there exists Yin（the female element of darkness）and Yang（the male element of light）; for man there are the twelve divisions of time. Heaven has cold and heat; man has（the abstract and the concrete）the hollow and the solid.

One can take as invariable rule: heaven and Earth; the changes between Yin and Yang; the infallibility of the four seasons; the knowledge of the methods of the twelve divisions of time. Not even imperial wisdom can take advantage of these or oppress them.（Veith, Ilza 1949）

译文 2: Every individual's life is intimately connected with nature. How people accommodate and adapt to the seasons and the laws of nature will determine how well they draw from the origin or spring of their lives. When one understands the usefulness of the ten thousand things in the universe, one will be able to effectively utilize them for the preservation of health. The universe is comprised of yin and yang. The human being has the twelve channels. Nature exhibits hot and cold seasons; the human being has deficiency and excess. When one can manage the polarity changes of the universe, assimilate the knowledge of the twelve channels, and obey the rhythms of the four seasons, one will have clarity and not be confused by any disorder.（Ni,Maoshing1995）

译文 1 为了方便译文读者理解，将原文分为四段，每一段译文句子结构跟原文基本一样，比如第一段"夫人生于地，悬命于天，天地合气，命之曰人"译成"Man draws life from Earth, but his fate depends upon Heaven. Heaven and Earth unite to bestow life-giving vigor as well as destiny upon man"。但在翻译第 4 段"能经天地阴阳之化者，不失四时；知十二节之理者，圣智不能欺也"时，译者没有按照原文结构翻译，而是采用意译法概述了原文意义。另外，在译文中，译者为了便于读者正确理解原文，还用尾注对译文进行补充解释。从译文的整体来看，译者采用了直译法。这里必须指出的是，如果篇幅较长，被注释的术语和篇尾不在同一页时，尾注需要读者翻页，不方便阅读，但脚注是同页的注释。

译文 2 的句子结构跟原文相差较大，基本上将原文的意义用目标语表达出来，属于意译法，如"夫人生于地，悬命于天，天地合气，命之曰人"，译成"Every individual's life is intimately connected with nature"。译文抛弃了原文的句子结构，概述了原文的意思，用简单流畅的英语表达出来。在用词方面，译文中还多次出现人称代词"they, their, one"等；对一些中医学传统概念也是用简单的英语表达出来的，如"人有十二节"本来是一个句子结构，译文翻译成名词结构"twelve channels"。

二、音译

音译（Transcription），顾名思义，就是按照原文的读音翻译。音译的好处表现在以下几方面：一是音译可以保留源语的异国情调，从而丰富本族语言。这在开放式语言中表现得尤为明显。比如英语大量吸收外来词语，成为世界词语最丰富的语言。二是文化词语的音译可以避免意译或直译不当导致文化亏损或语义不全的情况。比如，汉语的"阴"和"阳"属于哲学范畴，蕴含着丰富的文化内涵，除了音译外，任何译法都难尽其意。三是有些缩略词语音译，具有用词精简而又指意明确的效果。如英语的"radar"是由"Radio Detection And Ranging"缩略而成，音译"雷达"已被广泛接受。四是人名、地名和机构名称等专有名词无意译或直译的必要，采取音译则省事得多。音译最大的弊端是音译词语不能使读者一看便明白其意。比如，"神明"音译为"Shenming"，不懂文化内涵的人是很难明白其意的，也很难记住这个词，因为拼音对不懂汉语的人来说就是外语，没有含义提醒作用。因此，有时音译词语后还要加上一长串解释文字，因而翻译的效果就会大打折扣。当然，有些词音译的弊端是暂时的，随着各国文化交流的增加，音译词语也会被理解和接受，甚至融入本族语言词汇中，如"荷尔蒙"就来自于英语的"hormone"，已经在汉语中扎了根。作为一种翻译技巧，音译应遵循以下原则。

无论是人名地名，还是文化词语的音译，都应该遵循约定俗成的原则。所谓"约定俗成"就是按照已有的译名照搬照抄，没有必要另取新名，即使原译名不准确也需如此。如"vaseline"和"aspirin"分别译作"凡士林"和"阿司匹林"，而不可改译作"瓦斯林"和"阿司匹润"。

在中医学文献的翻译中，由于中国传统医学文化不同于西方医学文化，有些中医学概念在英语语境中缺乏对应的概念，在这种情况下，就要使用"音译"。音译属于直译，但一般只限于在目标语中使用源语言的发音来表述原文中的核心概念。如中医学"气""阴""阳"等在英语中翻译成"qi""yin""yang"，如"阴虚阳亢"译成"yin deficiency with yang hyperactivity"。然而，过多的音译会降低文章的可读性，因此，只有在不得已的时候才可采用音译。

翻译的基本原则是：直译能神形兼顾的词，意译能意思对等但无法兼顾形式的词，音译英文中没有对应又难以解释的词；能直译的不意译，能意译的不音译。

三、创译

创译（Creative Translation）是指翻译时不拘泥于源语言在语意与语音上的束缚，进行的一定创造性的翻译，以求译语与源语言在功能或效果上的对等。但是，创译法并不是天马行空的创作，它是基于源语并在翻译时进行适当的拓展，只是赋予译者一定的"创意"空间。因此，使用创译法要求译者有丰富的知识、大胆的想象和拓展性的思维，译者要能不局限于字面意思，善于挖掘深层含义，同时大胆地加入其个人创造。

在中医英译上，创译多用于中药药品名称的翻译。它是基于产品的品质、功效、成分等多方面特点的概括译法。例如，香港位元堂系列产品中的"参茸养颜酒"被创造性地译成"Empress Wine"。乍一看，译名的字面意思确实与原名的意思风马牛不相及，但仔细一想，该译名之妙处值得推敲。原名没有提及女皇使用，但是译名中却出现了"Empress"，这看似不忠实于原文，违背了信的标准，但其实不然，译者使用创译的方法主要考虑到它的配方。位元堂参茸养颜酒的独特配方集宫廷配方之大成，累积历代妃嫔御用配方改良而成。虽只使用了一个单词"Empress"，但足以显示有美容养颜的功效和品质上等的优点。译名不仅完全符合产品自身的特征，而且避开了竞争产品的雷同，更能满足目标消费者拥有美丽容颜的心理需求。另一方面，这一简洁的译名易于记忆、方便传播。

药品名称的另一种创译主要是基于产品的功效，其译名是药品主要功效的英译，与原名字面意思、结构和读音没多大联系，如"罗汉果润肺汤"译为"Cough Soothing Soup","清心石斛花旗参"译为"Mucus Enriching Capsule"。这种译法简单且更能满足消费者对功效的心理诉求。若是把"罗汉果润肺汤"意译为"Fructus Momordicae Soup for Lung Moistening",则不利于消费者记忆,同时 Lung Moistening 并不能体现药品的功效,弱化了原名的感召功能。

四、词素造词

中医学有一部分术语,例如"胃虚""胃寒""胃热""肾虚"等,是陈述器官的某种不正常情况。在西医学中找不到对应的词汇,在翻译中如果采用直译,则译成的英语术语会很长,如"胃虚"译作"stomach deficiency"。如果采用意译则需要大量的篇幅,需要大量的解释性语言,给翻译工作带来很大的困难。所以有人主张用西医的词素造词来解决这个问题,就是用西医学英语中的词素组合起来用以表达新的意义。例如英语词素的"gastro"的意思是"胃","penia"表示"不足、减少、缺乏"的意思,其意义与中医学的"虚"接近,由此将二者结合起来,构成一个新的词汇"gastropenia"来表示"胃虚"。通过这样的仿造造词法,"肾虚""肺热"等西医学中无对应语的术语就找到了翻译的捷径。这样一来不仅可以有效克服篇幅的限制,而且符合英语的造词规则,更便于理解。

而实际上,造出来的新词毕竟还是新词,对于读者来说,特别是百姓读者,还是增加了理解难度,所以中医术语一般不主张用词素造词的翻译方法,实际经验也告诉我们外国人并不接受造词法翻译。然而,词素造词法或是药品商品名称最有效的翻译方法,例如把"咽痛康"译作"throatwell",把"鼻炎灵"译作"nasolin"等。

五、释译

释译(Interpretative Translation)就是通过解释词义来达到译文的深层对应的方法。当按照字面直译不能传达原文的精神时,就要依靠译者调动自己的理解和语言文化知识解释性地翻译。根据功能主义"目的决定手段"的原则，原文文本在翻译中只是起到"提供信息"的作用，为适应新的交际环境和译文读者的需求，更加有效地实现译文的功能，进行解释性的翻译是必不可少的。如"Swallow tablet wholely"如果译作"整个吞服"就不符合汉语的习惯，译作"应吞服，不得嚼碎"就会更好些，后者的"不得嚼碎"就是释译。再如，"食以索饼，不发热者，知胃气尚在，必愈"译作"If the persons fed noodles and there is no fevers, it is known that there is good stomach qi,there will be recovery"。"索饼"像是一种饼，怎么译成了"noodle"？作者在文中给了注释："索饼 Suo bing: can be translated as string pastry. i.e.flour dough which has been formed into string–like noodles." 作者条文中释译为"string noodles, this is regular ribbon shaped noodles, in modern Chinese Bing（饼）generally means a flat cake, but in the Han dynasty, it also referred to noodles"。

译文实现了语境相似，从译者的注释可以看出饼前冠以"索"字为表其形状，索饼当为条形饼，即面条之类的食品。

六、改译

改译（Recreative Translation）就是将原句的结构改变，适当增减某些信息，适应目标语言的语言表达习惯，以便于读者理解。如"还少胶囊"属于补益类药品，是治疗女性妇科类病证和男性病的一种药，具有温脾补肾、养血益精的作用。译者将其翻译成"youth again"，这个译文能给读者一种年轻健康、富有活力的感觉。这样的翻译不但在一定程度上忠实原文，也达到吸引消费者的作用。"骨松灵"是用于骨质疏松引起的骨折、骨痛、骨关节炎及预防更年期骨质疏松的药物。译者将其译成"bone health capsule"，是从药品的功效出发，突出药品是治疗骨科疾病的，在翻译中译者适当地进行了改译，没有把药品是治疗骨质疏松的信息表达出来，但却抓住了重点信息。

七、增译

增译（Amplification）属于超额翻译，是指在翻译时增添一些原文中没有提及的信息。如"位元堂小柴胡汤依据东汉《伤寒论》所列之著名汉药配方"的译文为"...Wei YuanTang Livereen is made based on an imperial formulation of Han Dynasty..." "imperial" 一词的添加尽显该药品质高贵与上乘。虽然原文中没提到皇家配方，但这一添加并非无中生有，而是为了吸引顾客、基于事实的添加。

八、省译

省译（Omission）是与增译法相对应的一种翻译方法，即删去不符合目标语思维习惯、语言习惯和表达方式的词，以避免译文累赘。省译是一种欠额翻译，不仅包括对词义的简单压缩或删除，还包括对原文信息的扬弃。与增译比较，省译相对少一些。古人对于中药功效语的使用带有随意性，有不少同义并列的功效语，如"延年益寿"中的"益寿"是"延年"的意义的重复，翻译时应省略其中一项，译成"promote longevity"即可。又例如"扶助正气、祛病强身"可被省译成"Consolidate constitution and enhance health"。再如，"位元堂美发素参考明朝御医邵应节上贡明世宗的著名配方"一句话被译成"Wei YuanTang Hair Beautifier is made based on an imperial formulation of Ming Dynasty"。这是药品说明书的广告，这里的"御医邵应节"并非世界医药史上广为人知的名医，"明世宗"也并不是像林肯或奥巴马那样扬名全球的人物，不会产生名人效应，故这些无益于凸显感召功能的信息被删除了。

第六节 中医术语的翻译技巧

了解语素，单词形术语，词组形术语，双字格、三字格、四字格等多字术语的构成规律，以及文化负载词等的英译会明显提高中医学术语的翻译水平。

一、语素与中医术语翻译

汉语的语素是构成术语的最小的语音语义结合体。语素和词素不同，词素只是构词的成分，而语素既可以是构词的成分，又可以单独成词，并可以组成词组。理解和正确判断汉语的语素有利于术语的正确翻译。汉语的语素从语音形式上看，可以分为单音节语素、双音节语素和多音节语素。

单音节语素就是由一个音节组成的语素，用一个字表示。如虚、实、证、阴、阳、天、地、人等。一般用一个英文词来翻译，如"虚""实""证"分别译作"deficiency""excess""pattern"。

双音节语素是由两个音节组成的语素，由两个字表示。组成该语素的两个音节合起来才有意义，分开来没有与该语素有关的意义。多见于针灸穴位名称和中药名称，也见于器官的名称等，如中府、云门、天府、黄芪、白术、蜈蚣、康复、膀胱、阴道、腠理等。除针灸穴位采用国际代码翻译外，这类语素一般由一个英语单词来翻译。如"蜈蚣""蛤蚧""康复""阴道"分别译成"centipede""gekko""rehabilitation""vagina"，少数由两个或多个英语单词组成，如"膀胱"译成"urinary bladder"。

三个音节和三个音节以上构成的语素叫多音节语素，由三个或更多的字表示。主要是中药名称和部分腧穴名称，如"紫河车""冬虫夏草"分别译成"placenta""cordyceps"。这类语素也多翻译成一个英语单词。

一个语素代表一个语义。因此，一般说来，除腧穴外，由一个语素构成的术语（又称单纯词），无论单音节、双音节还是多音节，一般都有由一个英语单词组成的相对应的英语术语，较少有由两个或两个以上单词组成的相对应的英语术语。

二、单词型术语与词组型术语的翻译

从语言学的角度来看，科学技术术语可以分为两类：一类是单词型术语，一类是词组型术语。词组型术语是由单词组合而成的。

单词型术语可由一个语素构成，称作单纯词，也可由两个或两个以上的语素构成，称为合成词。如上章所述，单纯词由一个语素构成，可以是一个字或多个字表达一个语义，一般有由一个英语单词组成的相对应的英语术语。合成词绝大部分是双音节的，还有一部分由两个以上的语素构成的多音节合成词，由两个或两个以上单字组成。合成词运用了每个字的意思，例如"阴阳"是阴和阳，而"阴虚"一词是前者限定了后者，意思是"阴""虚"，而不是其他什么"虚"。中医学构成合成词的两个字之间的关系可分为并列式或联合式（如"阴阳"）、偏正式（如"阴虚"）、支配式或动宾式（如"清热"）、补充式（即后为前果，如"虚脱"）、陈述式或主谓式（如"气逆"）等。中医学术语的双字词如果由两个语素构成，只有"并列式"在两个词中间加上"and"而译成"yin and yang"，一般采用每个字相对应的两个英语单词相加的形式翻译。如"阴虚"译作"yin deficiency"，"清热"译作"clear heat"，"气逆"译作"qi counterflow"。一般说来，除针灸穴位外，合成词中医学术语的英译是一个语素对应一个英语单词，有几个语素就用几个英语单词来翻译。但也有少数两个汉语语素有相对应的一个英语单词，如"虚脱"译作"collapse"（Dr. Wiseman的线上中医词典译作 vacuity desertion，也用了两个单词）。

汉语的词组型术语是由词组构成的，词组是由词和词组合而成的。词是由语素构成的，包括单纯词和合成词。词组是由两个或两个以上的词结合而成的比词大的语法单位。一些词组的结构方式与合成词中的构词基本方式一致。合成词和词组可通过扩充法鉴别，如果两个实词之间可以用别的词语隔开，则是词组；反之，则是合成词。如"黑板""白菜"，中间不能插进任何东西，所以是词。大多数双字格术语是单词型术语，因此只用英语的实词翻译，不加虚词。这不仅适用于中药和穴位的翻译，也适合其他中医学术语的翻译。如上述的"阴虚""清热"和"气逆"等词分别译作"yin deficiency""clear heat"和"qi counterflow"，因为这些术语是单词形术语，每个术语中间加不上其他词。而"黑布""白花"可看成为黑的布和白的花，所以是词组。

除中药和腧穴名称外，中医学的三字格及三字格以上的术语多为词组型术语。词组的构成方式主要有联合结构、偏正结构、动宾结构、述补结构、主谓结构、重叠结构 6 种。翻译词组型术语的关键是要找出该术语的构成方式或内部结构，这样才能翻译出符合英语语法的词组。如"五脏六腑"属联合结构，译成"five viscera and six bowels"。

三、联合结构词组型术语的翻译

联合结构是由两个或更多的并列成分组成的，多见于双字格和四字格术语中。双字格的联合结构的词组型术语很多。如阴阳、虚实、母子，翻译成英语时一般中间用"and"连接，如"yin and yang""deficiency and excess""mother and child"。

四字格中医学术语的联合结构一般分为主谓联合和动宾联合。主谓联合一般可翻译成"名词＋介词＋名词"的形式，或者是"名词＋连接词＋名词"的形式。如"气短声低"译为"short breath with faint voice"；"肝郁脾虚"译为"liver depression and spleen deficiency"。其中"气短"是主谓关系，"声低"也是主谓关系，因此为主谓联合，这里把"气短"和"声低"分别译成名词，并用介词"with"连接它们，表明"声低"是伴随"气短"这一症状出现的；"肝郁"和"脾虚"也是两个主谓关系的词，用连词 and 连接，表明同时出现的这两种病证。

动宾联合的术语一般可用"动名词＋名词＋and＋动名词＋名词"的形式来翻译，如"补火壮阳"译为"reinforcing fire and strengthening yang"；"补脾健胃"译为"supplementing the spleen and fortifying the stomach"。这两个术语的两个动宾结构都分别译出，并在中间用 and 连接。

四、偏正结构词组型术语的翻译

偏正短语又叫偏正词组，由修饰语和中心语组成，结构成分之间有修饰与被修饰关系的短语；动词、名词、形容词与它们前面起修饰作用的成分组成的短语。名词前的修饰成分是定语；定语（状语）和中心语的关系是偏和正的关系；偏正短语包括定中短语与状中短语。

定中短语也叫"体词性偏正短语"。定中短语的修饰语是定语，充当中心语的一般是体词性成分。结构：定语＋中心词（名、代），如（五行）学说、（先天）之气、（心肾）相交。中医学术语的偏正结构中定中短语最多。在汉译英时，一般用名词直接做定语，有时用 of，in，between，with 等介词短语作定语，如表 2-1 所示。

表 2-1　偏正结构词组型术语的翻译

汉语字数	术语实例	英译
两字	滑脉，阴虚	slippery pulse,yin deficiency
三字	胆实热，气分寒	gallbladder excess heat,qi-aspect cold
四字	五行学说，先天之气，水之上源，心肾不交，天人相应	five-phase theory, innate qi,upper source of water,non-interactionbetween the heartand kidney, correspondence between nature and human

在具体翻译中，有时需要把"气分寒"和"胆实热"分别译作"cold

in qi aspect" 和 "excess heat in gallbladder"，因为这样更能表现出修饰限定成分和中心词之间的逻辑关系。

状中短语也叫"谓词性偏正短语"。状中短语的修饰语是状语，充当中心语的一般是谓词性成分。状语和中心语之间有时用"地"。结构：状语＋中心词（动、形），如很好看、独立思考、慢慢地走。翻译成英语时一般为形容词＋名词。如中医学术语的"循经传"翻译为"sequential meridians transmission" 或 "transmission by the meridian order"，"越经传"译为 "skipping meridians transmission"。

五、主谓结构词组型术语的翻译

主谓结构的术语一定由两个部分组成，前者为主语，后者为谓语，二者构成陈述与被陈述的关系。如"气逆"是主谓结构，译成"qi counterflow"；"气化"译成"qi transformation"；"肝藏血"是主谓结构，译成"liver storing blood"；"肝气郁结"译成"binding depression of liver qi"。三四字格的主谓（宾）结构术语中的主谓结构可以翻译成名词词组的形式，将汉语中谓语翻译成英语时转换为动名词（如肝藏血的英译）或相应动词的名词形式（如肝气郁结的英译）。

六、动宾结构词组型术语的翻译

动宾短语又称"述宾短语"，动宾之间是支配与被支配、关涉与被关涉的关系，由动词与后面受动词支配的成分组合而成，起支配作用的成分是动词，受动词支配的成分是宾语，表示动作行为所涉及的人或事物，常用名词、代词等充当。如双字格的"清热"和"解毒"分别译作"clearing heat" 和 "resolving toxin"；三字格的"健脾胃"译作"fortifying the spleen and stomach"；四字格的"补益心气"译为"benefiting heart qi"，"调和气血"译为"harmonizing qi and blood"。可见，动宾结构的术语一般取动词的 ing 形式，再加上相应的宾语。

七、述补结构词组型术语的翻译

述补结构是指谓语有补语对其进行修饰、补充。谓语可用动名词形式来翻译。如有宾语的话，宾语放在动名词的后面，补语在翻译时可用介词词组作状语来表达。如淡渗利湿，其意为用甘淡渗湿药物使湿邪从小便排出的方法。翻译时，可把补语"淡渗"即用甘淡渗湿药物，处理为介词词组"with bland"来修饰谓语"利"，"draining dampness with blandpercolation"。再如"辛温解表"是用辛温的方法去解表，因此译作"releasing the exterior with pungent-warm"。而双字格则有些不同，例如"偏盛"一般译作"abnormally exuberant"，"过耗"译作"consuming overly"或"overcomsumption"。三字格的"小便难"译成"urinating with difficulty"或"difficult urination"。

八、重叠结构词组型术语的翻译

有两个相同字结构的术语即为重叠结构术语。如明朝医家王肯堂所著《证治准绳》中有描述哮证发病表现的句子："喘者，促促气急……"其中，"促促"就是重叠结构的词。这里的"促促"是呼吸急促的意思；"气急"的意思是呼吸急促，上气不接下气。因此"促促气急"可以做"shortness of breath and panting"。重叠结构在中医学英语翻译中罕见。

第七节　文化负载词的英译

源语词汇中所承载的文化信息在译语中没有对应语的词汇被称为文化负载词。这些词汇反映了特定民族在漫长的历史进程中逐渐积累的、有别于其他民族的独特的生活方式。每个国家都有独特的发展历史，有独特的生活环境，形成不同于其他国家的独特词汇，即文化负载词。

文化负载词可分为完全不对应文化负载词和不完全对应文化负载词。完全不对应文化负载词是由于两种文化背景中的事物、人物、历史事件或想法观念等的不对等，源语词汇在译语中完全找不到对应语，在译语文化中属于词汇空缺的词。比如阴、阳、五行、气、道、黄帝、经络等。这些词汇大多是中医学的核心词汇，体现了中国文化下的传统医学对人体生理、病理独特的视角和阐释。不完全对应文化负载词指的是一些词在英语中可以找到相似的说法，或是字面意思相同，内涵意义不同的词。如中医学肝、心、脾、肺、肾等脏腑器官并不等同于西医解剖上的相同名词的器官，一个器官有时还包括其他器官的一些功能。再如中医学风、寒、暑、湿、燥等可以指自然界的自然之气，但一旦侵入人体为病，就变成了致病之邪气。而在英语中 wind, coldness, summer-heat, dampness, dryness 仅指自然现象。

文化负载词的翻译方法也不唯一，主要翻译方法包括意译、音译、不译、变译、增译、减译等。

意译，即按照目标语的需要将词汇在源语文本中的含意结合语境表达出来。

原文：人年老而无子者，材力尽耶？将天数然也？（《素问·上古天真论》）

白话文：人到了老年，就不会再生育子女，是精力不够呢？还是由于天赋限度的缘故？

译文：Old people can't give birth to any children. Is it due to the exhaustion of Caili (Essence-Qi) or the natural development of the body?

译文把"天数"这一文化负载词译作"the natural development of the body"，采用了意译法。

音译可以保持中医学特色，避免在翻译中由于文化的不对等造成理解上的偏差。中医学阴、阳、气目前多用音译。

原文：七八，肝气（加直译）衰，筋不能动。八八，天癸竭，精少，

肾脏衰，形体皆极，则齿发去。(《素问·上古天真论》)

白话文：五十六七岁时，肝气衰弱，筋的活动不能灵活自如，天癸枯竭，精气少，肾脏衰，形体衰疲。

译文：At the age of fifty-six, as Ganqi(Liver-Qi)declines, his musculature becomes inflexible. With the exhaustion of Tiangui and the reduction of Shenqi(Kidney-Qi), his kidney is weakened and his body becomes very weak.

肝气中的文化负载词"气"被音译成"qi"。

不译，就是将原文中的词汇删掉不翻译。不译有三种情况：一是原文词汇内容有重复，不宜译出；二是在不影响原文整体含义表达的情况下，满足译语韵律的需要；三是对源语词汇释义争议太多，避而不译。

原文：所以圣人春夏养阳，秋冬养阴，以从其根，故与万物沉浮于生长之门。逆其根，则伐其本，坏其真矣。(《素问·四气调神大论》)

白话文：所以圣人在春天和夏天保养阳气，秋天和冬天保养阴气，以顺从这个根本，因而他就能够跟万物一样，保持着生长发育的正常规律。

译文：So the sages cultivate Yang in spring and summer while nourish Yin in autumn and winter in order to follow such roots(the changes of Yin and Yang in different seasons). Violation of these roots means destruction of the Ben(primordial base)and impairment of the body.

"与万物浮沉于生长之门"意思是同自然万物一样，在生长收藏的生命过程中运动发展。这里将具有中国文化特征的句子删除之后，目的是更好地把"从其根"和"逆其根"两句的译文连接起来，增强译文的韵律感，但不影响对文章的理解。

变译，也称"改译"，将源语词汇在译语中替换成另一个词而原文的表达内容不受影响。

原文：……逆其根，则伐其本，坏其真矣。故阴阳四时者，万物之终始也，死生之本也。(《素问·四气调神大论》)

白话文：……如果违背了它，生命的根本就要受到伤伐，真气也就败坏了。因此说，阴阳四时的变化是万物生长、衰老、死亡的根本。

译文：Violation of these roots means destruction of the Ben（primordial base）and impairment of the body. Thus the（changes of）Yin and Yang in the four seasons are（responsible for）the growth, decline and death of all things.

"真气"就是人体的真元之气，真气的衰败象征着生命的衰败。译文将文化负载词"真气"改译为"the body"，没有影响语义的传达。

增译，即增补法。中医学翻译中增补有两种情况。一是补充主语或连接词等。由于汉语形式松散，很多句子不存在形式上的主语。要译成英语，就必须补充主语成句。另外，汉语重意合，不是每个句子都有形式上的连接词。而英语语句要构成连接关系必须使用连接词。二是补充言外之意。汉语重形象思维、重直觉，尤其是古汉语用词简略且重意合，很多词语具有言外之意，不需点出，而读者心中自明。而英语重逻辑思维和实证分析，文中每一层语言关系都要交代清楚，翻译时要把汉语词汇的隐含意义转化为英译的非隐含意义。

原文：三八肾气平均，筋骨劲强，故真牙生而长极。（《素问·上古天真论》）

白话文：到了二十四五岁，肾气充实，筋骨坚强，智齿生长，身体也长得极盛。

译文：At the age of twenty-four, a man's Shenqi（Kidney-Qi）is full, his musculature and bone become strong, the wisdom teeth appear and the whole body is fully developed.

这段话是描述男子生理过程，作者把原文隐含起来的"男人"明确地陈述了出来，使读者一目了然。这里作者把隐含的主语在翻译成英语时适当地做了增补，以适合译入语的特点。

减译，就是在译文中删掉源语词汇中的某个或某几个意群，但保持原文的基本含义。中医学语言多行文对仗，或采用四字词组，读起来朗朗上口，易于诵读。但如何将这些表达准确地转换为英语，就给译者带来了很大的麻烦。有时需要删减。

原文：二七而天癸至，任脉通，太冲脉盛。(《素问·上古天真论》)

白话文：到十四五岁时，天癸发育成熟，任脉通畅，太冲脉旺盛。

译文：At the age of fourteen, Tiangui begins to appear, Renmai (Conception Vessel) and Chongmai (Thoroughfare Vessel) are vigorous in function.

"太冲脉"此处就是指"冲脉"。译者删掉了"太"直接按照"冲脉"处理。

第八节 通假字和一词多义的翻译

中医典籍由古汉语写成，语译本、校注本众多，但其语言仍然保留古汉语文风，而且通假字多，不同版本的解释又不尽相同，对同一字词的不同理解必然会带来翻译结果的不同，从而造成了现在已有的中医经典英译本的差异。

原文：容色见上下左右，各在其要，其色见浅者，汤液主治，十日已。其见深者，必齐主治，二十一日已。(《素问·玉版论要》)

根据郭霭春（2010）校注语译本，这段原文中"容"同"客"，王冰说："客色，他气也。如肝木部内，见赤黄白黑色，皆谓他气。""在"通"察"；"汤液"指五谷之汤液，非药饵；"必"通"火"，"必齐"谓和煮汤药。然而，在不同的英译本中对这些词的处理并不相同，例如下面两个译者的翻译结果。

英 译 1：The patient's appearance (color) must be watched high and low, left and right—each where it is most essential. When the complexion is light the patient should be treated with soups and liquid medicine for ten days, and then the disease should disappear. When the complexion is dark the patient must be treated in the same manner for twenty-one days. (Veith 1949)

英译 2 ：(The changes of countenance) on the upper, lower, left and right (parts of the face) indicates the main changes of diseases respectively. (The diseases with) shallow countenance should be treated with Tangye (decoction) and can be cured in ten days. (The diseases characterized by) deep (countenance) should be treated with drugs and can be cured in twenty-one days. (李 照 国 2005)

Veith 和李照国翻译《黄帝内经》的时期不同，依据的汉语版本也不同。对照郭霭春（2010）校注语译本，Veith 版本和李照国版本都淡化了"容"（客）的意思；Veith 把"在"译成"观察"（watch），而李照国英译本没有直接翻译"在"（察）。在英译"汤液"时，Veith 和李照国都译成了"汤药"；而在英译"必齐主治"时，Veith 简单译成了 must be treated in the same manner，李照国译成 should be treated with drugs，并在译文后的注解中有一段说明："齐"通"剂"，因此将"齐"译成 drug，指中草药汤剂。

两个不同版本对《黄帝内经》同一段原文的不同理解和翻译差异说明中医典籍英译除了常见中医学名词术语翻译存在难度以外，对医古文中最小单位"字"的理解和翻译也存在不小的难度。

除了通假字的理解给中医学的英译增加了困难外，汉语一词多义也应该重视。如"主"字，在中医学理论中译法不同，在"心主血脉"，"主"做动词，heart governs the blood and vessels；在"主色"中，"主"做修饰语，governing complexion；在"脉象主病"中，"主"连接"脉象"与"病"，disease correspondences of the pulse；在"脾主统血"中，"主"用作次要动词，与动词"统"一起说明"脾"与"血"的关系，spleen controls the blood，根据意思这里"主"省掉不译。另外，有些中医学核心概念由于理解不同及历史、文化因素，存在一词多译现象，如"脏""腑"，IST 的标准是 viscus, bowel；而 ISN 的标准是 zang-organ 和 fu-organ。另外，

"经"，IST 的标准是 meridian；而 ISN 的标准是 meridian/channel。

"木生火"从字面上看，是"主－谓－宾"结构，在 IST 中标准是 wood engenders fire，对应汉语结构；而在 ISN 中的标准是 wood generating fire。分析这两个标准，IST 将这个术语看成是一个现象，独立成句，而 ISN 把这个术语看成一个概念，视作名词词组。再如，"心开窍于舌"是"主－谓－补"结构，IST 的标准是 heart opens at the tongue，和汉语结构一样；"脾为胃行其津液"是"主－状－谓－宾"结构，ISN 的标准是 spleen transporting body fluid for stomach，译文是一个名词结构。

可见，在中医学翻译过程中，会经常遇到词语的选择问题，恰当的词汇选择取决于雄厚的中医学知识、英语水平、跨文化知识等多方面因素。

第九节　语境与中医术语翻译

中医学术语在英译上可以有标准，但是在具体翻译时，还需要注意术语在不同使用语境下的真实意义，使用语境变了，术语的概念意义就变化了。现就略举几例原文说明在不同的语境中，"阴阳"术语的不同意思。

原文 1：上古之人，其知道者，法于阴阳，和于术数……（《素问·上古天真论》）

白话文：上古时代的人，那些懂得养生之道的，能够取法于天地阴阳自然变化之理而加以适应，调和养生的办法。

原文 2：丈夫八岁，肾气实，发长齿更。二八，肾气盛，天癸至，精气溢泻，阴阳和，故有子。（《素问·上古天真论》）

白话文：男子到了八九岁，肾气充实起来，头发开始茂盛，乳齿也更换了。十六岁时，肾气旺盛，天癸产生，精气充满而能外泄，两性交合，就能生育子女。

原文 3：阴阳者，天地之道也，万物之纲纪……故积阳为天，积阴为

地。(《素问·阴阳应象大论》)

白话文：阴阳是宇宙的一般规律，是一切事物的纲纪，万物变化的始源……所以清阳之气聚于上，而成为天，浊阴之气积于下，而成为地。

根据郭蔼春的校注语译本，原文 1 中"阴阳"是"天地自然变化之规律"，属于中医哲学意义上的阴阳概念。原文 2 中的"阴阳"是指男女交合。原文 3 中的"阴阳者"指自然界万物生长规律；"积阴"和"积阳"中的阴阳则指"阴气"和"阳气"。

可见，在英译这些阴阳术语时，必须结合具体语境，正确表达术语意义，不可通篇都以"yin"或"yang"简单翻译，那样就不能正确表达原文的医学意义。下面对比两位不同译者对以上"阴阳"术语概念的英译。

译文 1（李照国）: The sages in ancient times who knew the Dao（the tenets for cultivating health）followed（the rules of）Yin and Yang and adjusted Shushu（the ways to cultivate health）…

译文 1（Veith）: In ancient times those people who understood Tao（the way of self cultivation）patterned themselves upon the Yin and the Yang（the two principles in nature）and they live in harmony with the arts of divination…

译文 2（李照国）: For a man, at the age of eight, his Shenqi（kidney–Qi）becomes prosperous and his teeth begin to change. At the age of sixteen, as Shenqi（Kidney–Qi）is abundant and Tiangui occurs, he begins to experience spermatic emission. If he has copulated with a women at this period, he can have a baby.

译文 2（Veith）: When a boy is eight years old the emanations of his testes（kidneys 肾）are fully developed; his hair grows longer and he begins to change his teeth. When he is sixteen years of age the emanations of his testicles become abundant and he begins to secrete semen. He has an abundance of semen which he seeks to dispel; and if at this point the male and the female element unite in harmony, a child can be conceived.

译文 3（李照国）：Yin and Yang serve as the Dao（law）of the heavens and the earth, the fundamental principle of all things, … The（lucid）Yang（rises and）accumulates to form the heavens and the（turbid）Yin（descends and）accumulates to constitute the earth.

译文 3（Veith）：The principle of Yin and Yang（the male and female elements in nature）is the basic principle of the entire universe. It is the principle of everything in creation. … Heaven was created by an accumulation of Yang, the element of light; Earth was created by an accumulation of Yin, the element of darkness.

原文 1 中"阴阳"，Veith（1949）译成 the Yin and the Yang 并增加说明：the two principles in nature（自然界两种规则）；李照国（2005）直接译成 Yin and Yang，没有增加文字解释。

原文 2 中"阴阳和"，Veith 译成 if at this point the male and female element unite，表示两种元素；李照国则译成 If he has copulated with a woman at this period，表示"男人和女人"。两个英译本在理解和表达"阴阳"这个概念是有差别的。

原文 3 中，Veith 把"阴阳者……"译成 The principle of Yin and Yang（the male and female elements in nature）。这表明"阴阳"是自然界两种元素；李照国译成 Yin and Yang，依然是没有解释。关于"积阴"和"积阳"，Veith 把"阳"译成 Yang, the element of light（光明的元素），把"阴"译成 Yin, the element of darkness（黑暗的元素）；李照国把"阳"译成 The lucid（清明的）Yang，把"阴"译成 the turbid（浑浊的）Yin，用两个不同的形容词修饰来区分具体的 Yang 和 Yin。

中医学术语是中医概念和文化的浓缩，汉语本身就是注重意合的语言，中医学术语与语境关系十分密切，在翻译中医术语时一定要结合语境正确理解术语的概念意义。四字格术语"真虚假实"，字面上是四个形容词的组合，然而在中医学中"真虚"和"假实"是两个概念，表示"虚证反见实的假象"，属于并列词组，英译标准是 true deficiency with false excess。"劳则气耗"字面上是偏正词组，"劳"和"气耗"表示因果关系，ISN 的标准是 overexertion leading to qi consumption。《黄帝内经》原文中大量出现四字结构，这当中出现许多省略和添加的情况，以达到形式对称的效果，这是古汉语遗风，在英译时要正确断句。英语结构不同于汉语结构，英语表达时切不可受汉语文风影响。

第十节　常见中医学术语的翻译

学习中医英语，首先要掌握常见中医学术语的翻译。常见中医学术语多由一些高频名词和高频动词组成，掌握这些高频名词和高频动词及其应用规则会大大有助于中医学术语的学习与记忆。

一、中医学术语高频动词的翻译

中医学术语中有很多动词，有些动词出现频率极高。表 2-2 中列出了常见动词的英译及其应用举例。

表 2-2　中医学术语的高频动词及其应用举例

汉字	英文	例句
主	govern	heart governs the blood 心主血
开窍	open	liver opens at the eyes 肝开窍于目
升	upbear	Spleen qi failing to upbear 脾气不升
降	downbear	harmonize the stomach and downbear qi 和胃降气
伤	damage	sorrow and anxiety damage the lung 悲忧伤肺
扰	harass	fire harasses heart spirit 热扰心神
犯	invade	liver qi invades the spleen 肝气犯脾

汉字	英文	例句
滞	stagnate	when qi stagnates, water binds 气滞则水结
通	free	Gansui Bind-Freeing Decoction 甘遂通结汤
清	clear	Wind-Eliminating Spleen-Clearing Beverage 除风清脾饮
宣	diffuse	diffuse the lung and suppress cough 宣肺止咳
和（调和）	harmonize	clear heat and harmonize the stomach 清热和胃 Stomach-Harmonizing Beverage 和胃饮
祛	dispel	quicken the blood and dispel stasis 活血祛瘀
温	warm	warm the interior and dispel cold 温里祛寒
健	fortify	fortify the spleen and disinhibit dampness 健脾利湿
养	nourish	warm the meridians and nourish blood 温经养血
固	secure	Menses-Securing Pill 固经丸
滋	enrich	clear heat and enrich yin 清热滋阴
生	engender	wood engenders fire 木生火
克	restrain	earth restrains water 土克水
乘	overwhelm	liver depression overwhelms the spleen 肝郁乘脾
侮	rebel	wood rebels metal 木侮金，earth rebels wood 土侮木

在实际翻译过程中，中医学术语中的动词要参考权威词典，根据它在句中的作用来变化词形和位置，不要拘泥权威词典给出的翻译。如"清热解毒"在下列 3 个句中动词的翻译：This medicinal can clearheat andresolvetoxin（动词用了原形），There are several heat-clearingtoxin-resolvingformulae（动词用了 ing 形式、在 heat 和 toxin 后），This medicinal has the effects of clearingheat and resolvingtoxin（动词用了 ing 形式、在 heat 和 toxin 前）。术语中的动词有时需要转变成名词，如"传化"在下列两个句中的词形：Six bowels convey and transform, but do not store. Stomach, large intestine, small intestine, triple burner and bladder are the house of conveyance and transformation.

二、中医学术语高频名词的翻译

熟练掌握中医学术语的高频率名词对用英语进行中医学领域的交流非常关键。表 2-3 中（包括例句或解释栏中）列举了构成中医学术语的高频率中心词及其应用示范。

表 2-3　中医学术语的高频率名词及其应用示范

汉字	英文	例句或解释
脉	pulse	white tongue fur and floating pulse 苔白脉浮
（舌）苔	（tongue）fur （tongue）coating	slimy yellow fur 黄腻苔，thin yellow（tongue）fur 黄薄苔，red tongue and rapid pulse 舌红脉数
实	excess	exterior excess 表实
虚	deficiency	interior deficiency 里虚
六淫	six excesses	wind, cold, summerheat, dampness, dryness and fire 风寒暑湿燥火
七情	seven emmotions	joy, anger, anxiety, thought, sorrow, fear and fright 喜怒忧思悲恐惊
学说、理论	theory	basic theories 基础理论，five-phase theory 五行学说，visceral manifestation theory 藏象学说
证	pattern	heart disease pattern identification 心病辨证 internal exess pattern 里实证
五脏六腑	five viscera six bowels	liver, heart, spleen, lung and kidney 肝、心、脾、肺、肾，gallbladder, small intestine, stomach, large intestine, bladder 胆、小肠、胃、大肠、膀胱
（中）药	（Chinese）medicinal	processing of chinese medicinals 中药炮制 spleen-supplementing medicinal 补脾药
针灸	acupuncture and moxibustion	acupuncture point 针灸穴位 cone moxibustion 艾炷灸

汉字	英文	例句或解释
经络	Meridiansand collaterals	free the meridians and collateral vessels 疏通经络，meridian and collateral theory 经络学说
穴位	acupuncture point	meridian points 经穴，extra point 奇穴
正气	healthy qi	insufficiency of healthy qi 正气不足
邪	evil	exuberant evil qi 邪气盛
四诊	four examinations	inspection, listening and smelling，inquiry and palpation 望、闻、问、切
八法	eight methods	sweating, vomiting, purging, harmonizing, warming, clearing, supplementing and dispersing 汗、吐、下、和、温、清、补、消
五味	five flavors	sourness, bitterness, sweetness,pungencyand saltiness 酸、苦、甘、辛、咸
四气	four qi	cold, hot,warmth and coolness 寒、热、温、凉
（中药）七情	seven compatabilities	mutual need, empowering,fearing,killing, aversion,clashing, acting singly 须、使、畏、杀、恶、反、单行
配伍	combination	sovereign, minister,assistant and courier 君、臣、佐、使

在翻译两个和两个以上汉字组成的中医术语时，要注意这些字之间的内在关系，并要根据上下文灵活运用动词的词型和名词的位置，在中医学术语的结构上不要拘泥词典给出的翻译。例如，pattern identificationis extremely important in the treatment of disease；identifying the pattern of a heart disease is essential in its treatment（在疾病的治疗过程中，辨证极为重要，心病的辨证在心病的治疗中是其关键）。这句话用了两次辨证，但每次的用法不同，前一个辨证是名词修饰名词，而后一个则为动名词短语。要结合平日所学的语法知识灵活翻译中医学术语。

第十一节　中医学术语的单词学习法

我国医学专业英语的学习是在学生完成了公共英语后的学习，在有了相关医学知识的基础上展开的。医学英语的学习重点不该再是语法、段落等的分析理解上，而是应该放在怎样能快速记住医学词汇和恰当地应用这些词汇上。中医学术语以长、难记为特点，因此要加大术语的学习力度。

英文的中医学术语按其单词数量，可分为一个单词构成的中医学术语和多个单词构成的中医学术语。一个单词构成的中医学术语占中医学术语的一小部分，如中医学五脏所用的术语肝、心、脾、肺、肾分别译作 liver，heart，spleen，lung，kidney，再如五行学说的木、火、土、金、水分别译作 wood，fire，earth，metal，water，症状学中的发热、头痛、耳鸣、耳聋、口渴译作 fever，headache，tinnitus，deafness，thirst。多个单词构成的中医学术语则占中医学术语的绝大部分，例如阴阳消长译为 waxing and waning of yin and yang，心肾相交译为 heart–kidney interaction，肺经译为 lung meridian, 六淫译作 six excesses，心阴虚译作 heart yin deficiency 等。多个英语单词构成的中医学术语非常长，学习者觉得难记。

分析可知，英语的中医学术语是由单词组成的，一个构成中医学术语的单词可以是很多中医学术语的成分，特别是多个英语单词构成的中医学术语，例如，deficiency/ 虚，构成了 140 余个常见的中医术语，如 kidney deficiency/ 肾虚、deficiency fire flaming upward/ 虚火上炎等。hyperactivity/ 极度活跃，也构成了很多术语，如 ascendent hyperactivity of liver yang/ 肝阳上亢等。《国际卫生组织亚太地区中医国际标准词汇》一书收集了常见的 3600 多个中医学术语，而这 3600 多个术语是由 1000 余个短单词构成的。

进而，进一步分析中医学术语可知，构成英语中医术语的单词有普通公共英语单词、医学英语单词和汉语拼音三个来源。例如肝阳上亢一词的英译为 ascendant hyperactivity of liver yang。这个术语中的 ascendant,hyperactivity 和 of 均为普通公共英语单词,这些普通单词占英语中医学术语的绝大部分,中医英语学习者已经学习掌握了这些词汇,liver 可看作是医学术语,占中医学术语的一小部分,而 yang 是汉语拼音,占英语中医学术语的极小部分,只有阴、阳、气等非常少的中医学术语用了汉语拼音。

构成中医学术语的单词短小,并且大多数是学习者们已经掌握的公共英语单词,因此这些单词容易记忆。如果记住了这些单词,再掌握了这些单词构成中医学术语的规律,英语的中医学术语就容易记忆了。可见,通过学习记忆构成中医学术语的英语单词来学习记忆英语的中医学术语学习法是学习中医英语的捷径。

中医英语的学习重点放在构成中医学术语单词上的学习效果和西医英语的学习重点放在构成西医英语的词素上的效果一样显著。词素学习法的优势在欧美早有论述,著名教育学家美国摩西根大学 Joanne F. Carlisle 教授指出"掌握词素(这里是指构成中医学术语的单词)在词汇学习上至关重要,因为在阅读过程中可以用这些知识通过分析生词找出它的意思"。而词汇量的积累在医学英语的学习中非常重要,正如教育学家 James F. Baumann 教授所指出的那样:阅读研究中最经得起考验的发现之一是"词汇量和学者的阅读理解能力和学者的学术成功与否有着密切的关系"。医学英语的学习,词汇是关键,词汇的学习,在西医英语中词素是关键,而在中医英语的学习中,构成中医学英语术语的单词是关键。很多研究者们证实了这一点,其中包括 Biemiller, A. 和 Slonim, N., White, T. G., Sowell,J. 和 Yanagihara, A 等。通过学习单词来学习中医学术语是一个最为有效的中医英语学习方法。

中医学术语 yin deficiency with yang hyperactivity/ 阴虚阳亢本身不是学生记忆的重点,而构成这一术语的英语单词 deficiency/ 虚和 hyperactivity/亢是讲解记忆重点,因为凡遇到中医学的"虚"和"亢"一般均如此翻译。每遇到中医学术语都要举些例子分析这个中医学术语的构成道理,重点放在记忆构成中医学术语的词汇上，而不是术语本身。在学习的过程中，特别是在自主学习的过程中举一反三，联想学习，使学习过程变得简单容易，加快学习进程。

单词为重点的术语学习，包括在术语层面上、句子层面上和文章层面上对术语单词的学习及术语本身的学习掌握，遇到术语时要分析这个术语中的单词。中医英语学习的教材设计上应考虑这几个层面上的术语单词的学习，加强学生们在应用过程中对术语单词的学习，减少枯燥的机械记忆。

医学英语的学习，不仅包括学习方法，还包括学习范围。医学英语学习的范围应该是全科医生需要掌握的主要内容的医学英语。因此，中医英语的学习要系统全面，章节的设计包括中医基础理论（阴阳五行、精气血津液、藏象学说、经络学说等）、中医诊断（四诊、八纲辨证、脏腑辨证等）、疾病及其治疗（中药及其处方、针灸治疗）等内容的英语。

传统的医学英语学习一般采用几篇文章为章节、章节后列出术语表、练习等，而不是按系统编写。传统的中医英语学习方法已经不适合现代的学习理念。在每个章节前列出构成本章术语的单词，并以理解加练习的形式提供给学习者，学习者需要动脑去理解，需要动脑去练习，这个学习过程，会有机地帮助学习者记忆。请看下列"精气学说"术语学习的设计。

The common words that form TCM terms in this section are listed below. Please translate the example terms in the places provided.（本节构成中医术语的常见词汇列在下面，请将术语翻译填写在空格中。）

term	meaning	example	translation
essence	精	essential qi theory	_____
		kidney essence	_____
clear	清	清气	_____
		clear yang	_____
		clear heat	_____

deficiency	虚	阳虚	_____
		deficiency fire	_____
stagnation	滞	blood stagnation	_____
		气逆	_____
counterflow	逆	blood counterflow	_____
block	闭	qi block	_____
		热闭	_____
collapse	脱、亡	阳脱证（亡阳证）	_____
		证：pattern or syndrome	
		fluid collapse	_____
		Fluid：（津）液	
tonify	补	tonify yang	_____
		补气	_____
		tonify blood	_____

　　首先，呈递给学习者的是精气学说中构成中医学术语的常见英语单词，然后给出汉译，学习者明确了英语单词的意思后看到的是由这个单词构成的至少两个常见的中医学术语，要求学习者翻译这些术语，通过汉译英、英译汉两个方向的翻译，来确保学习者清楚所学单词在具体术语中的用法，再次同时记忆了这个单词。这是较好的医学英语术语在理解与应用过程中的学习，学习效果明显。

　　语言的学习离不开语境，术语的学习同样如此。学习者学完上述单词和术语后，为了使学习者更加深入地理解和应用这些单词和术语，就必须有真实的篇章来支撑，提供给学习者学习掌握应用医学英语术语的篇章语境。例如下列精气学说的篇章。

　　Essential qi theory is one of the basic theories in traditional Chinese medicine about qi. It states that the essential part of qi constitutes the body and maintains the activities of life, visceral function and metabolism. 精气学说是中医学有关气的一个基本学说。本理论认为气的精华部分构成机体，维持

生命活动、脏腑功能和新陈代谢。

Ancient Chinese medical practitioners used essential qi theory for the 4 basic purposes: to explain physiological activities of human body, to explain pathological changes of human body, to guide diagnosis and treatment of diseases and to guide life nurturing and prevention of diseases. 古代中医家使用精气学说有 4 个基本目的：解释人体的生理功能；解释人体的病理变化；指导疾病的诊断与治疗；指导养生与防病。

According to this theory, human life is originated by the movement of heaven qi and earth qi, and benefits from the qi of the four seasons. Qi moves with energy and the movement of qi provides power for organs and tissues to carry out their functional activities. Without the actions and changes of qi there would be no life and life activities. In fact, through qi dynamics, the human body inhales the clear qi (fresh air) and exhales the stale qi, thus it achieves gas exchange between the atmosphere and the human body. Through the movement of heart qi, the heart maintains the circulation of blood. Once qi ceases to move, life comes to an end and the body withers away. 根据本学说，人类的生命起源于天气和地气的运动，得益于四季之气。气的运动蕴含着能量，并为器官和组织提供推动力以完成其功能活动。没有气的运动和改变，就没有生命和生命活动。实际上，通过气的运动，人体吸入清气（新鲜空气），呼出浊气，这样便实现了外界与人体之间的气体交换。心脏通过心气的作用维持着血液循环。一旦气停止了运动，生命就会终结，机体也会消亡。

As mentioned above, the normal life activities of the human body depend on the sufficient and regular movement of qi. In other words, if essential qi is sufficient and the qi dynamic is normal, organs and tissues can remain in a dynamic state of coordination and balance, and life activities can be performed properly. On the contrary, if qi is insufficient or the qi dynamic is in disorder, it may fail to perform its normal functions, giving rise to diseases. Thus, based on this theory, various pathological changes are attributed to the abnormality of the qi dynamic and this qi abnormality is manifested in various ways, such as qi deficiency, qi stagnation, qi counterflow, qi fall, qi block and qi collapse. 如上所述，人体的正常生命活动依赖于气充分而规律的运动。换句话说，如果精气充沛且气机正常，器官和组织就能处在一个协调平衡的动态中，生命活动就能正常地进行。相反，如果气不足或气机紊乱，气就不能执行它的正常功能，并会引起疾病。由此，基于该学说，多种病理改变可归因于气机的异常，气的异常会通过多种方式表现出来，如气虚、气滞、气逆、气陷、气闭和气脱等。

The physiological functions and pathological changes of the internal organs are always reflected on the surface of the body. By observing the surface of the body, TCM doctors can give proper diagnosis of qi conditions of the body organs and tissues, and then treatment can be provided. For example, to treat the condition of qi deficiency, qi tonifying method is applied. 器官的生理功能和病理改变总是反映于体表。通过观察体表，中医医生能够对机体器官和组织的气的状态给出恰当的诊断，然后可以给予治疗。例如，治疗气虚，需要运用补气法。

As life activities of the human body depend on the normal movement of qi, it is essential to maintain an abundance of healthy qi and to keep the qi dynamic free.TCM doctors invented many practical methods to maintain qi sufficiency and its smooth movement, including regulating emotions and doing some exercises. 由于人体生命活动依赖于气的正常运动，维持正气的充足和保持气机通畅就显得很有必要了。中医医生发明了多种实际方法以维持气的充沛及其运动的顺畅，包括调畅情志和锻炼。

通过上述方法的学习，再加上每个小节设置些学习活动或作业，中医英语的学习便容易获得成功。

本章小结

　　本章重点介绍讲解了中医学术语的英译，并附带介绍了中医学术语教与学的方法。中医术语的翻译是中医翻译的核心部分，译者不仅要掌握中医术语的翻译技巧，还要掌握全科医生需要掌握的术语量。如果掌握的术语数量不够，则最好通过学习掌握构成中医英译术语的单词来进一步学习中医英语。中医学术语翻译的学习，包括中医学术语的特点、分类、翻译原则、构成规律、翻译方法与技巧、文化负载词、通假字和一词多义等的学习。翻译中医学术语必须掌握语素的概念，通晓单词型术语与词组型术语的翻译规律。对于词组型术语，要注意术语的内部结构，明确词组的六种主要结构的翻译。

第三章
句子与篇章的翻译

　　中医学翻译涉及术语、语句和语篇三个层次的翻译。在语句或句子的翻译过程中，有很多方法可以借鉴，翻译的关键是准确地传递原文的信息。注意汉语和英语两种语言句子组成的各自特点，首先争取实现汉、英两种句子的功能对等和语句结构对等，在功能对等和语句结构对等不能同时实现的时候，就要舍弃结构，采取功能对等的翻译。

第一节　英汉语句的特点

英汉语句有很多特点，包括主语显著、小头大尾、多手段句内连接等。

一、主语显著

根据《朗文语言教学与应用语言学词典》（*Longman Dictionary of Language Teaching & Applied Linguistics*）的定义，英语属于"主语显著语言"（subject-prominent language），而汉语属于"主题显著语言"（topic-prominent language）。在主语显著语言中，句子基本结构是"主语—谓语"（subject-predicate）结构，主语和谓语是句子结构中的最基本的语法单位；在"主题显著语言"中，往往由话题引导句子，再由评论性语言对话题进行陈述或说明，句子基本结构是"话题—评论"（topic-comment）结构。语言学家赵元任的研究表明汉语中有近 50% 的句子采用了"话题—评论"结构。比如"看病要去好医院"，在这个句子中"看病"点出了话题，后面的"要去好医院"是对话题的进一步说明。译成英语时，就要转换成主谓结构，You'd better go to a good hospital to see a doctor。

汉语句子话题是语义概念，不拘泥于具体某种语法形式。有时候，主题是名词、代词，可以和主语重合，如"我们医院不卖这种中药材"句子中，"我们医院"是话题，后面的"不卖这种中药材"是对话题评说，同时"我们医院"也可以是这句话的主语，这时主语和主题重合了。而英美人在表达这样的意思时，最常见的句子是：We don't sell this type of Chinese herb in our hospital。表达这个意思当然也可以采取主题和主语重合的形式：Our hospital doesn't sell this kind of Chinese herb。这个表达方法和上述的汉语达成了"形"和"神"的统一，但不是习惯中很常用的表达方法。还可以将"中药材"作为主语译成：This kind of Chinese herb isn't sold in our hospital。有时候主题是介词短语、副词，也可以是一个隐含的主谓结构，在进行汉英翻译时，要根据句子的意思注意这两种语言结构的转换，将"话题—评论"结构翻译成"主语—谓语"结构时，要正确判断汉语的话题。在中医学英译时，这种差异更为明显，特别是中医经典的英译。如下面两段原文的英译。

原文：五脏受气于其所生，传之于其所胜，气舍于其所生，死于其所不胜。（《素问·玉机真脏论》）

白话文：五脏疾病的传变，是受病气于其所生之脏，传于其所胜之脏，病气留舍于生我之脏，死于我所不胜之脏。

在这篇原文中，"五脏"是话题，"受气于其所生，传之于其所胜"是评论，围绕话题展开；"气"是话题，"舍于其所生，死于其所不胜"是评论，对话题进行说明。这种"话题—评论"结构在翻译成英语时要转化成"主—谓"结构。

译文 1：The five viscera receive the impact of the life-giving force from those who generate them, and they pass it on to those whom they subjugate. Their force of life is bestowed upon those whom they beget, but they bring death upon those who cannot overcome their diseases.（Veith, Ilza 1949）

译文 2:（Among）the Five Zang-Organs,（one organ）gets affected by Qi from the organ that it promotes and transmits to the organ that it restricts. Qi maintains in the organ that it promotes and（causes）death when transmitted to the organ that restricts it.（Li Zhaoguo 2005）

译文 1 把原文两个"话题—评论"结构翻译成两个独立的"主—谓"结构。前面一句中，主语是"the five viscera"（五脏），两个谓语分别是"receive"（受）"pass"（传）；后面一句中，主语是"their force of life"（气），用"their"照应前面的五脏，谓语是"is bestowed upon"（舍）和"bring death upon"（死）。在这个译文中，汉语中的话题与英语中的主语重合。译文 2 也是将原文译成两个英语句子。第一个汉语句子中的话题 "五脏" 处理成介词短语 "among the Five Zang-Organs"，主语则具体化为 "one organ"，谓语是 "gets affected"；第二句主语是 "Qi"，谓语分别是 "maintain"（舍）和 "cause death"（死）。在这个译文中，第一句保留了汉语原原文的话题，增加了一个主语，第 2 句则将话题与主语重合。虽然两个译文版本在措辞上有些分别，但是都很好地将汉语的 "话题—评论" 结构转换成为英语中的 "主—谓" 结构。

原文 2：五脏相通，移皆有次，五脏有病，则各传其所胜。（《素问·玉机真脏论》）

白话文：五脏是相通连的，病气的转移，都有一定的次序。假如五脏有病，则各传其所胜。

在这篇原文中，"五脏相通" 是话题，后面的 "移皆有次" 围绕话题进一步展开，是评论；"五脏有病" 是话题，"则各传其所胜" 是评论，对前面话题结果的详细说明。这种 "话题—评论" 结构在翻译成英语时要进行必要的结构转化，符合英语表达习惯。

译文 3：The five viscera are in communication with one another and influence one another, and each of the five viscera has one that is secondary to it. When the five viscera are sick then each passes it on to that which is inferior.（Veith, Ilza 1949）

译文 4：So the five zang organs are interconnected, intercommunicating, and interdependent. And the progression and transformation of pathogenic factors have their specific order. Therefore, when each of the zang organs becomes diseased, it often passes evil qi to the element it controls.（Ni, Maoshing 1995）

以上两个译文译者的母语都是英语，他们对原文的理解不尽相同，译文的语言表达风格也相差很大，但是在翻译原文过程中，他们对汉语结构都做了相应的改变。

在翻译 "五脏相通，移皆有次" 时，译文 3 将一个句子翻译成由 and

连接的并列句。"五脏相通"译成"The five viscera are in communication with one another and influence one another"，主语是"the five viscera"，谓语是一个由 are 引导的系表结构；"移皆有次"译成"each of the five viscera has one that is secondary to it"，译者增加了一个主语"each of the five viscera"，谓语"has"对应汉语的"有"。

在翻译"五脏有病，则各传其所胜"时，译文 3 和译文 4 都把话题"五脏有病"译成条件状语从句，主句的主语都落在"各"上，谓语都是"pass"对应汉语的"传"。译者对原原文汉语结构的理解正确，而译文表达则将"话题—评论"结构转换成了"主—谓"结构，符合了英语语言表达习惯。

二、小头大尾

由于英语中有着丰富的连接词语，因而句子较长。这种长句往往主干较短，其上带有很多从句，因此有些语言学家形象地将英语句子称为"小头大尾型"，或"头轻脚重型"，或"三角形"（△），或"葡萄型"结构。而汉语句子则较短，一个短句接一个短句地往下叙述，逐步展开，信息内容像竹竿一样一节一节地通下去，很少有叠床架屋的结构，因而常被称为"竹竿型"结构。因此英汉互译就犹如"三角"结构与"竹竿"结构之间的转换，以适应英汉两种不同语言的习惯。如：

Each patient received individualized acupuncture treatments that focused on specific needs and symptoms that the individual was experiencing. 每名患者接受针对特殊需求和个体症状的个体化针刺治疗。

该句用了两次 that 从句来完成语言表达者的意思，而主干是 Each patient received individualized acupuncture treatments，较短，treatment 的修饰成分则放在后面，小头大尾。

He said that he had severe pain in his stomach before he got his acupuncture treatment yesterday afternoon. 他说他昨天下午没用针灸治疗前

胃非常痛。

该句的主干是 He said that he had severe pain，长的补充部分跟在后面，形成了小头大尾结构。

为符合头轻脚重的要求，在某些情况下常用倒装句或先行的 "It"。It 常以形式主语和形式宾语的方式替代主语和宾语，形式主语 it 可以代替不定式、动名词、主语从句等置于句首，而将真正的主语（逻辑主语）后置，如：

It is important to study Wester medicine as well as traditional Chinese medicine for the health of our people. 为了人类的健康而学习西医学和中医学是很重要。

形式主语 It 代替了 to study 后的整个部分。如果说成 To study Wester medicine as well as traditional Chinese medicine for the health of our people is important，就不是地道的英语形式的英语。

It is not yet known whether they will send any experts to attend the conference which is to be held next month in Hawaii. 他们是否派专家参加下月在夏威夷举行的会议尚不清楚。

Whether 之后的整个句子部分是本句的真正主语，因为主语较长而后移，用 it 作形式主语来代替。

It 也可用来代替较长的宾语，如：

We found it impossible to get everything ready by the time when the patient would arrive here. 我们发现，患者到来的时候能准备好是不可能的。

这里 it 代替 to get 之后的整个部分。

汉语则无此特征，而且往往采取头重脚轻的倒三角结构（请看上几句的汉语翻译）。另外，动宾结构的分隔和分隔定语从句也是为了实现短的部分在前、长的部分在后的小头大尾结构，如：

We found to our great joy that Dr. William Royal, a well-known professor, would give us a lecture the next week. 我们非常高兴地发现，王医生下一周

将给我们做讲座，他是一名著名的教授。

本句中 found 的宾语是 that 引导的从句，因为较长，而把较短的 to our great joy 放到了中间，以实现英语的三角形的小头大尾结构。

The time has come when ordinary people can use antibiotics. 普通老百姓能用上抗生素的时刻到来了。

这句话中国人容易说成 The time when ordinary people can use antibiotics has come，不是英语式的英语。

另外，汉语中在几个时间单位或地点单位排列时，总是从大到小，符合头重脚轻的倒三角规律，而英语中则正好反过来，由小到大，符合小头大尾的三角规律。如：

The operation started in the hospital at eight o'clock the morning of July 4.7 月 4 日上午 8 点钟手术在这家医院开始了。

She lives at 34 Broadway, New York, U.S.A. 她住在美国纽约百老汇大街 34 号。

当时间状语与地点状语共现时，英语中时间状语多在后，而汉语中时间状语多在前，如：

I met him by chance in the hospital the other day. 我是几天前在剧院碰巧见到他的。

但如果地点状语过长于时间状语，则采取头轻脚重式结构：

I was born in 1955 in a small village near the capital city of Shandong Province. 我 1955 年出生在山东省省会城市旁边的一个小村庄。

当然，如果有些小单位是后来想起来的，也可后置，这就是后续性思维，主要表现在口语中，如：

He arrived yesterday afternoon, at about five o'clock.

英语状语后置的语言特点是和他们的后续性思维习惯相关联的。不同的民族具有不同的思维方式，因此也就有各自不同的语言结构。汉语民族具有前置性的思维方式，所以，汉语中往往将定语和状语分别放在名词和动词之前。而英语中的定语往往后置，只是较短的定语前置，状语大多后置，因为西方民族具有后续性思维习惯，他们将较长的结构置于中心词后面，以修饰、限制或补充说明中心词的意义。我们将英语译成汉语时，就应该确保译文结构符合汉语的习惯，将原文中后续的修饰语转换成汉语中前置性的表达方式，反之亦然。如：

Traditional Chinese medicine has been practiced for thousands of years. It was the only method of health care in this part of the world before modern Western medicine was introduced into China. 传统中医学已经实践了数千年。在现代西方医学传入中国之前，中医学是中国医疗保健的唯一方法。

三、多手段句内连接

英语的句子都以"主—谓"作主干，用各种连接手段和关系扩展句子，通过形态变化保持主谓一致。英语中连接手段和形式数量大、种类多，而且使用十分频繁，是英语成句的主要方法。英语常用介词、关联词等标示词把各种成分连接起来，构筑成长短句子，表达一定的语法关系和逻辑关系。

四、大量使用介词

与汉语相比，英语中的介词数量大，使用率高，英语造句几乎离不开介词。介词在句中的地位很重要，如果缺少了介词就无法连接成句。请看如下实例：

Pathological changes of the heart mainly result from its failure in circulating blood and mental activities. Therefore, heart diseases are usually manifested by palpitation,fearful throbbing,heart pain,restlessness,insomnia, profuse dreaming,amnesia,loss of consciousness, derangement, and bound or intermittent or skipping pulse. Besides, since the heart opens at the tongue, some tongue disorders, such as tongue pain and tongue sore, are also ascribed to the heart. 心的病理改变主要源于其在血液循环和精神活动方面的失用。因此，心的疾病常表现为心悸、怔忡、心痛、心神不定、失眠、多梦、健忘、意识丧失、精神错乱和结脉、代脉或促脉。此外，由于心开窍于舌，一些舌的问题，如舌痛和舌疮，也归咎于心。

上段由三句话组成，每句话都有介词，第一句话就有三个介词，没有这些介词，就不会成为一连贯有序的句子。相比之下，汉语介词用得较少。

Because an organ or tissue is a part of the whole body, the pathological change in a particular place of the body always affects the physiological function of the whole body, which affects the body's yin and yang, qi and blood. 器官或组织是整个身体的一部分，身体某一特定部位的病理变化总会影响到整个机体的生理功能，影响机体的阴阳气血。

It is important to note that "syndrome" is different from "symptoms" and "signs". 明确"证""症状""体征"的不同非常重要。

上面的两个实例都没有介词，而其相对应的英语部分则必须用介词。作状语的介词短语在英语中的使用也是相当普遍的。很多情况下，英语句子需要介词，而相对应的汉语中的介词则是可有可无的。汉语中，介词后是地点词时，介词可以省略，介词后是时间词时，介词更可以省略，而英语则一般不能这样。

I have a patient in my clinic. 我诊所有个病人。/ 我在我诊所里有个病人。

He checked the patient at 2 a.m. 他早上两点查看的患者。/ 他在早上两点查看的患者。

上述两句话的两个汉语翻译均以前一种为常见，不用介词。

还有一些习惯用语中的介词短语必须用介词。惯用语中的介词短语不具有连接词意的作用，只是固定用法。相对的汉语则没有介词，例如：at present（目前），at once（马上），at all events（无论如何），for the time being（暂时）。

五、大量使用关系词

任何语言都离不开语句的衔接，但衔接方式往往有所不同。英语句法往往借助语言形式手段（包括词汇手段和形态手段）实现词语或句子的连接，称为"形合"（Hypotaxis），而汉语通常不必借助语言形式手段，而是借助词语或句子的意义或逻辑关系实现它们之间的衔接，这种形式称为"意合"（Parataxis）。如汉语中说的"抓紧时间，病人很危险"就没有用任何连接词，而是依靠意义上的衔接就可以推断两个分句之间的因果关系，而其对应的英语句子则多使用相应的连接词，即"Hurry up, because the patient is in critical condition"。英汉两种语言的形合和意合特点也反应在关联词的使用上。

关系词有副词，如 therefore，hence，furthermore，consequently 等；有形容词，如 next，final 等；有代词，如 another，this，that 等；有介词短语，如 in short，for example，in addition，in a word，at least，by contrast 等；有形容词短语，如 rather than，more than 等；有动词短语，如 to be more exact，to sum up 等；有短句，如 that is to say 等。

关系词包括并列连词，并列连词是用于连接并列结构的词，它可以清楚地表达并列的关系。依据并列连词所表达的意义类型，英语并列连词可分为 4 类。

表示语义补充的并列连词包括 and，both...and，not only...but（also），neither...nor，as well as 等。

表示选择的并列连词有 or，either...or。

表示转折和对比的并列连词有 but，while，whereas，only。

表示缘由的并列连词有 for。

汉语中并列结构也有与其语义关系上相对应的连词，但是汉语则少用甚至不用这些连词。

The hospital is big, and the doctors and nurses are busy. 这家医院大，医

护人员忙。

He graduated from a medical school in 1830 and went to live in London. 他1830年毕业于医学院，然后去了伦敦生活。

The nurse arrived early, but the doctor late. 护士来得早，医生晚了。

以上三句的汉语都没有使用连词"和"或"但是"，但转换成英语时，必须根据语义添上"and"或"but"来衔接句子成分，构成完整、流畅的英语句子。

关系词还包括从属连词，从属连词是连接从属关系的词，表示两个句子成分之间的从属关系。这是实现句子间的逻辑关系，造成英语句子层级性的主要手段。英语拥有大量的从属连词，如简单从属连词（although, because, since）、复合从属连词（in order that, such that）、关联从属连词（so…that, hardly…when）。英语使用关系词远远多于汉语，汉语中关系词多隐含。

第二节　句子之间的逻辑关系

汉英翻译的基本要求之一就是在英语译文中表达出汉语中明确的或隐含的各种逻辑关系。汉语句子之间的逻辑关系往往是隐含的，如不能很好地识别和确定，就会使英语译文显得孤立，失去内在的逻辑联系，给人们理解译文造成困难。所谓的逻辑关系，体现在语言表达上就是时间关系、空间关系、因果关系、条件关系、转折关系、比较关系及递进关系等。要在翻译的英文中表现出逻辑关系，首先是识别出汉语中隐含的逻辑关系，其次是通过语言手段将句子联系起来。通常使用的语言手段包括分词的使用、形容词的使用、结构和搭配及增加关联词等。

经常隐含的逻辑关系包括因果关系、条件关系、比较关系、转折关系。例如"该患者的临床表现不明显，诊断比较困难"隐含着因果关系，

可译成 "The signs and symptoms of this patient is not obvious, the diagnosis, therefore, is relativily difficult"。"该患者不马上治疗就会危及生命"，这句话隐含了条件关系，在翻译时可以加上 if 来表示条件，可译成 "If this patient is not treated promptly, his life will be endangered"。"这台设备的优点是操作简便、维护成本低，缺点是可靠性差"隐含了转折关系，翻译时可以加上 "but"，译成 "Thise quipment is easy too perate and economical to maintain, but poorinreliability"。

中医典籍的英译更要注意逻辑关系。中医典籍一般都由古汉语写成，语言难懂，句法整齐，标点符号都是后来学者为了阅读方便后加上去的，句与句之间没有如现代汉语中的连接词，上下句之间的逻辑关系要靠译者的汉语水平和理解能力。研究发现《黄帝内经》原文上下句之间的逻辑关系在不同英译本中的处理是不完全相同的。例如下面原文的英译。

原文：诊法常以平旦，阴气未动，阳气未散，饮食未进，经脉未盛，络脉调匀，气血未乱，故乃可诊有过之脉。切脉动静而视精明，察五色，观五脏有余不足，六腑强弱，形之盛衰，以此参伍决死生之分。(《素问·脉要精微论》)

白话文：诊脉通常是以清晨的时间为最好，此时人还没有劳于事，阴气未被扰动，阳气尚未耗散，饮食也未曾进过，经脉之气尚未充盛，络脉之气也很匀静，气血未受到扰乱，因而可以诊察出有病的脉象。在诊察脉搏动静变化的同时，还应观察目之精明以候神气，诊察五色的变化以审脏腑之强弱虚实及形体的盛衰，相互参合比较，以判断疾病的吉凶转归。

译文 1: The way of medical treatment is to be consistent. It should be executed at dawn when the breath of Yin (the female principle in nature) has not yet begun to stir and when the breath of Yang (the male principle of life and light) has not yet begun to diffuse; when food and drink have not yet been taken, when the twelve main vessels (经脉) are not yet abundant and when the luo vessels (络脉) are stirred up thoroughly; when vigor and energy are not yet disturbed – at that particular time one should examine what has happened to the pulse.

One should feel whether the pulse is in motion or whether it is still and one should observe attentively and with skill. One should examine the five colors and the five viscera, whether they suffer from excess or whether they show an insufficiency, and one should investigate the appearance of the body whether it is flourishing or deteriorating. One should use all these five examinations and combine their results, and then one will be able to decide upon the share of life and death. (Veith, Ilza 1949)

译文 2：The palpation of pulse should be carried on in early morning, when the Yang–energy has not yet been stirred, the Yin–energy has not been dispersed thoroughly, the food and drink of man have not yet been taken, the channel–energy then is not in hyperactivity, the energies of the collateral branches of the large channels are in harmony and the energy and blood have not been disturbed. In this situation can the pulse condition be diagnosed effectively.

At the same time of diagnosing the dynamic and static variations of the patient＇s pulse, his pupils and complexion should be inspected, so as to distinguish whether his energies of the five viscera are abundant or not, his six hollow organs are strong or not, his physique and energy are prosperous or not. When these aspects are considered comprehensively, one can judge the date of the death or survival of the patient. (Wu Liansheng, Wu Qi1997)

译文 3：(The best time for) taking pulse is dawn, (during which) Yinqiis not disturbed, Yangqi is not consumed, food is not taken, Jingmai (Channel) is not vigorous, Luomai (Collaterals) is quiet, Qi and blood are circulating in order. So abnormal (changes of) the pulse can be detected. (Apart from) examining the changes of pulse, (the doctors should carefully) observe Jingmai (Essence–Brightness) of the eyes and inspect the five colors to decide (whether) the Five–Organs are Youyu (Surplus) or Buzu (Insufficiency) . Synthetic study（of these aspects）can decide the prognosis of diseases.（Li Zhaoguo 2005）

对比分析以上 3 个不同版本的英译本，可以从三个方面讨论中医典籍翻译中原文上下句子之间逻辑关系的处理。

第一，关于"阴气未动，阳气未散"。在原文中，"诊法常以平旦"与"阴气未动，阳气未散"之间没有任何表示句子之间逻辑关系的连接词，三个英译版本都把"阴气未动，阳气未散"作为"平旦"的定语成分，说明"平旦"的状态。但是在理解和翻译"阴气未动，阳气未散"时，三个英译本出现了差异。Veith 版本把 the breath of Yin（阴气）跟动词 stir（搅动）搭配，the breath of Yang（阳气）跟动词 diffuse（扩散）搭配。吴连胜、吴奇版本把 the Yang-energy（阳气）与动词 stir（搅动）搭配，the Yin-energy（阴气）与动词 disperse（散开）搭配，显然 Veith 与吴氏父子的表达是相反的。李照国版本则是把 Yinqi（阴气）与动词 disturb（干扰）搭配，Yangqi（阳气）与动词 consume（消耗）搭配，避开了原来原文中的"阴气—动"和"阳气—散"的搭配。

郭霭春校注语译本把"阴气未动，阳气未散"与"诊法常以平旦"两个句子看成是因果关系，认为"阴气未动，阳气未散"是"诊法常以平旦"的原因。另外，郭霭春语译本把"阴气未动，阳气未散"翻译成"因为那个时候阳气未曾扰动，阴气还未散尽"。

第二，关于"切脉动静"。原文中"切脉动静"与"视精明"之间由"而"连接，这个"而"表明前后句子关系，不同译本有不同的处理方法。Veith 版本把"切脉动静"和"视精明"看成是并列关系。吴氏父子和李照国版本处理手法一样，用动名词翻译"切脉动静"作为"视精明"的伴随状语。郭霭春语译本也是把"切脉动静"理解成为"视精明……"的伴随状况。

第三，关于"观五脏有余不足，六腑强弱，形之盛衰"。原文中"切脉动静而视精明，察五色"与"观五脏有余不足，六腑强弱，形之盛衰"

之间只用逗号隔开，没有标明前后句子之间的关系。不同译本对这前后句子之间逻辑关系的处理也不一样。Veith 版本和郭霭春语译本都看成是并列关系，而吴氏父子和李照国版本则用动词不定式 so as to 或者 to 结构将后面句子翻译成前面句子的目的状语。

中医翻译和公共英语翻译要求相同的是首先必须要明确原文的含义，切不可拿来原文就翻译。原文理解得不好，翻译就会有误。原文需要读多遍，充分理解文中的每句话和文章整体内容后才可开始翻译。

第三节　长句、复杂句的翻译

汉语中长句、复杂句是指那些由许多小句构成，含有多层意思的句子，往往由一个话题引领，后面接由不同"主—谓"结构构成的小句子，有时候在句子中间也变换话题。这些小句子本身就表示一个完整的意义，一般都由逗号隔开。汉语书面语对逗号的使用不太严格规范，一个小句接一个小句，很多地方可断可连。相对而言，英语句子重形，句子中逗号、句号使用就较为规范，小句意思不完整用逗号隔开，小句意义完整则用句号或者分号隔开。汉语与英语在以句号为标志确定句子单位时，汉语句子长，是汉语长句、难句英译时的主要困难所在。因此，在汉译英过程中，必须对汉语长句、难句所表达的各层意思进行梳理，或顺译或拆分，然后按照各层意思的语义关系和逻辑关系，按照英语句子表达习惯进行意义与结构重组。

例如，"燥邪通常经口鼻而入，先犯肺卫；当燥邪犯肺而伤津时，通常导致鼻干、口干、咽干和干咳"。这句话可以译作 "Dryness usually takes the mouth and nose as its pathways and attacks the defense qi and the lung first; therefore, when dryness attacks the lung and damages body fluid, it usually gives rise to dry nose, dry mouth, dry throat and dry cough"。这里 "燥邪" 是

主语，"当燥邪犯肺而伤津时"是条件状语，经口鼻而入，先犯肺卫，导致鼻干、口干、咽干和干咳为动词组成的短语。译者把"经口鼻而入"进行了意义与结构的重组，译成"将口鼻作为其通路"，传达的意思不变，但更适应英语语言的表达方式；分号的前后隐含着因果关系"所以"，因此英译时加上了"therefore"；在"通常导致……"前还加上代词"it"代替燥邪，构成照应以符合英语主语显著的特点，变成了"燥邪通常导致……"，体现了结构上的重组。

中医典籍由古汉语写成，浓缩中医学文化，具有行文语言精练、词以字现、集字成句、结构松散、关系复杂等特点，因此中医典籍英译更加需要正确处理长句、难句的翻译。例如下列原文的翻译。

原文：故邪风之至，疾如风雨，故善治者治皮毛，其次治肌肤，其次治筋脉，其次治六腑，其次治五脏。（《素问·阴阳应象大论》）

这段原文不长，句子都是由逗号隔开，表面上只有一个句子，但是却包含了两个完整的意义。其一，描述外邪入侵人体的现象，"故邪风之至，疾如风雨"；其二，治病方法，原文中列举了5种不同方法，"善治者治皮毛，其次治肌肤，其次治筋脉，其次治六腑，其次治五脏"。在这个句子中，有5个动宾词组，即"治皮毛""治肌肤""治筋脉""治六腑""治五脏"，它们的主语是哪个？另外，"其次"出现5次，它们是什么词性？如何理解和翻译这些都是要认真思考的。

郭霭春语译本为"邪风的到来，有如暴风骤雨。善治病的医生，在病邪刚侵入皮毛时，就给予治疗；医术较差的，在病邪侵入到肌肤时才治疗；更差的，在病邪侵入到筋脉时才治疗；再差的，在病邪侵入到六腑时才治疗；最差的，在病邪侵入到五脏时才治疗"。

第一句的主语是"到来"，谓语部分是"有如暴风骤雨"。第2句由5个小分句由分号隔开。第一个小分句的主语是"善治病的医生"，谓语是"治疗"，宾语应该是"疾病"或者"病人"，不过省略了，而原文中"治皮毛"的"皮毛"则成了状语从句中的宾语成分。后面几个小分句的处理跟第一个小分句基本一样，只是省略了"医生"，原文中的"其次"分别译为"医术较差的医生""更差的医生""再差的医生""最差的医生"。下面是两个译文版本：

英译 1：Evil customs affect the body as much as wind and rain affect the body. Those who give their bodies a good cure（first）treat their skin and hair; their next treatment concerns itself with the muscles and the flesh; the treatment after that concerns itself with the six bowels; and the next treatment concerns itself with the five viscera.（Veith, Ilza 1949）

英译 2：The attack of Xiefeng（Evil-Wind）is as fast as gale and storm. Excellent doctors treat（diseases）（when pathogenic factors have just invaded）the skin and hair; ordinary doctors treat（diseases when pathogenic factors have deepened into）the muscles; unskilled doctors treat（diseases when pathogenic factors have deepened into）the sinews and Channels; poor doctors treat（diseases when pathogenic factors have deepened into）the Six Fu-Organs; and the poorest doctors treat（diseases when pathogenic factors have deepened into）the Five-Organs.（Li Zhaoguo 2005）

这两个英译本都先采用了拆分法，将原原文中划分不明显的两个完整意义的句子分译成两个独立英语句子，用句号隔开。然后采用顺译法，按照原文的顺序依次翻译几个并列完整的短句，用分号隔开。但是，在拆分后第 2 个句子翻译中的做法就不一样了。

Veith 译本把"善治者"译成"those who give their bodies a good cure"作为第一个短句的主语，后面顺译的几个短句的主语则都是"treatment"，然而译文在第 2 个短句主语前用"their"对应第一短句中的"those"，虽然后面几个短句中没有出现"their"，但是也可以看出这前后几个句子都是对应于第一句的主语的，说明译者在强调医生是同一个（群），只是治疗方式不同而已。另外译者用 first，next，after that，next 等连接词翻译原文中的"其次"，属于理解上的问题，这里不再阐述。

李照国译本用"excellent doctors"翻译原文中的"善治者",后面顺译的几个短句的主语分别是"ordinary doctors""unskilled doctors""poor doctors""the poorest doctors",以示不同的医生治疗方式的差别。该译文多次重复使用"diseases"及"when pathogenic factors have deepened into",以强调原文中的"皮毛""肌肤""筋脉""六腑""五脏"不是"治"的宾语而是病邪侵入身体的部位或程度。

相似的文章很多,都有很多参考价值,学习者要广开思路,多看他人翻译的文章,以提高自己的翻译水平。

第四节　句子的分析、转换、重组、检验翻译法

在遇到难译句子时,特别是中医经典的句子翻译时,可以采取奈达的逆转换翻译理论,在这个理论指导下,奈达借鉴乔姆斯基(Noam Chomsky)经典的转换生成语法(transformational-generative grammar)提出了四步翻译过程(或称4个阶段),这4个过程包括分析(analysis)、转换(transfer)、重组(restructuring)和检验(test)。他认为翻译不是直接将原文语言的表层结构转换成译文语言的表层结构,而是要复杂得多。

一、分析

句子翻译的开始便是分析,分析阶段要将汉语中的各成分间的关系用最清晰、最少歧义的形式表达出来,简言之,彻底理解、"吃透"原文的汉语意思。分析阶段是整个翻译过程的基础,它包括分析词语功能、语句的逻辑关系和语篇的文体风格。

在分析词语功能时,要按词语在上下文中所起的作用进行归类,分为事物词(objects)、动词(events)、抽象词(abstracts)和关系词(relationals)。事物词表示人、动物、地方、事件等活动的主体,一般由

名词或代词来表示，如"喘家""其人"和"少气者"等。活动词主要表示事物词参与的行动或过程，一般由动词来表示，如"叉手自冒心""头眩"和"心动悸"等。抽象词可以表示事物词或活动词的质或量、时空或加强语义等，一般用形容词、副词或虚词表示，如"（发汗）过多""仍（发热）""（二三日）以上"等。关系词表示上述三类词的关系，如"……则……""若……，……""……故也"等。虚词是古代汉语独有的词汇，按其功能将其归为"抽象词"类。当然，词类划分与传统意义上的语法成分划分（如名词、动词、形容词）并无一一对应关系，要视其在句中的功能来定。

在分析语句逻辑关系时，要按功能划分语句意群（meaning group），分析意群间的逻辑关系。如"……者也"（表判断），"若……，……主之"（表条件或假设）等。需要注意的是，和英语不同，古代汉语中常常没有明确表示逻辑关系的词，需要根据语句内在含义进行划分。

分析阶段的最后一项是分析语篇文体风格。中医文献是科技文献，用于互不相识的人谈论科学话题，重心在于内容本身，无须添加任何修辞色彩。

二、转换

在弄清以上古文原文结构后，可以将这些单词和意群转换成英语，包括语法和逻辑关系。这里的单词、意群、语法和逻辑关系指的是明确了原文的现代汉语中的这些关系。需要注意的是，这时的译文是逐个意群的组合，是散乱结构而不能连贯成文的英语。转换过程中由于种种原因，意义的丢失和变形在所难免。当形式与内容发生矛盾时，形式让位于内容。

三、重组

这一阶段是将结构散乱的英文单词、意群按照语法、句法、文法的规则组成英语成文。重组包括功能的重组和文体风格的重组。

四、检验

比照原文和译文看看是否取得了功能对等。这一阶段中我们需将中国传统文化考虑在内，将成文进行推敲、回译、校对及改正以形成最终译本，以便我们的译本能够在最大程度上引起译文读者的共鸣。

例1：发汗过多，其人叉手自冒心，心下悸，欲得按者，桂枝甘草汤主之。（《伤寒论》）

白话文：（发汗）汗出的量过多，（因而）病人两手交叉覆盖在自己的胸部，心悸不宁，须要按捺保护（方感舒服），可用桂枝甘草汤为主治疗。此条文论述了心阳不足、心失所养的心阳虚证，选用温通心阳的桂枝甘草汤来治疗。

分析：分析词语功能。事物词：其人、桂枝甘草汤、（主）之；活动词：发汗、叉手自冒心、心下悸、欲得按、主；抽象词：过多；关系词：……者。分析语句的逻辑关系。句中"……者，（桂枝甘草汤主之）"，表示判断。"（发汗）汗出的量过多"为病因或诱因，"（因而）病人两手交叉覆盖在自己的胸部，心悸不宁，须要按捺保护（方感舒服）"为结果，即患者临床表现，"可用桂枝甘草汤为主治疗"为结论，即采用的治法。分析语篇文体风格。这段原文来自古代临床医著，强调内容，无须添加任何修辞色彩。分析之后，对照白话文将其转化为含有意群、逻辑关系的现代汉语译文。在很多情况下，中医原文都注有白话文帮助译者理解，但不能百分之百地依赖白话文，白话文只能作为我们的参考。

转换：将汉语白话文的词汇和意群转换成英语。发汗过多：excessive perspiration；病人两手交叉覆盖在自己的胸部，心悸不宁，须要按捺保护（方感舒服）：the patient tends to press his chest with interlacing hands while his heart palpitates；可用桂枝甘草汤主治：Gui Zhi Gan Cao Decoction serves as a remedy in this case。

重组：将译好的单词和意群按照语法、句法组织成文。原文隐含了发汗过多后的"后"，在英译时应该补加上去，句首加上连词 after。因此出现了如下译文。

After excessive perspiration, the patient tends to press his chest with interlacing hands while his heart palpitates. Gui Zhi Gan Cao Decoction serves as a remedy in this case.

检验：最后要通过回译等方法检验译文的效果，比照原文和译文是否取得了功能对等。本例译文可以回译到原汉语，因此是个好译文。

例2：伤寒脉结代，心动悸，炙甘草汤主之。（《伤寒论》）

白话文：外感病，脉象结代，心中悸动不宁，用炙甘草汤主治。此条文是《伤寒论》心病证治的经典条文。它论述了患者素有心脏疾病，因患外感致使心病加重，心阴阳两虚的证治，当用通阳复脉、滋阴养血的炙甘草汤治疗。

分析：事物词：伤寒、脉、心、炙甘草汤、之；活动词：结代、悸动；抽象词：无；关系词：无。

"结代"是两种脉象的合称，指结脉和代脉，用来说明前文的脉象，故列为活动词。此句中虽没有明确写出关系词，但其逻辑关系暗含在其中，这是医古文经常出现的用法，也是古汉语的特点之一，翻译时需加以注意。"用炙甘草汤主治"为"外感病，脉象结代，心中悸动不宁"的结论。

转换：外感病，脉象结代，心中悸动不宁的：Febrile disease caused by Cold，bound pulse and intermittent pulse，palpitations；用炙甘草汤主治：treat with Prepared Licorice Decoction。

重组：保持句子连贯性及体现其内在逻辑关系，故加上 the one who is marked by 和 can be effectively 两个意群。

Febrile disease caused by Cold:the one who is marked by palpitations, bound and intermittent pulse, can be effectively treated by Zhi Gan Cao Decoction.

检验：可回译至原文。

第五节　篇章的衔接与连贯

翻译的直接对象不是单句，而是语篇。根据语言学理论，完整的语篇具有其特定的标准。de Beaugrande 与 Dressler 在《语篇语言学导论》（Introduction to Text Linguistics）中提出语篇特征的七个标准：衔接性（cohesion）、连贯性（coherence）、意图性（intentionality）、可接受性（acceptability）、信息性（informativity）、情境性（situationality）和互文性（intertextuality）。在这七个标准中，衔接性和连贯性最为重要，一个语篇没有衔接性和连贯性，其他几个标准在一定程度上很难实现。

衔接是将语句聚合在一起的语法及词汇手段的统称，是语篇表层的可见语言现象。语篇中的句子内有了各种衔接手段，就能使句子内部紧密黏合；句子之间有了各种衔接手段，就能使各个句子更加紧密地连接在一起。

衔接与连贯是语篇的核心，衔接是一个语义概念，是"形连"，即语篇结构上语法或者词汇之间的连接；连贯是一个关系概念，是"意连"，即语篇上下文各意义单位之间的关系。衔接与连贯不是两种互补相干的语篇连接手段，而是相互联系、相互交织的概念。一个语篇要达到连贯的目的，总是要依靠这样或者那样的衔接手段。

英汉语思维方式和表达习惯不同，语篇衔接与连贯的方式也不相同，在将语篇从汉语翻译成英语时，汉语语篇的衔接方式有时需要调整，否则英文文章就可能不自然。功能语法将语篇中句际衔接关系分为照应、替代、省略、连接和词汇衔接 5 种。

一、照应

照应（reference），又称指代。语篇中一个成分是另外一个成分的参照点，照应另一个成分。例如"心行血，脾统血，肝藏血，肺助心行血；心、脾、肝、肺都与血有关"英译为"The heart circulates the blood, the spleen controls it, the liver stores it, and the lung assists the heart in moving it; these organs all have something to do with the blood"。这段英文用"it"作为照应成分，指代"blood"，与指代（照应）对象"blood"之间建立衔接关系，互相照应。汉语中，通常我们不说"心行血，脾统它，肝藏它，肺助心行它"，而是重复"血"字；而在重复使用一个名词时，英语一般用代词。照应表达一种语义关系（semantic relation），它是衔接手段中最明显的一种。在词汇语法层次上，照应分为人称照应（personal reference）、指示照应（demonstrative reference）和比较照应（comparative reference）三类。

二、人称照应

人称照应主要由人称代词、形容词性物主代词和名词性物主代词体现，通过直接的所指关系，表明所指对象在言语中的功能或作用，从而使指称词和所指对象之间建立起认同关系。这些代词包括 you，it，he，she，they；your，its，his，her，their；yours，its，his，hers，theirs 等。

I thank you for taking such good care of my patients with TCM. I am very impressed with how many reports I get from them that they're feeling much better since visiting you at your office. 感谢你这么好地用中医方法治疗我的患者。他们去你的诊所看过病后就感觉好了很多，我从他们那里得到了很多这样的报告，给我的印象很深。

这句话中用 they 和 them 照应前面提到的 my patients，为人称照应。

医学语篇中，由于陈述说明对象大多为客观事物或现象，使用较多的是用来指代事物或现象的第三人称 it、they 及相关形式。

三、指示照应

指示照应指称主要包括指示代词、地点指示副词、时间指示副词和定冠词，指说话人通过指明事物在时间和空间上的远近来确定所指对象，表示一种语言指示现象。指示照应由指示代词和指示副词体现，常用指示照应词有 this，that；these，those；here，there；the 等。

Smoking cessation and reducing indoor air pollution, such as that from cooking indoors with wood or dung, are both recommended.（在降低肺炎的发生上）建议戒烟和减少室内空气污染，如减少在室内用木头或动物粪便生火烹饪。

本句中的 that 指代 air pollution，形成指示照应。

It means that wind is a predominant pathogenic factor over the cold and damp. We call this "moving impediment" in TCM terms. 这说明与寒和湿相比，风是主要的致病因素。在中医学术语中我们称它为"行痹"。

本句中的 this 回指前面的一句话。

I didn't get acupuncture treatment in that hospital, because they don't have such doctors there. 我没在那家医院做针灸治疗，因为他们那里没有针灸医生。

这句话的指示副词 there 指的是 that hospital。

四、比较照应

比较照应是通过两个项目之间的相同或相似关系来解释的，通过形容词或副词的比较等级形式和某些含比较意义的词来表示照应关系。比较照应一般总在两事物之间进行，比较双方互相依存，缺少比较中的任何一方，比较照应就无法成立。因此，当我们看到句子中表示比较的词时，便会在上下文中寻找其他词语作为比较标准，从而形成比较照应关系，实现语篇连贯。比较照应在语篇中有承接上下文的作用。韩礼德和哈桑归纳了英语中的比较照应，如表3-1所示。

表3-1 英语中的比较照应总结

		形容词	副词
总体比较	相同或相似	same, identical, equal, similar, additional...	identically, similarly, likewise, so, such...
	不同	other, different...	differently, otherwise...
具体比较		better, more 等比较形容词和量词	so, more, less, equally...

在医学语篇中，通常会涉及对实验过程的陈述或实验结果的对比，这样才能得出科学的结论，因此，经常会用到比较照应。总体比较是仅仅就事物的异同而进行的比较，不涉及事物的任何具体特征。涉及比较关系的两个事物或事态可以完全相同或者在总体上具有相似性，也可以是不同的。

The majority of published studies to date have used a powdered garlic preparation, similar method was used in this study. 到目前为止，多数已发表的研究中使用了大蒜粉末制剂，与本研究用了相似的制备方法相似。

上文中的 similar method 是一种典型的比较照应，这说明两者的相似性，为整体比较。在汉语中，为实现信息的对等，应保留原文中的比较照应关系，可用"同样的""类似的"等表达形式来翻译。下文中的 identical 就具有同样的作用。

The placebo, on the other hand, contains corn flour, and the capsules are identical. The energy, carbohydrate content, and appearance of the placebo were designed to match that of the AG（American Ginseng capsules）. 安慰剂由玉米粉组成，胶囊（与药物组）相同。安慰剂所含能量、碳水化合物含量和外观与 AG（美国人参胶囊）相匹配。

具体比较是就事物的数量或质量而进行的比较。这种比较关系主要是通过形容词或副词的比较级来表达的。只有当表达比较意义的词语与语篇上下文中的另一语言成分之间具有相互参照或相互解释的关系时，才能构成这种比较照应。

Asian massage tends to be stronger than Western massage and use acupressure points. 亚洲按摩比西方按摩的手法重，并且利用针灸穴位点。

本段中用了 stronger than，为典型的具体比较手段。

人称、指示、比较这三种照应在英语中的使用多于汉语，有时汉语会隐去文字，因此在翻译时应当在合适地方增补出在汉语中被隐去文字的照应手段。

五、替代

用替代词去替代上下文所出现的词，汉语使用重复时英译可使用替代方法（substitution）。替代有名称性替代、动词性替代、分句性替代。

名称性替代指的是用替代形式词来替代名词或名词词组中心词（one, some, the other, others, the same, the kind 等）。例如，Select four acupuncture needles, please. Two long ones and two short ones. 选四根针灸针，两根长针，两根短针。用替代词"ones"来替代上文出现的 needles。替代词和被替代词在意义上前后相同，one 则成为这种前后句子联系的语篇标志，而在汉语中这种情况下多用重复。汉语中没有和英语中的名词性替代词功能完全对等的词，只有"的"字结构与之相似。例如上句也可译作：选四根针灸针，两根长的，两根短的。再如，The diagnosis of "Cardiac Syndrome X" – the rare coronary artery disease that is more common in women, as mentioned, an "exclusion" diagnosis. Therefore, usually the same tests are used as in any patient with the suspicion of coronary artery disease. 如前所述，心脏 X 综合征是一种罕见的冠状动脉疾病，多见于女性。确诊依赖于排除法，因此，诊断手段通常与用在怀疑有冠心病的病人的诊断手段相同。这里的 the same 替代用于其他怀疑有冠心病的患者身上的诊断手段，例如，心电、超声、负荷试验、冠脉造影等。

动词性替代指的是用助动词 do 及其相应的词形变换形式 does, did, doing 和 done，助动词 have，情态动词 must, may, can, should 等来替代动词。例如，The doctors makes their rounds in the hospital every morning. Yes, they do. 那家医院的医生每天上午查房。是的，他们每天上午查房。They do 中的 do 替代了每天上午查房这件事，因此为动词性替代。

分句性替代指的是用 so, this, that 等替代分句或分句的一部分。例如，Dr. Smith needs to take care of this patient. Ok, he can do that（or he can do so）. Smith 医生需要负责这个患者。好，他能负责好这个患者。后句话中的 that 指代的是 take care of this patient，替代了分句的一部分。John was laid off last month, but he told me so just now. John 上个月待业了，但他才刚刚告诉我。此句中的 so 用于替代整个句子 John was laid off last month，属于分句替代。

六、省略

省略（ellipsis）就是把语篇中某个成分省略，避免重复、突出新信息，并使上下文衔接更加紧凑。汉语常省略或隐含主语，英语常省略谓语。例如"我必须用这个药方治疗吗？是的，必须用这个药方治疗"的英译可以是"Must I take this formula for the treatment? Yes, you must"，英译文中 Yes, you must 后省略了 take the formula for the treatment。省略有名词性省略、动词性省略和分句性省略。

（一）名词性省略

名词性省略是指名词词组范围内的省略。词组中心词或带前后修饰语的整个词组都可省略。名词词组是由一个表示事物意义的中心词和若干修饰成分构成的，其中的修饰成分包括指示词、数词、性质词、类别词和后置修饰语。从某种程度上讲，名词性省略意味着将名词词组中的修饰成分提升为中心词了。例如：

It is the leading cause of death among children in low income countries. Many occur in the newborn period. 在收入低的国家，这种病是导致儿童死亡的主要原因，很多儿童在新生儿阶段死于这种病。

此句中的 many 后省略了 of the death（死亡中的很多），从而突出了 many/ 很多。

There are 100 patients in this study, 23 are children and the rest are adults. 本研究共 100 个患者，23 名儿童，其他的是成人。

此句中的 23 后省略了 patients，突出了数量。

Compared with the normal control, sperm concentration and motility were significantly lower（$P < 0.01$）while the percentages of graded and abnormal sperm significantly higher（$P < 0.01$）in the experimental group. 与对照组相比，实验组的精子浓度和运动性明显降低（$P < 0.01$），而分级的和不正常的精子则明显增高（$P < 0.01$）。

Normal control 后省略了 group，motility 前省略了 sperm，graded 后省略了 sperm。

（二）动词性省略

动词性省略是指动词词组范围内动词的省略或整个动词词组的省略。一般说来，英语中的动词省略出现频率比汉语中的更高，但两种语言中均有不同程度的动词性省略出现。

Acupuncture shows positive effect in treating migraine while sham acupuncture no effect in all cases. 针灸在治疗偏头疼的所有病例中显示了阳性治疗结果，而假针灸则无效。

sham acupuncture 后省略了上文的 shows。

（三）分句性省略

分句性省略可看作是动词性省略和名词性省略的延伸，它指的是整个从句被省略的现象。这种省略常见于问答句式中。

The chief said, you've read 10 journal articles on Chinese herbal treatment of dysmenorrhoea last week. 主任说，你上周读了 10 篇关于中药治疗痛经的杂志论文。

Yes. He replied. 是的，他回答道。

这里的 yes 之后省略了 I've read 10 journal articles on Chinese herbal treatment of dysmenorrhoea last week。

七、连接

连接（conjunction）就是通过连接词体现语篇的各种逻辑关系的手段，表示时间、因果、转折等。例如"周日王医生最不忙"可以译作"Sunday is the day when Dr. Wang is least busy"。汉语原文没有连词，在汉译英过程中，却需要添加连词"when"，译文才能通顺紧凑。语篇连接词有表示开端的，如 well，now，多用于会议交流中的发言；有表示列示和增补的，如用 firstly（或 first），next，to begin with，in the second place，to conclude 等表示列示，用 moreover，furthermore，what is more 等表示增补；有表示转折的，如 yet；有表示原因的，如 so；有表示时间的，如 when；有表示总结和归纳的，如 in a word，in short，to sum up 等。

To begin with, abdominal colic is not always easily managed. However, acupuncture can almost always treat the disorder temporarily. 首先，腹部绞痛不总是容易治的。然而，针灸几乎总能暂时地解决问题。

Chest pain caused by lung disease is common and is usually the result of dryness, phlegm, heat in the lung, lung yin deficiency and liver fire invading the lung. Furthermore, liver qi ascending counterflow and fluid retention in the chest and hypochondrium can also give rise to chest pain. 由肺病引起的胸痛较常见，通常是肺燥、痰、热、肺阴虚和肝火犯肺的结果。进而，肝气上逆和饮停胸胁也可以引起胸痛。

上两句中的 To begin with，however 和 furthermore 都是篇章连接手段

中常用的词。

汉语是重意合而不重形式联系的语言，中文中较少使用连接词，因此其语义关系很多是隐性的；英语则更重视形式上的环环相扣，语句间的逻辑关系多由连接词表达出来，汉语使用省略时英译要注意连接词的使用。因此在翻译中，应当注意将汉语中的隐性关系转换成英语的显性用语。

八、词汇衔接

词汇衔接（lexical cohesion）指的是通过词汇间的语义关系来实现语篇连贯。词汇衔接是指语篇中出现的一部分词汇相互之间存在语义上的联系，或重复，或由其他词语替代，或共同出现。只有保证词汇的相对集中，才能保证语篇在语义上的连贯。韩礼德和哈桑将英语语篇中的词汇衔接关系分为复现关系（reiteration）和同现关系（collocation）两大类。医学英语主要涉及的是词汇的复现关系，词汇的复现关系可分为原词复现，同义词、近义词复现，上下义词复现等。词汇的同现关系则包括局部与整体关系、组合搭配关系、反义关系、互补关系等。

词汇衔接后来为广大话语分析研究者所重视，被认为是语篇衔接的最重要的手段之一，约占篇章衔接纽带的40%。衔接在很大程度上是词汇关系而非语法关系的产物，词汇关系是唯一有系统地构成多重关系的衔接方式，词汇衔接是篇章衔接的主要手段。

九、原词复现

原词复现是词汇衔接中最直接的方式，是具有同样语义、同一形式的词汇在篇章中反复出现，可以发挥语篇的纽带作用或者突出某个或某些信息。一般而言，反复出现的原词多为相应语句或语篇中的关键词。这一原词是信息的载体，故从词性上看应为名次、动词、形容词、数词、代词、副词等实词。例如：

The range of interior patterns is very broad and their manifestations are various;but to sum up, those that are not exterior and not half exterior and half interior pertain to interior. The characteristics of interior patterns are not aversion to cold and fever. Interior patterns are usually manifested by the symptoms and signs of diseases of the viscera and bowels, qi and blood, fluid and humor. 里证的范围很广，临床表现多变。但总体说来，除去表证和半表半里证即属里证。里证的特征不是恶寒发热。里证常表现为脏腑疾病、气血津液疾病的症状和体征。

在这段文章中，作者用了 3 次 interior patterns，强调了 interior patterns，使句子前后指称，起到了词汇纽带的作用。原词复现的方法使衔接清晰，会减少读者辨认不清指代关系的问题，使文章具有很强的衔接力，但有时会带来文章不精炼、词汇显得缺乏等问题。文章中的 interior patterns 也可用代词取代，而形成照应，改写成如下形式：

The range of interior patterns is very broad and their manifestations are various; but to sum up, those that are not exterior and not half exterior and half interior pertain to interior. Their characteristics are not aversion to cold and fever. They are usually manifested by the symptoms and signs of diseases of the viscera and bowels, qi and blood, fluid and humor.

十、同义词、近义词复现

同义词和近义词复现是指具有同样意义或相近意义的不同词之间的接应关系。这些词在同一篇章中的出现形成了词语的复现关系。同义词和近义词之间彼此呼应，对语篇可同样起到衔接的作用。

Acupuncture may be applied to treat headache to replace the use of herbalmedicine, the employment of acupuncture is becoming popular in the world. 可选用针灸来代替草药治疗头痛，针灸的使用越来越流行。

这段中的用了 3 个表示"应用"的英语单词：use，apply 和 employ。同义词的手段使语言衔接紧凑，同时显得文章丰富多彩，使语篇前后呼应，连成一体，突出了"应用"的意思。

The patient's condition was aggravated, the downturn took place after dinner, his disease worsened after every meal today. 患者的病情加重了，病情加重是在吃过晚饭以后，今天每次饭后他的病情都加重。

本段中用了 aggravate，downturn 和 worsen 3 个近义词，没有用重复词来实现词汇的衔接。

Tuberculosis is a chronic wasting disease, usually with the symptom of weakness, emaciation, fever, etc. 结核是一种慢性消耗性疾病，通常有无力、消瘦、发热等症状。

本句中的慢性消耗性疾病与无力、消瘦是近义词，他们形成了前后呼应，构成了衔接。

十一、上下义词复现

德国学者 Trier 提出了语言词汇结构的语义场（semantic field）理论。根据这一理论，这种语义类属关系使一些具有上下义词汇项在一个共同概念的支配下结合在一起，互为依存（interdependent），出现在同一语篇中形成连贯衔接。如 animal 是 sheep，tiger，wolf，dog，cat 等的上义词；tree，flower 是 plant 的下义词。例如：

Bacteria may be cocci which are spherical and usually about 1000th of a millimetre in diameter. These include bunched staphylococci and single-strand grouped streptococci. Bacilli are straight rod-shaped organisms; vibrios are curved; and spirilla（including spirochaetes）are wavy. 细菌有球菌和杆菌。球菌是球状的细菌，通常直径约 1/1000mm，包括聚束的葡萄球和单股群链球菌。杆菌是直的杆状的生物，弧菌是弧形的，螺旋状菌（包括螺旋菌）是波状的。

Bacteria 是 cocci 和 Bacilli 的上义词；staphylococci 和 streptococci 是 cocci 的下义词；vibrios 和 spirilla 是 Bacilli 的下义词。这些词在 Bacteria

这个共同概念支配下结合在一起形成一个语义场，Bacteria 与其他词呈上下义关系，彼此呼应，前后衔接，使语气一贯而下。再看下面的例子：

The Chinese medicinals contains hundreds of medicinal substances, primarily plants, but also some insects, minerals and animal products. Different parts of plants, such as the leaves, roots, stems, flowersand seeds, sometimesdo not have the same actions and are used differently. There are great deal of knowledge in the processing methods of these medicinals as the methods often determine some action of the drug. 中药包含成百上千种药物，主要是植物，还有一些昆虫、矿物质和动物药。植物的不同部分，如叶、根、茎、花和种子，常有不同的作用，因而用法不同。炮制这些中药的方法中有很多知识，因为炮制方法常常决定中药的一些作用。

Chinese medicinals 是 plants, insects, minerals 和 animal parts 的上义词，而 leaves，roots，stems，flowers 和 seeds 则是 plants 的下义词，它们一起形成一个语义场。

英语语篇不同于汉语，不会过分重复使用某一词汇，而是使用同义、近义、上下义词。同义词、近义词及上下义词和照应手段配合使用，能帮助句子相互衔接，构成连贯，而如果单纯重复，会使语篇显得生硬、不协调。

中医典籍是完整的中医专著，中医典籍的外译本是呈现给目的语读者的完整语篇。中医典籍语言复杂，但是句子结构比较松散，它跟英语语篇的差别比普通汉语与公共英语的差别更大。例如下列原文所示。

原文：阳气者，烦劳则张，精绝，辟积于夏，使人煎厥。目盲不可以视，耳闭不可以听，溃溃乎若坏都，汩汩乎不可止。（《素问·生气通天论》）

原文语篇由古汉语写就，语言简练，结构松散，句子之间的逻辑关系没有言说，由读者意会。分析其衔接手段可见，没有出现指称、替代和连接等，只有在"使人煎厥"前面省略了前文的病情，另外就是"目"和

"耳"与上文的"人"构成词汇衔接的上下义关系。

郭霭春语译本：① In case of excessive mental stress and excessive fatigue, the yang qi in the human body will be hyperactive, and the excess of yang will inevitably consume a lot of yin and may cause yin exhaustion. 人身的阳气，在烦劳的情况下，就会形成亢阳外越，因而导致阴精耗竭。② If this occurs repeatedly for long, less and less yin and more and more yang will remain in the body, and Jian Jue, a diseae in TCM, may arise in the body when summer comes as summer pertains to yang and comsumes yin. 如病积久，到了夏天，再加上炎热，就会发生"煎厥"病的可能。③ Then, the patient's eyes are blinded and they cannot see, and their ears are closed and they cannot hear. 它的主要症状是耳朵闭塞听不见，眼睛昏蒙看不清。④ This disease occurs suddenly and is impossible to be brought under control, like water in a reservoir forcefully flows out when the dam collapses. 病势危急，正像水泽溃决，水流迅速，不可遏止，一发而不可收。

郭霭春的语译本将原文翻译成四个句子，在第①句中，有两个"连接"词：表示条件的"在……情况下"，以及表示因果的"因而……"。在第②句中，"（如）病（积久）"，表示前文的"阴精耗竭"，用了语义重复（词）的手段；有两个"连接"词：表示条件的"如（果）……"和表示时间的"到了……"。在第③句中，有一个"替代"词："它"，替代前文中的"煎厥"病；另外"耳朵"和"眼睛"与第①句中的"人"构成词汇上下义关系。在第④句中，有一个语义重复词："病势"表示前文的"煎厥"病及"它"。正是有了这些衔接手段，才使语篇上下形式连贯、语义完整。

再看两个不同版本的英译文：

英译 1：⑤ When the force of Yang is exhausted under the pressure of overwork and weariness, then the essence（of the body）is cut short, the openings of the body are obstructed and the secretions are retained. ⑥ This causes sickness in summer and distress. ⑦ Then the people's eyes are blinded and they cannot see. ⑧ Their ears are closed and they cannot hear. ⑨ They feel confused as though they were in a state of complete collapse and their will weakens continuously; this（condition）cannot be halted.（Veith, Ilza 1949）

英译 1 版本中有 5 个句子，标记为⑤～⑨。在句子⑤中，有 3 个"连接"词：when，under，then，分别表示条件和因果关系；有 1 个词汇重复：body；而且 the force of Yang，the essence，the secretion 与 the body 构成词汇的上下义关系。在第⑥句中，代词 this 指称了前文情况。在第⑦句中，then 连接了上下文的逻辑关系，代词 they 指称了前面的 people，而且 people 跟前文的 body 又形成了词汇的上下义关系。在第⑧句中，their 和 they 指称了前文的 people。而且在⑦⑧两句中，eyes 和 ears 又和上文中的 body 构成上下义关系。在第⑨句中，they，their 指称了前文的 people，连接词 as though 表明了上下文的逻辑关系，this 指称了前文出现的情况。

对比英译 1 版本和郭霭春语译本，英译 1 的译者母语是英语，英译 1 中使用的衔接手段跟郭霭春语译本中使用的衔接手段区别较大。汉语中的指称词明显少于英语，汉语中的词汇衔接手段中上下义词也明显少于英语，这表明汉语语篇强调"意合"，而英语语篇强调"形合"，这也正好反映了英语和汉语衔接手段的差异。

英译 2：⑩ Overstrain will make Yangqi hyperactive and exhaust Jing（Essence）. ⑪Repeated overstrain in summer will make people suffer from Jianjue marked by blurred vision and loss of hearing.⑫（This disease occurs suddenly）like the overflow of a river that is impossible to be brought under control.（Li Zhaoguo 2005）

英译 2 只有三个句子，标记为⑩～ ⑫。第⑩句中没有任何衔接手段。第 ⑪ 句中出现的 overstrain 与上一句 overstrain 重复，people 与上句中的 Yangqi 和 Jing（Essence）构成词汇上下义关系。在第 ⑫ 句中，this disease 与上句中的 Jianjue 构成语义重复。

英译 2 译者是中国人，对比郭霭春语译本，英译 2 中的衔接手段明显少于郭霭春语译本，与英译 1 相比则更加少。然而对比英译 2 和原文则可猜测英译 2 译者是有意而为之的，以表示对原文的忠实。

本章小结

要想翻译好句子与篇章，译者首先要掌握英汉语句的区别。英汉语句的区别主要体现在英语为主语显著而汉语为主题显著，英语多小头大尾而汉语多大头小尾；其次体现在英语的句内连接方式复杂，包括大量使用介词和连接词，因此在英汉互译时必须做适当的调整。汉语经常隐含句子之间的逻辑关系，包括因果关系、条件关系、比较关系、转折关系等，在翻译成英语时要注意将隐去的意思补足。对有些长句、复杂句的翻译，必须对其所表达的各层意思进行梳理，或顺译或拆分，然后按照各层意思的语义关系、逻辑关系及英语句子的表达习惯进行意义与结构的重组。英语的篇章衔接与汉语的篇章衔接有很大区别，英语使用的衔接手段包括照应、替代、省略、连接和词汇衔接。照应包括人称照应、指示照应、比较照应；替代有名称性替代、动词性替代、分句性替代；汉语常省略或隐含主语，英语常省略谓语；连接是通过连接词体现语篇中的各种逻辑关系的手段；词汇衔接指的是通过词汇间的语义关系来实现语篇连贯。在汉译英时要注意句内和语句间的调整与补充。

需要指出的是，掌握这些汉英句子与篇章的特点、汉语语篇的隐含特点、英语语篇的衔接手段及句子之间的逻辑关系词，并在翻译过程中时刻注意变化补充，是避免翻译出中式英语的关键。

第四章
中医经典的翻译

　　中医经典著作用古汉语写成，除前面所述的中医学语言特点外，还有其古汉语的特点，翻译起来更加困难。

第一节　中医经典的英译回顾

1735 年，法国出版了一部关于中国的书，一般简称为《中华帝国全志》，法文名简称 *Description del Empire de la Chine*，编著者名叫杜哈德。此书是根据 17 世纪来华传教士的报道编写而成的，被称为 18 世纪欧洲汉学"三大名著"之一，是 18 世纪欧洲人了解中国的重要文献，在欧洲直到 19 世纪末都被看作是关于中国的知识手册。此书的中医部分包含脉理、药物、医方、卫生等内容，其英译本是传播中医知识最早的英语书籍。

《洗冤集录》及其衍生本的英译本，最早于 1874 年发表于《中国评论》，仅为原书的前 2 卷，后于 1924 年全文刊载于《英国皇家医学会志》中。译者为剑桥大学第二任汉学教授，曾被誉为英国汉学三大星座之一的英国汉学家翟理斯（Giles HA）博士。《洗冤集录》是中国古代法医学著作。由南宋长期担任司法官史宋慈著，于宋理宗淳祐七年（公元 1247 年）编成。该书内容非常丰富，记述了人体解剖、检验尸体、勘查现场、鉴定死伤原因、自杀或谋杀的各种现象、各种毒物和急救、解毒方法等十分广泛的内容。书中记录的区别溺死、自缢与假自缢、自刑与杀伤、火死与假火死等的方法，至今还在应用。书中记载的洗尸法，人工呼吸法，迎日隔伞验伤及银针验毒，明矾、蛋白解砒霜中毒等都很合乎科学道理。

《本草纲目》的英译文首见于 1871 年美国人斯密斯（Smith FP）的《中国药料品物略释》（*Contributions towards the Materia Medica & Natural History of China*）及 1911 年司徒柯德（Stuart GA）的《中国药物草木部》（*Chinese Materia Medica:Vegetable Kingdom*）两书中。《中国药料品物略释》大部分取材于《本草纲目》，所载药品数在 1000 种左右。该书采译《本草纲目》中 12 至 37 卷的药品，卷末附有 366 种尚未考订的药物，并有中文、英文及植物 3 种索引。

当代中医古籍英译中,《黄帝内经》的英译本最多,至今有 12 个。包括① Dawson 节译的《素问》(1925)。②美国医史学家 IlzaVeith《素问》前 34 章的英译本:*The Yellow Emperor's Classic of Internal Medicine*(1949)。这是第一部由外国人翻译的较完整的《黄帝内经》译本,也是她的博士论文。译文虽有较多错误,但译文流畅,备受推崇。③广州孙逸仙医学院院长黄雯《素问》前 2 章的译本:*Nei Ching, the Chinese*。④加拿大人亨利·C 陆(Henry C. Lu)《黄帝内经》和《难经》的合译本《内难全集》(1978)。⑤美国华裔中医师 Maoshing Ni 的《素问》编译本:*Nei Ching- the Chinese Canon of Medicine*(1995)。作者长期旅居国外,译本语言流畅,用词灵活,侧重临床使用,虽存在某些错译、漏译但不失为一本极有使用价值的译著。⑥旅美华人中医师吴连胜和吴奇父子的《黄帝内经》的汉英对照全译本:*The Yellow Emperor's Canon of Internal Medicine*(1997)。作者有良好的中医修养,且英文基础扎实,行文流畅清晰。⑦周春才、韩亚洲编绘的《黄帝内经》养生部分漫画本:*The Illustrated Yellow Emperor's Canon of Medicine*(1997)。⑧临床中医师朱明的《黄帝内经》节选译本:*The Medical Classic of the Yellow Emperor*(2001)。该书采用字对字的直译方式。⑨德国医史学家文树德(Paul Unschuld)《素问》的评述译本:*Huang Di Nei Jing Su Wen, Nature, Knowledge, Imagery in an Ancient Chinese Medical Text*(2003)。文树德是医、史、文并重的学者,为使译文在"充分性"上更接近原文,他的翻译未采用任何现有的中医学术语翻译,而是自成体系。⑩海外学者吕聪明博士的《黄帝内经》和《难经》的合订本:*A Complete Translation of Nei Jing and Nan Jing*(2004)。⑪李照国教授的《素问》全译本:*HuangdiNeijing-Yellow Emperor's Canon of Medicine*(2008)。该译本被《大中华文库》收集,参照历代医家多种注释,在准确性、学术性和权威性方面都较有保证。⑫罗希文教授的《黄帝内经》全译本名称为 *Introductory Study of Huangdi Neijing*。

《伤寒论》的英译多为介绍性。奚飞飞在其博士论文《多元系统理论视角下〈伤寒论〉英译的比较研究》（南京中医药大学，2012）中总结了《伤寒论》的出版情况。1981 年由美籍华人 Hong-yen Hsu（许鸿源）博士等英译的《伤寒论》（*Shang Han Lun: Wellspring of Chinese Medicine*）在美国出版。该版本节译了带有方证的 118 条原文。首次对《伤寒论》进行全面翻译者首推中国社会科学院哲学所的罗希文研究员。他在就读中国社科院研究生期间完成了《伤寒论》的英译工作。1986 年，由英国著名学者李约瑟作序、著名学者任应秋撰写前言后，他撰写的《伤寒论》全译本在中国内地由新世界出版社出版。1988 年 Dean C. Epler, JR 在《医学和相关科学史杂志》（*The Journal of History of Medicine and Allied Science*）上发表了《中国古代医籍——〈伤寒论〉中的疾病观》（*The Concept of Disease in an Ancient Chinese Medical Text, the Discourse on Cold-Damage Disorder "Shang-han Lun"*）一文，节译了《伤寒论》的部分原文。1991 年由台湾美籍华人 Paul Lin 夫妇翻译出版的部分《伤寒论》，被作为美国德州中医学院的内部教材使用。英国著名中医学者魏乃杰翻译了《伤寒论》。魏乃杰在台湾生活了 17 年之久，他熟谙中西方的语言和文化，在翻译《伤寒论》时，以李培生的《伤寒论》作为底本，将宋本《伤寒论》列为附录。魏乃杰的译本有 3 个突出的特点：①引领西方读者阅读《伤寒论》的汉语原文，每一条原文的翻译体例是四段式的，即首列汉语原文，次列汉语拼音，英文翻译紧随其后，最后是对条文的注释和历代医家对原文的阐述。②向读者解析《伤寒论》的语言特点。③注重原义的传达，博采诸家所长。《伤寒论》的黄海译本是以国内《伤寒论》教材为翻译底本的。黄海是中医专业出身，中医学博士，系统的中医学习让他在翻译中对中医学的内涵把握得更好。2007 年，罗希文研究员以英汉对照的形式全译了《伤寒论》。目前，《伤寒论》共有 7 个英译本。

阮继源、张光霁于 2003 翻译出版了《金匮要略》（汉英对照版）。译文在完全尊重《金匮要略》原文意义的基础上，运用通俗易懂的语言，采用汉英对照的方式，将《金匮要略》全文逐一译成英文，主要供中医药院校师生和海外中医药学习者作为教材使用。罗希文于 2008 年翻译出版了《金匮要略》（汉英对照），该译本为《大中华文库》收集。

第二节　中医经典的翻译原则与策略

对中医典籍翻译的研究最早着眼于中医专业术语的英译上。例如，孙俊芳在其"中医语言的文化特点及翻译对策"一文中阐述了中医学语言的文化特点及翻译策略，将中医语言的文化特点归纳为文学性及人文性、抽象性及模糊性、历史性及委婉性和哲学思辨性，并提出了针对以下几个方面的翻译策略：修辞手法及其翻译、韵文的翻译、一词多义的翻译、歧义词的翻译、委婉语的翻译及体现古代文学或者文化含义的翻译。兰凤利在其"《黄帝内经素问》翻译实例分析"一文中认为国内中医英译事业要借鉴国外翻译经验和一些理论或理念，指出尊重和保全原文的文化完整含义是基本原则，这也是西方历史文献学家所采用的基本法则，认为术语翻译要真正理解中医学概念而不是模糊地通过联系西医术语对应语来达到近似地理解概念。

20 世纪 90 年代中医学界展开了关于中医学翻译标准和原则的讨论，这场学术交流与讨论和中医典籍的英译研究基本上发生在同时代。李照国提出"译古如古，文不加饰"的方法，并在 1997 年出版的《中医英语翻译技巧》中提出了中医翻译的三原则：①薄文重医，依实出华；②比照西医，求同存异；③尊重国情，保持特色。据此他提出中医翻译的策略有仿造化、定义化、多样化。1999 年李照国又提出中医学术语翻译的五原则：普通英语词语特殊化、比照西医、用仿造法造新词、用构词法生成新词、借用中医语言。魏乃杰于 1988 ～ 2004 年提出了中医英语翻译原则和方法，他提出在译入语中创建词汇有诸多方法可供运用，最基本的四种方法：①使用现有的名词；②借词，亦即借用译出语的名词直接音译；③仿造；④根据原文定义造新词。

中医典籍的翻译离不开术语的翻译。典籍的翻译属于篇章翻译，术语的翻译是中医典籍翻译的基础，因此必须在术语翻译的基础上学习经典著作的篇章翻译。经典著作的翻译必须建立在"吃透"含义的基础上才能做好。在翻译的理解、表达和校对三个阶段中，重点是在翻译的理解阶段如何更好地结合文化理解原文。

第三节　中医经典修辞手法的英译

中医经典虽然是医学著作，但受历史的影响，大量使用修辞格，呈现出中国文化医文互通、医文互用的独特风格。中医经典使用了几十种医古文修辞手段，包括比喻、借代、互文、对偶、顶真等。

中医经典的理解与翻译，不能全部依赖白话文，而应参考白话文，充分理解内容和行文特点来翻译。

一、比喻的英译

比喻是一种常用的修辞手法，用跟甲事物有相似点的乙事物来描写或说明甲事物，是修辞学的辞格之一。比喻也叫"譬喻""打比方"，中国古代称为"比"或者"譬"（辟）。著名文学理论家乔纳森·卡勒指出：比喻是认知的一种基本方式，通过把一种事物看成另一种事物而认识它。也就是说找到甲事物和乙事物的共同点，发现甲事物暗含在乙事物身上不为人所熟知的特征，而对甲事物有一个不同于往常的重新认识。比喻在中医经典中可分为明喻、暗喻和借喻。

（一）明喻

明喻是本体、喻体、比喻词都出现，比喻词常用如、犹、似、若、譬如、宛如、类等。例如，长城像一条长龙。这个句子中，"长城"是本体，

"像"是比喻词，"一条长龙"是喻体。

在将医古文译成英文时，在符合英语习惯的情况下，应尽可能在译文中保持原文章比喻性词语所用的形象，使译文在内容上和修辞上与原文保持一致。在翻译这类比喻修辞格时，应保留源语的形象，采取直译、明喻译成明喻进行翻译，一般可用"like""as"等词来翻译。

例1

原文：上焦如雾，中焦如沤，下焦如渎。(《灵枢·营卫生会》)

白话文：上焦的主要作用是输布精气，像雾露蒸腾一样；中焦的主要作用是腐熟运化水谷，像沤渍东西一样；下焦的主要作用是排泄废料，像沟渠一样。

译文：The upper burner is like a mist,the middle burner is like foam,and the lower burner is like a sluice.

译文中把汉语的"如"译成"like"，把汉语的明喻直译成英语的明喻。

例2

原文：夫病已成而后药之，乱已成而后治之，譬犹渴而穿井，斗而铸兵，不亦晚乎！(《素问·四气调神大论》)

白话文：假使疾病已经发生了再去治疗，战乱已经形成了再去平定，这就好像口渴了才想到挖井，遇到战争才想到制造武器，那不是太晚了吗！

译文：Those who treat a disease which has already developed and to handle a war which has already been fierce are just like those who start to dig a well after they have become thirsty, and those who begin to cast weapons after they have already engaged in a battle. Wouldn't these actions be too late？

中文"譬犹"的意思是"就像"，英文将其译作"just like"，是把明喻译成明喻的翻译方法。

例3

原文：阳气者，若天与日，失其所则折寿不彰。故天运当以日光明。

是故阳因而上，卫外者也。(《素问·生气通天论》)

白话文：阳气好比天空中的太阳一样，阳气运行失常则影响寿命又不易被世人察觉。正如天体运行靠阳光照耀一样，在人体阳气也向上向外，起着卫外的强大作用。其中"阳气者，若天与日"意为"阳气好比天空中的太阳一样"，"阳气"为本体，"天与日"为喻体，"若"为比喻词，因此本句为明喻。"失其所"意为"阳气运行失常"；而对"折寿而不彰"，高世栻注"短折其寿而不彰著于人世矣"，"不彰"即不显著。"故天运当以日光明。是故阳因而上，卫外者也"的意思是"正如天体运行靠阳光照耀一样，在人体阳气也向上向外，起着卫外的强大作用"。

译文：Yang qi is just like the sun in the sky, the order of which will inevitably affect human life without any apparent explanation. As the celestial body depends on the sun shining for its movement, the human body relies on yang qi effusing upward and outward to defend.

"Yang qi is just like the sun in the sky"是"阳气者，若天与日"的直译。原文字面上无"human body"一词，但隐含其义，可见译文化隐义为词语，容易理解；"若"意思是"好像"，因此译成"just like"。

例 4

原文：今夫五脏之有疾也，譬犹刺也，犹污也，犹结也，犹闭也。刺虽久，犹可拔也；污虽久，犹可雪也；结虽久，犹可解也；闭虽久，犹可决也。或言久疾之不可取，非其说也。(《灵枢·九针十二原》)

白话文：五脏有病，就像身上扎了刺、物体被污染、绳索打了结、江河发生了淤塞现象。扎刺的时日虽久，但还是可以拔除的；污染的时间虽久，却仍是可以涤尽的；绳子打结虽然很久，但仍可以解开；江河淤塞得很久了，却仍是可以疏通的。有人认为病久了就不能治愈，这种说法是不正确的。

第一句的四个"犹"的意思是"如同""好像"。"刺""污""结""闭"用作动词，且省略了各自的主语——身体、东西、绳子、江河。因此，这句话的意思是"五脏有病，犹如（身体）扎进刺，犹如（东西）被污染，犹如（绳子）打结，犹如（江河）被淤塞"。

第 2 句的 4 个"犹"是副词，意思是"还""仍然"。"犹可雪也"中的"雪"是名词的动词化，意思是洗涤、清洗；"犹可决也"的"决"意思是"疏导水道"。

第 3 句的"其"的意思是"这种说法"。

译文：The occurrence of visceral disease is quite similar to the state of a human body that has been thorned, an object that has been contaminated, a piece of rope that has been knotted or a river that has been blocked. A deeply lodged thorn can be pulled out, a long contaminated object can be cleaned, a long knitted knot can be undone and a long blocked river can be dredged. Some people regard stubborn diseases as incurable, this view is incorrect.

译文把前四个"犹"译成"is quite similar to"，把汉语的明喻译成英语的明喻，为直译。

例 5

原文：古人好服食者，必有奇疾，犹之好战者，必有奇殃。（《用药如用兵论》）

白话文：古代喜爱服食丹药的人必然产生重病，好像贪求作战逞胜的人，一定招致大祸一样。

译文：In ancient times, those who induldged in the taking of drugs must have contracted serious disease.This is just like the case of bellicose people who are liable to disasters.

译文把"犹"译作"just like"，属于明喻译成明喻。

（二）暗喻

暗喻是本体、喻体都出现，但无比喻词。暗喻又叫隐喻，医古文中常用判断、对举（并列）、附加、陈述等方式来进行暗喻。比明喻更进了一层，更简练、贴切、生动、含蓄。翻译暗喻时，一般可采用变暗喻为明喻，也可以是暗喻，有时配合上下文进行意译，以保持原作内容的完整性，有时也可省去。

例 1

原文：心者，君主之官，神明出焉。(《素问·灵兰秘典论》)

译文：The heart is just like a king organ from which spirit emerges.

此句是一判断句，其意为"心就像是君王一样的器官，神明源于心脏"。原文没有用如、犹、似、若等比喻词，"心者，君主之官"说的是"心者，若君主之官"，所以是暗喻。译文加上了"just like"，采用了化暗喻为明喻的方法。

此句还可以略去原文中的暗喻，意译为"the heart is the organ that generates spirit"。这种译法既突出原文的意思，使译文更加简明扼要，也符合科技英语翻译的原则和要求。然而，采取这种译法的前提是只强调信息性，不再现原文的风貌的情况下。

例 2

原文：是以古之仙者，为引导之事，熊颈鸱顾，引挽腰体，动诸关节，以求难老。(《后汉书·方技列传》)

此句为对举式，因为前面没有比喻词，所以"熊颈鸱顾"为暗喻，其意为"像熊那样伸展，像鸥鸟那样环顾"。翻译此句时可采用变暗喻为明喻进而直译的方法进行，使原文具体化。

译文：For longevity, the ancient immortals, when doing Daoyin, stretched their bodies and limbered up their joints like bears and moved around like an owl.

这段译文在 bear 前加上了 like，为变暗喻为明喻而直译的方法。这段原文也可以采取省略法翻译，不考虑原文风貌，省去暗喻部分。这时原文变成如下：

For longevity, the ancient immortals, when doing Daoyin, stretched their bodies and limbered up their joints.

例 3

原文：心者，君主之官也，神明出焉。肺者，相傅之官，治节出焉。肝者，将军之官，谋虑出焉。(《素问·灵兰秘典论》)

白话文：心比如君主，人的精神意识和思维活动皆从此而出。肺好比丞相，调节全身气的活动。肝好比智勇的将军，发挥一切计谋进行推测考虑。

译文：The heart is an organ like a sovereign, whence the bright spirit emanates. The lung is an organ like a prime minister assisting the sovereign; it is responsible for management and regulation. The liver is an organ like a general; it is responsible for making strategies.

"君主之官也"前没有比喻词，为暗喻。原文分别用君主之官、相傅之官、将军之官暗喻心、肺、肝的功能。因此译文将原文暗喻修辞格做了显性处理。

例 4

原文：仓廪不藏者，是门户不要也。(《素问·脉要精微论》)

白话文：脾胃不能藏纳水谷精气而泄利不禁，是中气失守、肛门不能约束的缘故。

译文：Failure of the intestine and stomach to store food and water is due to the failure of the kidney to restrain.

此句包含"仓廪"和"门户"两个暗喻。这个句子带有浓厚的文化色彩，具有鲜明的民族特征，很难找到相应的英文表达。中医学翻译的最终目的是传递医学信息，帮助人们了解和学习中医学，有时只能舍弃原文的文化和美学特征。此句适宜选用直译法，化隐喻（仓廪、门户）为直接的翻译(the intestine and stomach 和 the kidney)，以再现原文含义，最大限度地传递中医学医理信息。

例 5

原文：口鼻者，气之门户也。(《灵枢·口问》)

白话文：口鼻为气的门户。

译文：The mouth and nose are the gateways for going in and coming out of qi.

此句言简意赅，中医学典籍中有很多这种凝练性很强的语言，往往一个词蕴含着丰富的含义，翻译时如若不增加必要信息，读者很难领会句子的医学内涵。此句把"口鼻"隐喻为"气之门户"，译者用增补法增加了"going in and coming out"，以说明气的运行方式，避免读者理解上的障碍。

例6

原文：气者，人之根本也，根绝则茎叶枯矣。(《难经·八难》)

白话文：气是人体的根本，如果根本已绝，那么茎和叶枝就会枯萎了。

译文：Qi is the origin of the human body.

此句没有用直译法，没有把整个句子翻译出来，因为有时隐喻概念是为了进一步理解医理概念。翻译时可以省去隐喻，只译医学理论。此句主要意思位于前半句，后半句隐喻只是着重说明其重要性，所以"Qi is the origin of the human body"可以完全表达原文的全部意义，为省略法。

（三）借喻

借喻是借用喻体代替本体，即只出现喻体，本体和比喻词均不出现。例如"落光了叶子的柳树上挂满了毛茸茸、亮晶晶的银条儿"，这个句子的本体、比喻词均没有出现，喻体是"银条儿"。古代的中医书籍中有许多借喻之语，如"鬼门"借喻"汗孔"、"净府"借喻"膀胱"等。在翻译成英文时，应考虑到科技用语的要求及中外文化的差异，翻译时根据借喻所指的实质而多采用转译的方法。例如，"净府"实质上指的是"膀胱"，那么我们就把"净府"直接转译成"膀胱"，而舍去"净府"不译。事实上，古医籍中很多借喻之语，都逐渐转化成了专用术语。翻译如不涉及该术语的源流发展，一般不必将比喻义译出。

例1

原文：帝曰：其有不从毫毛而生，五脏阳以竭也，津液充郭，其魄独居，孤精于内，气耗于外，形不可与衣相保，此四极急而动中，是气拒于内而形施于外，治之奈何？

岐伯曰：平治于权衡，去宛陈莝，微动四极，温衣，缪刺其处，以复其形，开鬼门，洁净府，精以时服。（《素问·汤液醪醴论》）

白话文：黄帝道：有的病不是从外表毫毛而生的，是由于五脏的阳气衰竭，以致水气充满于皮肤，而阴气独盛，阴气独居于内，则阳气更耗于外，形体浮肿，不能穿原来的衣服，四肢肿急而影响到内脏，这是阴气格拒于内，而水气弛张于外，对这种病的治疗方法怎样呢？

岐伯说：要平复水气，当根据病情，衡量轻重，驱除体内的积水，并叫病人做些轻微的四肢运动，令阳气渐次宣行，穿衣服温暖一些，助其肌表之阳，而阴凝易散。用缪刺方法，针刺肿处，去水以恢复原来的形态。用发汗和利小便的方法，开汗孔，泻膀胱，使阴精归于平复。

这段原文有很多借喻。"毫毛"即"皮肤"，借喻"外邪"。"郭"古语的意思是"城外围着城的墙，物体的外框或外壳"，在这里借喻"机体表面"。张景岳注云："魄者，阴之属，形虽充而气则去，故其魄独居也，精中无气，则孤精于内。"可见"魄"指的是"阴"。"鬼门"借喻"汗毛孔"。"净府"借喻"膀胱"。"缪刺"是古代刺法名词，是在身体一侧（左或右侧）有病时，针刺对侧（右或左侧）穴位的一种方法。"去宛陈莝"指驱除郁于体内的水液废物。宛，通郁，即郁结；陈莝，是陈旧的铡碎的草，指人体水液废物。

译文：Huangdi asked: Some disease caused by the exhaustion of yang qi, other than those caused by exopathogens, results in exclusiveexuberance of yin qi, and then yin qi stays inside alone keeping yang outside, and yang qi then is consumed outside further. These changes make body fluids spill out, giving rise to edema. With the body troubled by the edema, clothes do not fit any more, the acute distension of the four extremities affects the internal organs. This is certainly due to the accumulation of body fluid inside which manifested by surface change (edema) of the body. How can you treat this kind of disease?

Qibo answered: The proper treatment should be according to the condition, focus on eliminating the stagnated body fluid, slightly moving the four extremities, putting on more clothes, and needling the opposite of the affected part to make the body be back to its normal appearance. Having resorted to diaphoresis and diuresis, edema and distension will be reduced and yin qi will restore its normal circulation in time.

文中将"毫毛"译作"exopathogen/ 外邪",津液充郭译作"body fluids spill out, giving rise to edema","魄"译作"阴气","开鬼门"指"发汗"而"洁净府"指"利尿",因此分别译为"diaphoresis"和"diuresis"。以上均用了转译,把借喻转变成了现代术语。

例 2

原文:但以刘日薄西山,气息奄奄……(《陈情表》)

白话文:只是因为我的老祖母刘氏已经年老体衰,气息微弱。

译文:However, because my grandmother Mrs. Liu is getting on in years, her breathing is feeble…

原文中说当时李密的祖母已届九十六岁高龄,因此以西沉之山来比喻。"日薄西山"借喻人年老力衰,接近死亡,译文中用了意译。

例 3

原文:或益之以畎浍,或泄之以尾闾。(《养生论》)

白话文:有的人补益自己就像田间小沟的细流去浇地一样,又小又慢,可是消耗起来却像用海水流归之处的巨洞让大水奔泻而去一样,又多又快。

译 文:Someone nourishes his body slowly and a little but he consumes his vital qi quickly and a lot.

"畎浍"为田中水沟,用来比喻补益之"少";"尾闾"为传说中海水所归之处,用来比喻消耗之"多"。当然,如果想展示原作者原文的风貌,这段古文也可以像白话文那样采取直译。

例 4

原文：风者善行而数变。(《素问·风论》)

白话文：风邪来去迅速，变化多端。

译文：Wind is swift and changeable.

原文用自然界善行而数变的风来借喻具有游走、急骤、多变特点的风邪，而这种借喻早已融进中医学概念之中，因此译例中 wind 一词直接翻译，当作本体。

李照国、罗磊、薛俊梅、段晋利、兰凤利等学者对古汉语比喻辞格英译做了一定的研究。李照国将古汉语比喻分为明喻、暗喻和借喻三种类型。他认为明喻翻译可采用变比喻为比喻或化比喻为一般之译法；暗喻翻译可采用变暗喻为明喻，或化暗喻为一般，或略去不译；借喻翻译宜采用变借喻为一般之译法。总体而言，具体翻译手法应视不同情况而定。罗磊从英汉民族对比喻认知的角度分析了中医比喻辞格的英译。他认为符合英语习惯的比喻宜采用直译法；原比喻形象在译文中难以再现或不合乎译文语言习惯，宜用意译法；原比喻形象在两种语言中可能引起不同的联想，宜用转换法。薛俊梅以"信、达、雅"翻译理论为指导分析古汉语比喻辞格英译。她提出明喻翻译采取直译法，以保留源语形象；暗喻翻译采取直译法或意译法；借喻采用变借喻为一般之译法。段晋丽通过分析纽马克的语义翻译和交际翻译，指出医学翻译属于科技翻译，必须将信息的清晰性放在首位，严谨、正确措辞，中医典籍比喻辞格翻译采取意译的原则，辞格保留让位于信息的清晰传递。

译学无成规。古人云："道胜者文不难而自至。""道纯则充于中者实，中充实则发为文者辉光，施于世者果致。"这里所谓的道，就是修养。一个译者的修养高，才能深刻理解原著的意蕴，做到了然于心胸。知道了经典著作的比喻方法非常重要，然而，翻译时具体采用什么方法主要决定于译者对上下文的理解和对目的读者的情况而定。换言之，译者在不断提高自己英语水平的同时，还要努力提高自己的医学水平和医古文水平。明确原文的内在含义最为重要。

二、互文的英译

互文，指古文中为了辞藻美观，或由于受到句子字数的限制，或从格律、对偶、音节等方面考虑，把一个完整的意思拆开，分别放在两句中，在解释时必须前后互为补充或互相拼合词意。互文，可分为互训和互补两类。

（一）互训及其英译

互训，指在某两个相同的语言结构中，处于相应位置，可以互相训释的两个同义词。一般是为避免行文重复。在翻译中，也应相应使用同义词或近义词。

例 1

原文：逆之则灾害生，从之则苛疾不起。（《素问·四气调神大论》）

白话文：违背了它，就要产生灾害；顺从了它，疾病就不会产生。

译文：Those who disobey the laws of the universe will suffer from calamities and visitations,while those who follow the laws of the universeremain free from dangerous illness.

原文的"灾害"与"苛疾"，是为避免重复而交错使用的同义词，意为"病害"。译文 calamities and visitations 与 dangerous illness 的语义相关，用以翻译"灾害"与"苛疾"，是用近义词的翻译方法。

例 2

原文：调其虚实，和其逆顺。（《素问·痿论》）

白话文：调机体之虚实，和气血之顺逆。

译文：Rectify deficiency and excess of the body, and normalize unfavorable and favorable shifts of qi and blood.

原文中的"调"与"和"，是为避免重复而交错使用的同义词，两者的意思均为调和。译文 rectify 与 normalize 语义相近，用它们来翻译"调"与"和"，同样用了近义词的方法。

（二）互补及其英译

互补，指前后文句或词语在意义上互相补充，参互见义。

例 1

原文：五脏有俞，六腑有合。（《素问·痹论》）

白话文：五脏各有俞穴，六腑各有合穴。

译文：Five viscera have their back transport points and six bowels have their lower uniting points.

张介宾在《类经》卷十七"痹证"中指出：五脏有俞，六腑有合，乃兼脏腑而互言也。意即本句使用了互补这一修辞手法，形式上对五脏、六腑分别论述，实际上是将五脏六腑看作一体，意思是五脏六腑都有背俞穴和下合穴。因此原文可改译为 All the viscera and bowels have their back transport points and lower uniting points，这样可能会更适合科技著作的翻译，更容易被理解。但实际上五脏（加上心包为六脏）六腑都有背俞穴，而只有六腑有下合穴。

例 2

原文：故非出入，则无以生长壮老已；非升降，则无以生长化收藏。（《素问·六微旨大论》）

白话文：因此，没有出入，就不可能有新生、成长、壮实、衰老和死亡；没有升降，也就没有了新生、长大、开花、结果和潜藏。

译文：Therefore, without existing and entering, there would be no birth, growth, prime of time, senility and death; while without ascending and descending, there would be no sprout, growth, transformation, harvestand storage.

出入、升降，参互见义，其义相互具备，即非出入升降，则无以生长壮老已，非升降出入，则无以生长化收藏。因此，本句译成如下短文可能比上句更好。

Therefore, without existing, entering, ascending and descending, there would be no birth, growth, prime of time, senility and death; and without existing, entering, ascending and descending, there would be no sprout, growth, transformation, harvestand storage.

进而，这个译文看起来不精练，也有人把升降出入译为 the natural cyclic movement，因为 the natural cyclic movement 包含了升降出入，简练，也是可行之举。

三、借代的英译

借代，指借用有密切关联的事物的名称来代替本来的名称。借代可分为部分代整体、特征代本体、特指代泛指、具体代抽象、抽象代具体等不同种类。借代与借喻相近，都是用一事物代另一事物，但它们的性质完全不同。借喻是喻中有代，借代是代而不喻；借喻侧重相似性，借代侧重相关性；借喻可以改为明喻，借代则不能。在翻译中，借代常将本体译出（去"借"还"本"），避免歧解原文。

（一）特征代本体

例

原文：膈肓之上，中有父母。(《素问·刺禁论》)

白话文：膈膜上面有如人之父母的维持生命活动的心、肺两脏。

有人将这句话译作"Over the diaphragm there are parents"。然而，原文以心、肺在机体中的功能来用父母借代心肺二脏，以特征代本体，译文未将本来事物译出，虽保留了生动性，但却为理解带来了障碍。应将 parents 改为 heart and lung 而译作"Over the diaphragm there are heart and lungs"。

（二）部分代整体

例

原文：余欲勿使被毒药，无用砭石，欲以微针通其经脉。(《灵枢·九

针十二原》)

白话文：我想不采用服药物和砭石的治法（药物和砭石都有其不足之处），而是用微针，以疏通经脉、调理气血、增强经脉气血的逆顺出入来治疗疾病。

译文：I don't want to use drugs and stone needles to treat patients as I am afraid that they may affect the patients, I want to use nine needles to free the meridians in stead.

"微针"本是过去用于针灸的九针之一，此处代指"九针"，即部分代整体。译文中去掉了"微针"，用了"微针"所指的"九针"，把"本体"译了出来以免读者误解。

（三）特指代泛指

例

原文：怪当今居世之士，曾不留神医药，精究方术。上以疗君亲之疾，下以救贫贱之厄，中以保身长全，以养其生。(《伤寒论·序》)

白话文：奇怪当今生活在社会上的那些读书人竟然都不重视医药，不精心研究医方医术以便对上治疗国君和父母的疾病，对下用来解救贫苦人的病灾和困苦，对自己用来保持身体长久健康，以保养自己的生命。

"君"指"君王"，"亲"指"父母亲"，本文用来指代地位和辈分比自己高的人。翻译一般变特指为泛指，也可以把特指翻译出来。

译文：It is strange that scholars nowadays do not set store by medicine, do not devote themselves to the study of medicine which, in one instance, can cure patients either superior to them, like emperors and parents, or inferior to them, like the poor and humble ones, and in another, preserve their health and prolong their lives.

本译文把"君王"和"父母"都翻译了出来，实际上如果删除 like emperors and parents 和 like the poor and humble ones，也不影响理解。

（四）抽象代具体

例

原文：夫释缚脱艰，全真导气，拯黎元于仁寿，济羸劣以获安者，非三圣道则不能致之矣。（《黄帝内经素问·序》）

白话文：若想解除疾病之束缚，脱离危险的境地，保全天真之精，导引气机流行，使人民达到长寿，帮助病患之人获得安康，离开了三圣（伏羲、神农、黄帝）之道，恐怕很难达到吧！

"黎元"指的是"百姓"；"羸"指"瘦弱"，"劣"指"不好"，原文指的是有这两种情况的人；"三圣"指的是伏羲、神农、黄帝三位圣人。

译文：Without the medical theory developed by the three great sages, nothing can relieve（people from）the suffering from diseases. It can preserve vitality and normalize the circulation of primordial qi, not to mention helping the common people prolong their life and enable the weak ones to live a happy life.

译文把"羸劣"译为"the weak people"，变抽象为具体。

（五）具体代抽象

具体代抽象的汉语借贷关系，在翻译成英文时，要变具体为抽象。

例 1

原文：而方士不能废绳墨而更其道也。（《素问·至真要大论》）

白话文：医工是不能违背这些准则而改变其规律的。

译文：Even fangshi（doctors or psychics）cannot abandon such guide lines and change the rules.

"绳墨"是中国古代木工用来画直线的工具，此处用以具体代抽象，借代"治疗法则"（guide lines），为了减少因文化缺省而带来的损失，译文将本义译出。

例 2

原文：阴阳者，天地之道也。（《素问·阴阳应象大论》）

白话文：阴阳是宇宙间的一般规律。

译文：Yin and yang are the principles of the universe.

译文用具体的"道"指抽象的规律、法则。翻译时要"还本"，变具体为抽象。

例3

原文：人之所病病疾多；医之所病病道少。(《史记·扁鹊仓公列传》)

白话文：人所担心的事，是担忧疾病多；而医生所担心的事，是治疗疾病的方法少。

原文中每句话的第一个"病"指的是"担心、忧虑"，因此也为具体代抽象。翻译时要变具体为抽象。

译文：What people are afraid of is to be affected by many diseases, while what doctors are afraid of is to be affected by the lack of treatment methods.

四、对偶的英译

对偶是汉语中传统而常见的修辞手法，就是把字数相对、结构相同的两个语言格式对称地并列起来，在意义上意赅醒目，在形式上匀称和谐，具有极强的表现力。汉语诗词古文中可常见各种对偶修辞形式，如"接天莲叶无穷碧，映日荷花别样红"（杨万里诗）。对偶句广泛应用于《黄帝内经》中，包括字数较少的短语对偶（如辛散、酸收、甘缓、苦坚、咸软）及句子对偶（如以春甲乙伤于风者为肝风，以夏丙丁伤于风者为心风，以季夏戊己伤于邪者为脾风，以秋庚辛中于邪者为肺风，以冬壬癸中于邪者为肾风）。

对偶辞格的英译包括词和句两个层面的英译，对偶词结构简单容易处理，对偶句相对复杂，需采取相宜的翻译策略。对偶词的英译方法包括直译、剖译及选译。直译是指用与原词直接对应的英语词翻译，剖译适用于可分解对偶词组，如"阴阳""虚实"等译为"yin and yang""deficiency and excess"，而有些对偶词仅取其中一个字的意义，如"逆从"一词有时只取"从"不取"逆"或只取"逆"不取"从"。因此，翻译对偶词时首先应辨别词义，对对偶词做到正确理解的基础上选择采取直接翻译或者增删部分词义进行翻译的方法。

句子层面的对偶相对于词汇层面更加复杂多样。有些对偶句可以选择保留原有样式、格式，但其他对偶句的翻译则需采取不同的方法策略，包括保留、增删和舍弃。

（一）保留

在条件允许的情况下，保留原文对偶形式，将汉语对偶句译成形式相同、结构相似、词形相应的英文句子，使译文呈现出与源语相似的修辞效果，即"以偶译偶"或"直译"。

例1

原文：清阳上天，浊阴归地，是故天地之动静，神明为之纲纪，故能以生长收藏，终而复始。（《素问·阴阳应象大论》）

白话文：无形的清阳上升于天，有形的浊阴下归于地，所以天地的运动与静止，是由阴阳的神妙变化为纲纪，而能使万物春生、夏长、秋收、冬藏，终而复始，循环不休。

译文：Yang, the lucid element,ascends to heaven. Yin, the turbid element, returns to earth. Hence the universe（Heaven and Earth）represents motion and rest,controlled by the wisdom of nature（the gods）. Nature grants the power to beget and to grow,to harvest and to store,to finish and to begin anew.

分析：此句中"清"对"浊"、"阳"对"阴"、"天"对"地"，整句可视为对偶词的叠加使用，无须在选词、句法上做较大变更，选用内容相应、句法形式相对的词和短语即可。

例2

原文：故清阳出上窍，浊阴出下窍。（《素问·脉要精微论》）

白话文：所以清阳出于上窍，浊阴出于下窍。

译文：Thus the Lucid-Yang moves upwards into upper orifices of the body, while the Turbid-Yin moves downwards into the lower orifices of the body.

分析："清阳"对"浊阴"，"上窍"对"下窍"。译文保留了原文的修辞效果，分别使用了"lucid yang""turbid yin""move upwards""move downwards""upper""lower"，各对偶项相映生辉。因此，在对偶句英译能够保持"神形兼备"的情况下，即对偶项句式工整、功能意义相同且能够在英文中找到相应短语、句式准确传达原义时，可以采取这种直接对应的方法，内容完整的同时能保留对偶的形式，使句子整齐匀称，增强美感与质感。

（二）增删

经典中对偶句式在英译实践中经常遇到需要译者在内容与形式之间做出一定取舍的情况，其中一种情况就是译文中对对偶项的选词或基本句式保持不变，但需要增添或删减部分词汇、短语，以求准确传达信息或使译文自然流畅。

例 1

原文：外者为阳，内者为阴。(《素问·阴阳离合论》)

白话文：在外的为阳，在内的为阴。

译文：The external pertains to yang while the internal to yin.

分析：此句"内外"相对、"阴阳"相对，然而，为行文需要，遵从英语句法习惯，动词"pertains"在后半句被删减，并且增加连接词"while"连接起前后两句，使得译文更加符合英文表达习惯，更加通顺自然。

例 2

原文：是故冬至四十五日，阳气微上，阴气微下；夏至四十五日，阴气微上，阳气微下。(《素问·脉要精微论》)

白话文：冬至到立春的 45 天，阳气微升，阴气微降；夏至到立秋的 45 天，阴气微升，阳气微降。

译文：During the 45 days after the winter solstice, yang qi, the element of light and life, slightly ascends, and yin qi slightly descends. During the 45 days after the summer solstice, yin qi slightly ascends and yang qi slightly descends.

冬至之后 45 天表现出阳气微微上升，阴气微微下降；夏至之后 45 天表现出阴气微微上升，阳气微微下降。前后两句格式对应整齐，译文中保留原文的形式，采用相同的格式、句式，并添加了 "the element of light and life" 进一步诠释和解释 "yang qi"。作者试图既能重现原文修辞风格，呈现出其韵律美和形式美，又能通过增补的方式更加明确原文内涵。由此，在基本保留原文对偶修辞效果的情况下，通过译者的灵活处理，增加或删减某些词汇、短语，使得译文含义更加准确或者表达效果更加贴近译入语风格。

（三）舍弃

中文中的大量对偶句如果全部保留形式，强行翻译，就会变成译文中的无限重复和累赘，读来生硬且表达效果弱，应有选择性避免原文修辞形式。此外，有些情况下，内容与形式之间难以找到两全的翻译处理方式；在翻译科技文章时，译者要以追求内容传达准确为首要原则，在内容、形式不能兼得的情况下，要选择保留内容而舍弃修辞形式。

例 1

原文：夫脉者……代则气衰，细则气少……（《素问·脉要精微论》）

白话文：代脉为元气衰弱，细脉为正气衰少。

译 文：When the pulse is moderately weak, pausing at regular intervals, then the impulse of life fades; when the pulse is as thin as a silk thread, straight and soft,feeble yet always perceptible upon hard pressure, then the impulse of life is small.

由于 "代脉" "细脉" 两种脉象在此处第一次出现，为使译文读来更加清晰明确，方便读者理解，译者在此不仅添加解释说明，同时为行文需要用 "the impulse of life fades" 和 "the impulse of life is small" 两种不同的形式来表现 "气衰" 和 "气少"，舍弃了对偶效果。

例 2

原文：气薄则发泄，厚则发热。(《素问·阴阳应象大论》)

白话文：(作为阳气)气薄能渗泄邪气，气厚会助阳发热。

译文：The thin Qi functions to disperse while the thick Qi generates heat.

译文首先用 while 连接词将前后句变为并列句，同时，"发泄"和"发热"看似两个词义完全对等的部分，却有着主动项与受动项的微妙差别。译者通过"function to disperse"化被动为主动，与"generate"并列，舍弃对偶效果的同时力求译文行文流畅。

中医经典对偶辞格的用法灵活多样，因此在英译过程中会遇到各式各样的复杂情形，译者需要酌情考虑保留或舍弃原文的修辞效果，在翻译当中准确传达原义的同时，尽可能遵从英语的句法习惯。

五、顶真的英译

顶真又叫联珠或顶针，是用前一句话的结尾词作为后一句话的开首词，使两句话首尾相贯，丝丝入扣，从而加强语气，如"阴气盛于上则为下虚，下虚则腹胀满，阳气盛于上则下气重上而邪气逆，逆则阳气乱，阳气乱则不知人也"。

顶真作为汉语中特有的修辞格，其首尾相接的用词特点在于加强语气的同时增强文章节奏感，强化读者的阅读视觉效果。顶真辞格的英译可以分为保留和舍弃辞格两种方法。

处理顶真辞格英译最直接也是最简便的方法就是在译文中也选用相同词语或短语来成文，还原原文顶真效果，即保留。有时也要舍弃。

(一) 保留

例 1

原文：脉不荣则肌肉软，肌肉软则舌萎人中满，人中满则唇反。(《灵枢·经脉》)

白话文：经脉不能输布水谷精微以荣养肌肉，就会使肌肉松软；肌肉松软，就会导致舌体萎缩，人中部肿满；人中部肿满，就会使口唇外翻。

译文：If the vessel cannot transport nutrients to nourish, muscles will become flabby. When muscles become flabby, the tongue will be withered and the philtrum will become swollen. If the philtrum becomes swollen, the lips will turn curved outward.

译文完全遵照原文的顶真辞格用法，对"肌肉软""人中满"两部分使用相同句法进行重复，再现原文独特的修辞效果。

例2

原文：诸过者切之，涩者阳气有余也，滑者阴气有余也。阳气有余为身热无汗，阴气有余为多汗身寒……（《素问·脉要精微论》）

白话文：诊察到各种有病的脉象而切按时，如见涩脉是阳气有余；滑脉为阴气有余。阳热有余则身热而无汗，阴寒有余则多汗而身寒。

译文：All diseases can be diagnosed by taking pulse. Unsmooth pulse indicates excess of yangqi, slippery pulse indicates excess of yinqi. Excess of yangqi leads to fever without sweating while excess of yinqi results in profuse sweating and cold.

此句中"阳气有余"及"阴气有余"为间隔顶真，译者在翻译中仍然保留间隔顶真的方法，重复了"excess of yang qi"及"excess of yin qi"两个部分，译文读起来清晰易懂。

例3

原文：东方生风，风生木，木生酸，酸生肝，肝生筋，筋生心。（《素问·阴阳应象大论》）

白话文：东方生风，风能滋养木气，木气能生酸味，酸味能养肝，肝血能够养筋，而筋又能养心。

译文：The East creates the wind; wind creates wood; wood creates the sour flavor; the sour flavor strengthens the liver; the liver nourishes the muscles; and the muscles strengthen the heart.

译文中呈现出了"wind""wood""the sour flavor""the liver"和"the muscles"的首尾呼应。

重现原文辞格而保留顶真效果的译法是最简单有效的翻译处理方式，虽然有时对于译入语读者而言难免会感觉到重复啰唆，但这种方法在意义传达上不会造成理解错误，并且能够让读者有机会了解源语中特有的顶真修辞效果。

（二）舍弃

在实际的翻译过程中，有时需要舍弃原文修辞效果，将达意放在翻译目的的第一位。

例 1

原文：阳盛则四肢实，实则能登高也。（《素问·阳明脉解》）

白话文：阳气旺盛则四肢充实，四肢充实则能够登上高处。

译文：If yang is superabundant, the four limbs become strong and manage to climb onto high places.

此句中第二个"实"虽与第一个意思相同，但同时具有"承上启下"的承接作用，前者为前提，后者为其结果，所以译文中用连接词"and"引出后一句，省略了"实"在此处不必要的重复。

例 2

原文：肾盛怒而不止则伤志，志伤则喜忘其前言。（《灵枢·本神》）

白话文：肾因大怒不止而伤及所藏的志，志伤便会记忆力衰退。

译文：Excessive rage in the kidney will damage the ability to understand the external world and, in turn, cause amnesia.

"伤志"及后句"志伤"的关系不只是简单的重复，而是引出一种结果，阐述"志伤"致"喜"且导致健忘，所以此译文添加连词"and"引出相应句子。

例 3

原文：冬刺春分，病不已，令人欲卧不能眠，眠而有见。（《素问·诊

要经终论》）

白话文：冬天刺了春天的部位（伤了肝气），病不能愈（肝气少，魂不藏），使人困倦而又不得安眠，即便得眠，睡中如见怪异等物。

译文：In winter, if needling（is applied to）the part for spring（needling），it will make the patient unable to fall asleep or dream of（strange）things.

此句中"眠而有见"与"不能眠"看似因果却并非因果关系，而是并列关系，因此，直接添加"or"连接词引导出并列结果。

例 4

原文：脾主为胃行其津液者也，阴气虚则阳气入，阳气入则胃不和，胃不和则精气竭，精气竭则不营其四肢也。（《素问·厥论》）

白话文：脾的功能是帮助胃来输送津液的。阴气虚则阳气实，阳气实则胃气不和，胃气不和则水谷的精气衰减，精气一旦衰减就难以营养四肢了。

译文：The spleen is responsible for transporting fluids for the stomach. Deficiency of yinqi gives rise to excess of yangqithatleads to discomfort of the stomach and exhaustion of jingqi（essence–qi），making it difficult to nourish the four limbs.

此句中第一处顶真辞格"阳气入"用定语从句直接引出其结果；最后一处顶真辞格"精气竭"的翻译则舍弃短语重复，用动名词引导出结果状语。

例 5

原文：膏者多气，多气者热，热者耐寒。（《灵枢·卫气失常》）

白话文：膏类型的人气充盛，气充盛的产热多，就能耐寒。

译文：A person of the greasy type is characterized by plenty of qi，which will provide the body with sufficient warmth that enables him to tolerate cold.

此句第一处"多气"为避免重复，采用"which"引导的从句来贴合英语表达习惯；第二处"热"则用"that"从句引导出逻辑因果关系。

第四节　委婉语的英译

中医经典中大量使用委婉语来表述一些不愿明说或不便直说的事，使语言文雅不俗。这些委婉语讳饰的事物大体为四类。

一、器官

用委婉语表达不愿直说的某些器官。凡涉及人的生殖器官及所属部位，一般不愿直接说出来，《黄帝内经》中就用了一些别的词语来表达，如"魄门亦为五脏使，水谷不得久藏"（《素问·五脏别论》），句中的"魄门"讳饰肛门。"寒气客于厥阴之脉，厥阴之脉者，络阴器，系于肝"（《素问·举痛论》），句中的"阴器"讳饰生殖器。"督脉者，起于少腹以下骨中央，女子入系廷孔"（《素问·骨空论》），句中的"廷孔"讳饰女子尿道口。

二、生理现象

用委婉语表达羞于明说的生理现象。《黄帝内经》中对于性交及怀孕等生理现象也都采用了委婉语来表述。如"入房汗出中风，则为内风"（《素问·风论》）中的"入房"和"丈夫八岁肾气实，发长齿更，二八肾气盛，天癸至，精气溢泻，阴阳和，故能生子"（《素问·上古天真论》）中的"阴阳和"都指代男女性交。再如，"女子七岁肾气盛，齿更发长，二七而天癸至，任脉通，太冲脉盛，月事以时下，故有子"（《素问·上古天真论》）中的"月事"讳饰经血来潮。"人有重身，九月而喑，此为何也"（《素问·奇病论》）中的"重身"讳饰怀孕。

三、病情

用委婉语表达不便说的病情。作为一部医学著作,《黄帝内经》中必然要探讨医理,有些病情往往不便明说,就运用委婉语来表达。例如"内夺而厥,则为喑痱,此肾虚也,少阴不至者,厥也"(《素问·脉解》)中"内夺"一词表示色欲过度,使精气耗散的意思。又如"仓廪不藏者,是门户不要也。水泉不止者,是膀胱不藏也"(《素问·脉要精微论》)中,用"仓廪不藏者"委婉表达大便失禁,用"水泉不止"表示小便失禁。

四、不幸的事情

用委婉语表达不幸的事情。《黄帝内经》中在谈到"死"时,有时会用其他词语代替,来委婉表达这件令人们感到不幸的事。如"故能形与神俱,而尽终其天年,度百岁乃去"(《素问·上古天真论》)及"色夭面脱,不治,百日尽已"(《素问·玉版论要》)中"去"和"尽"都表述"死"的意思。

经典是以生命科学为主体的著作,所以在翻译时要注重医学知识的传达,利于西方读者的理解。因此,直译法的使用很广泛,如上文提到的几个生殖器官"魄门""阴器""廷孔"分别直译为"anus""genitals""urethral orifice"。"入房"和"阴阳和"也直译出其内涵"sexual intercourse"和"sex","月事"和"重身"分别用现代医学术语"menstruation"和"pregnancy"表达。"内夺""仓廪不藏着"及"水泉不止"这些表示病情的词语也直接译出其实际含义,分别为"excessive sexual activity""fecal incontinence"和"urinary incontinence"。此外,有时也用意译法,如上文所提到的"故能形与神俱,而尽终其天年,度百岁乃去"一句中,译者没有将"去"直接译为"die",而是用了"preserve a good health"。

第五节　中医经典书名的英译

中医药古典文献是学习中医学的基础和途径，也是各国各界人士了解和传播中医学的重要资料。其名称作为整部作品的眼睛和灵魂，是作者创作构想的结晶，可以反映出作者的写作风格，写作目的，思想情感或作品的内容、体裁等信息，构成了读者对于该文献作品的第一印象。因而一个恰切的英译名称，可以有效地激发读者的阅读兴趣，减少阅读障碍，为西方有识之士投身于中医药事业提供方便，从而对中医学在世界范围内的顺利传播和可持续发展产生积极的影响。

有的典籍书名只有内容含义，如《医学源流论》《针经》《脉经》等，直接说明其典籍内容与含义，并未涉及其他信息。而有的典籍则除了内容含义外还包含特殊要素，如地点、作者和年份等，如《太平惠民和剂局方》《雷公炮炙论》《嘉祐补注本草》等。《太平惠民和剂局方》从内容含义上看是中医方剂学著作，太平惠民和剂局则是宋代医学机构大医局所属药局，是该典籍的编纂机构，因此该书名中包含了两个方面的含义。《雷公炮炙论》中"炮炙"二字点明其内容为中药炮制，但"雷公"二字却是对作者的尊称，反映人们对雷氏制药法的尊敬。《嘉祐补注本草》为宋嘉祐二至五年创作的医学著作，"本草"表明典籍内容主题，而"嘉祐"则说明了成书时间，都是重要的典籍相关信息。典籍中双重标准的分类方法能更好地展现出典籍书名所传递出的完整信息，提供更好的翻译角度，也可以帮助笔者在翻译分析中更加有的放矢。

典籍名称一般以直译为主，若典籍名称中蕴含的内容含义较为繁杂，难以以精练的语言进行表达解释，则可多采用音译，或适当添加注解；若名称的内容含义具有较强烈的中华传统文化特色，则多用意译。特殊标志一般情况下因其准确性要求较高且文化负载较重，也多用音译。下文将从音译、直译和意译三种翻译方法出发，对中医典籍名称的翻译分类阐述。

一、音译

音译是中医典籍书名翻译中常见的一种翻译方法，可以增强译文的回译性，方便读者查找原书，进行更深层次的研究。在翻译典籍名称时，部分中医典籍名称依据内容含义分类后发现其含义丰富繁杂，直译较为困难，意译也无法达到理想的翻译效果，故多为音译，以便读者检索和回译，真正照顾读者的阅读感受和要求。音译可适应条目名称形式简洁扼要的要求，而在下文中再使用其他翻译方法表明典籍的内容和主旨。

如中医典籍《格致余论》，它是朱氏医学论文集，涉及内容包括养生、生理、病理、诊断、具体病证和方药等，从内容含义分类上看属于医学综述类，"格致"指研究事物的道理而求得知识，最早见于《礼记·大学》，这里作者旨在说明本书主要是对中医学理论的探究和求知。本书名在条目名称中音译为 Ge Zhi Yu Lun，在下文的条目介绍中则采用加译 Further Discourses on the Properties of Things 进行补充说明。然而，在条目介绍中的加译部分并未点明原典籍的医学背景，若脱离上下文后或许会使读者不知所云，因此，建议修改为 Further Discourses on the Properties of Medical Things，使译文传递的信息更加完善，读者对译文的反应更加趋近源语读者对原文的反应。

又如草药类著作《茹草编》，为明代周履靖所著典籍，主要记载了102 种可食野生植物资料。《茹草编》原名简单明了，但若意译为英语，为完整传达原名所蕴含的信息，译文篇幅则会变长，因此也音译为 Ru Cao Bian，条目介绍中补充 A book about materials of edible wild plants，以保证在条目名称翻译的形式对等下进一步传达出了完整的典籍主旨信息，使原书名的翻译在译入语读者脑海中尽可能地产生相似于原书名在中文读者脑海中产生的反应。

此外，对于只在正文中出现的中医典籍名称，若只是一带而过而并非主要探讨对象，也可以采用音译但以括号补充说明或添加注释的翻译方法。如介绍其他中医典籍时提到的典籍《客尘医话》，该书由清代作者许寿乔编写，阐述了作者的学术见解和诊治经验，从内容来看属于医学综述类。由于并不是说明重点，故依旧可以音译为 Ke Chen Yi Hua，以便满足读者的阅读连贯性需求，并在注释或者段末加以解释为 a three-chaptered medical book about the author's opinion and clinical experience of the medicine，照顾了读者感受的同时也保证了信息传递的完整性，最大可能做到功能对等，"最贴近"原文。

除从内容含义上分析典籍名称外，中医典籍名称内常常含有特殊标志：含地点的典籍名称如《万氏积善堂集验方》《太平惠民和剂局方》《履巉岩本草》《滇南本草》《先醒斋医学广笔记》《潜斋医学丛书》等，含作者的如《黄帝内经》《雷公炮炙论》《周氏医学丛书》《丹溪药要或问》等，包含编纂年份的如《嘉祐补注本草》等。对于这类特殊标志的翻译，首先，译者应本着精益求精的态度细致调查其准确来源、含义等，以求在翻译过程中避免出错。如《吴医汇讲》或被误认为是吴姓医家的论著，而实际上是因供稿来自江南一代名医而命名为《吴医汇讲》。"吴"并非指代姓氏，而是地域。其次，对于较为著名的已有国际规定标准译法的人名，则应首先遵守国际标准译法。如《黄帝内经》中"黄帝"的译法，Huangdi 一词在大英百科全书中已有词条进行专门解释说明，WHO 版标准中也采用此法翻译，因此在翻译时应遵守已有标准，统一译为 Huangdi，避免混乱。中医典籍名称中特殊标志的翻译因其准确性要求较高，常需统一规范译文，故也应以音译为主，恰当时候辅以注释。如《吴医汇讲》音译为 *Wu Yi Hui Jiang*，《黄帝内经》音译为 *Huangdi Neijing* 或者 *Huangdi's Internal Classic*。

二、直译

直译是中医典籍翻译的主要方法。在进行中医典籍名称翻译时，有些中医典籍名称的内容含义较为简单易懂，我们首先考虑的就是直译，直译得好不仅可以实现功能对等，更有可能实现形式对等，达到奈达翻译理论所推崇的信息传递和形式一致的双重目标。在直译较为困难或无法传递对等信息的情况下，再考虑其他翻译方法，如两者无法兼得则必须适当牺牲形式对等改用意译。

如《中藏经》《神农本草经》《药性本草》等典籍，均直译为 *Central Treasury Canon*，*Shen Nong's Herbal Classic* 和 *Medicinal Herbal*。《神农本草经》和《药性本草》的直译较为成功，而《中藏经》的译文则有待商榷。《中藏经》从内容分类上看属于医学综述类，主要包括基础理论与临床证治内容（内科杂病为主），对脏腑辨证的论述对后世影响较大。但 *Central Treasury Canon* 则并未点明典籍内容，其他文献还有译作 *The Treasured Classics*，但与前者大同小异，都过分追求形式上的对等而忽略了传递真正的医学典籍内容与主题。因此，建议在翻译时适当牺牲形式对等，旨在传递原作主题，使译名在读者阅读时发挥的功能与原书名在中文读者阅读时发挥的功能尽可能相似，译为 *The Classics of Internal Organs* 可能更好。

又如《儒门事亲》一书。作者秉承"唯儒者能明其理，而事亲者当知医"的思想而命名，足见儒家学说对作者的影响有多么深远。在翻译时为尊重原作者，书名中的文化意象不能妥协抹去，译为 *Confucians' Duties to Parents* 已是好的翻译了，若文本允许再另加注释说明典籍内容也可。另外，在中文典籍名称较长时，也应尽量采用直译，缩短译名长度，避免过多拼音的频繁出现造成读者的阅读困扰。如《新刻吴氏家传养生必要仙制药性全备食物本草》缩译为 *New Edition of Herbal Collection by Wu's Family*，《古今医统正脉全书》直译为 *Encyclopedia of Ancient and Modern Medical Systems*，更有利于读者接受译名所传递出的原作内容信息，得到读者更好的阅读反应。

三、意译

意译在中医典籍书名翻译中的作用也不容小觑。中华文化在五千年的历史中有着深厚的积淀，对中医典籍的命名也产生了一定的影响，因此，中医典籍的书名中使用独特的中文意象的情况时有发生。中医典籍名称若内涵丰富，可以通过意译达到较为清晰明了的翻译时，应通过意译的方法较为直截了当地传递出原书名蕴含的信息，实现最大程度的功能对等，并且引导出译入语使读者出现更好的阅读反应，准确完整地了解原书内容主旨。如医学综述类下的《赤水玄珠》为明代孙一奎所著，是一部综合性医学丛书。书名引用了《庄子》中"象罔得珠"的典故。该典故中以"玄珠"喻"道"，以"知"（智商）、"离朱"（感宫）、"吃垢"（语言）、"象罔"四个虚拟形象喻四种不同的求"道"方式，意在说明只有通过直觉的冥想参悟才能达到"道"的境界。孙一奎用此典故命名医书，旨在表示该书中所记载的内容为医学中的"道"，医学中的精髓所在。而诸如音译为 *Chi Shui Xuan Zhu* 且不加以解释和直译为 *Black Pearl from Red River* 两种方法，都过于追求形式上的对等和强调中华文化的输出了，难以表达原作者想要传达的关于书籍内容的意向，也并未点出原书医学论述的内容，有因小失大之嫌。因此可以试译为 *The Essence of Chinese Medicine*，更侧重语言功能的对等和基本信息传递的完整性，或采取音译加释义的方法翻译。

又如《易牙遗意》一书为明代食疗家周履靖所著，内容丰富，将饮食与治病结合，添加了诸多食疗方法和医学知识。其名称中"易牙"为齐桓公时名厨，此书实意为仿古食经之作，因此翻译时并不应过分纠结"易牙"其人其事，意译为 *Chef's Cuisine On Cooking and Medicine* 便可传达等效的信息，实现较大程度的功能对等。

进行中医典籍翻译时应注意明辨典籍书名的准确含义，有时看似易懂的名称下典籍内容却另有所指，因此，必须通过慎思明辨进行意译。如

《医林改错》一书并非对医学知识的大范围纠错，而是清代王清任所著的人体解剖学专著，通过与古代解剖作比较，画出他自认为是正确的十三幅解剖图以改错。因此，若直译为 *Correction of Errors of Medical Works* 显然并不准确，而 *A Medical Book on Anatomy* 也略显粗糙，未点出革新改进古人之意。

本章小结

中医经典的翻译是中医翻译中最难的部分，译者首先必须正确理解原文，掌握翻译原则和策略。中医经典的修辞手法较多，包括比喻、互文、借代、对偶、顶真等。比喻有明喻、暗喻、借喻等，互文包括互训、互补等，借代包括特指代本体、部分代整体、特指代泛指、抽象代具体、具体代抽象，英译时要注意文中提到的手段。例如对偶的英译要根据情况采用保留、增删、舍弃等方法，时刻注意英语的语言特点，提高翻译质量。

第五章
中药药品英文说明书的撰写与翻译

　　中药疗法是中医学防治疾病的一个主要方法。如同西药一样，中药药品需伴有药品说明书，出口中药药品要有英文的说明书，药品的英文说明书有其特色和独特用语，中药药品英文说明书的撰写或翻译已经成为中医英译的一部分。

　　中药药品说明书属于说明类文献，药品说明书是载明药品的重要信息的法定文件，是选用药品的法定指南。新药审批后的说明书不得自行修改。药品说明书的内容应包括药品的品名、规格、生产企业、药品批准文号、产品批号、有效期、主要成分、适应证或功能主治、用法、用量、禁忌、不良反应和注意事项等，中药制剂说明书还应包括主要药味（成分）性状、药理作用、储藏等。药品说明书能提供用药信息，是医务人员、患者了解药品的重要途径。

　　然而，有些国家只能以膳食补充剂（或称食品保健品）的形式接收中药，药品和保健品英文说明书的撰写要求区别非常大，有些国家还有专门给患者设计的患者用药说明书，本章将就这三种说明书分别加以论述。

第一节　中药药品英文说明书的研究概况

虽然中药进入世界其他国家已经有很长一段时间了，但药品英文说明书的撰写或翻译的水平一直很差，也一直没有得到足够的重视。

倪明在《试从中医方剂命名的角度谈方名之英译》一文中对中药方剂名的词汇结构进行了分析归纳，并针对不同方剂名的结构，提出直译法、意译法、半音半意法和套译等不同译法。从此，研究者们开始逐步意识到了中药药品英文说明书撰写或翻译的研究价值，并开始了这方面的研究。蒋林在《中药名及功效语的汉英翻译》一文中着重研究了中药名和中药功效语的汉英翻译，从中药名及其功效语的构词角度分析，提出了不同构词的相应翻译模式。李照国、朱忠宝在《中医英语》一书中阐述了中药名称翻译，提出为保证中药名称翻译的准确性，一般采取"三保险"或"四保险"法，即汉语拼音、英语、拉丁语和汉语并用的四种方法。彭治民、李家兴在《试论中药的英语翻译》一文中提出在对具体中药名称的翻译中，必须区分中药的入药成分与该中药的植物名称。

以上研究主要集中在词汇的翻译上。之后的研究内容进一步拓宽，研究视角逐渐走出简单的词汇分析阶段，开始从整体角度研究中药说明书的英译。欧阳利锋在其《中医药说明书的英译》一文中分析了中药说明书的语言特点及翻译目的，提出归化策略在中医药说明书翻译中的运用，认为可以而且必须在忠实原文的基础上进行适当的增删和改译。傅微在其《语篇视点理论在中药说明书翻译中的运用》的硕士论文中以语篇视点的角度分析了中药说明书的翻译，指出了现行许多中药说明书翻译的不足，并试图说明语篇视点对翻译中药说明书的意义和影响。杨晓斌在《简评一份药品说明书的英译》的论文中运用德国著名翻译学教授夫拉姆·威尔斯的观点：应用翻译更应当讲究从心理语言学的层面把两种语言的词汇、句法和功能有机结合并加以比较。罗海燕、施蕴中在《中药说明书英译基本问题及策略》一文中总结了中药说明书所存在的问题，提出了五个统一的标准，并针对疾病名称、中药和方剂名称的英译方法提出了建议。

　　然而，中药药品英文说明书的研究开始较晚，研究论文较少，截止到2016 年 5 月末，通过 CNKI 共检索到 61 篇相关论文，剔除 4 篇因相似率过大的论文，合格的论文只有 57 篇。

　　57 篇论文中包括 38 篇杂志论文和 19 篇毕业论文，这些论文的分布和每年发表的数量，如表 5–1、表 5–2 和图 5–1 所示。

表 5–1　论文分布

药学相关杂志	医学相关杂志	英语杂志	硕士论文	博士论文	其他
7 篇	12 篇	8 篇	19 篇	0	11

表 5–2　2002 ～ 2016 年论文发表数量

年	02	03	04	05	06	07	08	09	10	11	12	13	14	15	16
篇数	2	2	0	1	2	0	4	5	3	4	8	5	10	10	1

　　表 5–1 提示，这些论文在不同种类的杂志分布上相对合理但无博士毕业论文。这些论文中仅 11 篇发表在国家核心期刊上，数量相对较少。表5–1 和图 5–2 提示，研究药品说明书的论文数量呈逐年上升趋势，但上升幅度不大，而到本年度的 5 月末为止只有 1 篇论文，预计 2016 年的论文数量可能要有下降。

　　57 篇论文中仅 3 篇论文的作者从事药学工作，研究者中缺乏具备中西药知识、英语知识和药事管理知识的复合型人才，这导致了中医药品说明书的汉英翻译错误层出不穷，这在一定程度上制约了中医药产品在国际市场上的发展。

　　57 篇文章中有 31 篇主要是以英文中药说明书为主进行的研究。其中，一篇文章是以香港位元堂中药系列产品的英译为例进行研究的，而其他文章均以内陆说明书的英译为例，无对比出口目的国的法规进行的研究，也无对比欧美等国外中药或草本植物保健品说明书进行的研究。这些论文采用的说明书数量不等，其中最少的采用了 3 份，最多的采用了 270份，平均 55.6 份 / 篇。只有 13 篇论文对语料数据进行了处理，其中 12 篇通过百分比的方法，一篇利用了 MICROSOFT ACCESS 数据库软件。57篇文章中有 51 篇文章只采用了文献法，只有 3 篇硕士论文采用了问卷调查的方式。可见，采用文献分析法的论文占绝大多数，用数据说明问题的论文太少，实证研究明显不足，对比研究范围不够宽泛。

这些论文研究的主要内容和研究每一内容的论文数量总结，如表 5-3所示。

表 5-3 论文研究的主要内容和每一内容的论文数量

内容	结构和结构词	药品名称	功效语	药品成分	警示语	性状
论文数量	29	42	47	11	5	3

表 5-3 提示，多数文章论及了药品说明书的结构及结构词、药品名称和功效语。一篇论文的研究是通过对比日本中药药品说明书进行的，未通过对比西方中药说明书的研究；有些研究参考对比了我国的西医药品说明书，但无人提及美国和欧盟近 10 年来药品说明书结构要求的变化。这些文章只是基于药品说明书来研究药品说明书，没有对比出口目的国的相关法规进行的研究；绝大多数的研究者都主张药品说明书的框架应该按西医学的结构框架来撰写，但无人提示近年来撰写西药药品说明书的法规变化；无人提出出口欧美的中药药品说明书应该根据出口目的国的法规、按保健品说明书的要求去撰写。研究者们忽视了一个非常关键的问题：英文的出口药品说明书的结构和用词需要符合出口目的国的法规，应参照出口目的国的药品说明书来撰写。因此要对照出口目的国的法规，参考出口目的国的相关说明书来研究怎样改进我们的说明书。近年来药品说明书研究的内容重复过多，没有突破，似乎进入了瓶颈。

19 篇硕士论文均有翻译理论支撑，杂志论文中 12 篇有翻译理论支撑。足以见得很多作者已从理论层面上探讨了中药药品说明书的翻译工作。表 5-4 总结了论文用到的翻译理论和采用每一理论的论文数量。

表 5-4　论文用到的翻译理论和每一理论所占的论文数量

理论	功能主义理论	目的论	感召理论	语篇语言学	互文理论	顺应理论	对等理论	文本类型理论
篇数	15	8	2	2	1	1	1	1

表 5-4 提示，15 篇文章（包括硕士论文）主张以功能主义理论为指导来翻译中药药品说明书，8 篇文章主张以目的论为指导，此外，还有从本地化视角、外宣视角、归化策略等方法对药品说明书的英译指导作用进行了探讨。可见，多数研究者们认为药品说明书的翻译要以功能主义理论为指导。

这些研究发现了英文的中药药品说明书的诸多问题，如表 5-5 所示。

表 5-5　英文中药药品说明书存在的问题

问题	英译标准不统一	可读性差	不忠实原文，望文生义	结构内容缺失、结构词不当	药品名称翻译混乱	功效语语句欠妥
篇数	22	15	11	19	34	26

除表 5-5 中列出的问题外，研究者们还提出了错译漏译、语法错误、翻译死板、中式思维严重等问题。表 5-5 显示，在检索到的 57 篇论文中，指出英译标准不统一的文章有 22 篇，英译标准不统一主要指的是没有统一的中药药品说明书的结构框架和结构词、无药品名称的统一翻译方法和缺乏中医药术语的标准化翻译；可读性差主要是因为译者缺乏中医药知识，不能清楚地理解原文或理解有误，结果出现错译；望文生义更是因为译者缺乏中医药知识，对原文理解不透彻所致；结构内容缺失、结构词不当主要是因为译者的医药和药事管理知识不足所致；功效语语句欠妥主要

体现在中医术语的翻译上。

　　唐爱燕在其发表的《从感召功能看中药说明书的英译策略》论文中提及了中草药的保健功能，只有马伦、张柳慧和唐勋的三篇毕业论文和马伦的一篇杂志论文提及了中药不能以药的形式、只能以保健品的形式出口欧美。这就意味着出口欧美的中药的说明书需要翻译或撰写成保健品形式的说明书。宋晓璐等在其《亳州方敏药业中药保健品英译说明书存在的问题及解决方法》一文中也指出中药在有些国家只能以保健品的名义出售，但中药保健品说明书英译研究还是空白。这些文章中无一篇文章提及出口欧美的说明书要按出口目的国的保健品法规要求来撰写。例如，说明书中不能出现这些产品是药（drug）和能治疗（treatment）某些疾病等字样。

　　中药药品说明书撰写方式方法研究的深度和广度还远远不够，急需一批高水平的英语知识、高水平的医药知识和高水平的药事管理知识的翻译人才。

　　各个国家都有自己的法规约束西药药品说明书的撰写，但除中国外，世界上没有中药药品说明书撰写法规要求。我国有对中药药品说明书撰写的法规要求，但出口中药需要依据出口目的国的法规要求来撰写或编译中药药品英文说明书。而中药不能以药的形式，只能以保健品的形式出口欧美。可见，中药在世界上有双重身份：药品和保健品。如果出口目的国能以药的形式接受我国的中草药，英文说明书就按药品说明书来翻译或撰写；如果出口目的国只能以食品保健品的形式接受我国的中草药，英文的中药说明书就要写成食品保健品说明书。总之，说明书必须按出口目的国的要求来撰写。

　　中药产品说明书的翻译研究工作应该走向研究出口目的国的法规文献上，走向研究相关国家的相关企业的相关说明书的实例上，特别要开展把中药药品说明书翻译成或撰写成出口目的国法规下的食品保健品说明书的研究，从而给我国中药产品的英译提出契合实际、更加具体的指导。

第二节　药品说明书的英译

药品说明书的英译包括药品说明书结构词的英译和药品说明书内容中术语的选择等。

一、药品说明书的结构框架

药品说明书虽然各国不完全一样，但区别不是非常大。按照法律，都有格式（即框架结构）、内容及用词的要求等。处方药和非处方药的说明书要求也不同。

美国处方药品说明书设置的条目多、篇幅较长、数据量大。为便于提供快速阅读和检索的途径，FDA 于 2006 年 1 月 18 日发布了新的处方药品说明书格式，加入两部分新内容，分别为概要（Highlights）和目录（Contents）。"Highlights"是整个说明书的一个内容概要，包括黑框警告、适应证、用法用量、禁忌证、不良反应、警告和注意事项及近期说明书变更情况等，内容精炼，使用者可以迅速通过概要了解药品的相关重要信息，类似于"摘要"。"Contents"是说明书的目录，相当于一个导航工具，利用该目录可以很容易地找到说明书中详细的药品安全和疗效信息位置。除了进口药品外，国内处方药品说明书通常篇幅较短，在结构上不包含"概要"和"目录"板块，只有正文。美国 FDA 颁布的"Labeling for Human Prescription Drug and Biological Products"是一个指南（Guidance for Industry），这项法规要求此后的处方药品说明书要由概要（highlights）、目录（contents）和正文（the Full Prescribing Information）三部分组成（FDA. Labeling for Human Prescription Drug and Biological Products）。FDA 对每部分都有详细的规定，有时甚至包括用词。

概要（highlights）约占说明书首页篇幅的一半，其特点是数据精简，突出整篇说明书的重点条目，使阅读者对该药品有总体了解。概要部分包括 15 项，即 Highlights Limitation Statement（概要限制申明），Drug Names, Dosage Form, Route of Administration, and Controlled Substance Symbol（药品名称、剂型、给药方式和管制药物标识），Initial U.S. Approval（在美国被批准的时间），Boxed Warning（黑框警示），Recent Major Changes（近期主要变更），Indications and Usage（适应证与用途），Dosage and Administration（用量与用法），Dosage Forms and Strengths（剂型与规格），Contraindications（禁忌证），Warnings and Precautions（警告与注意事项），Adverse Reactions（不良反应），Drug Interaction（药物相互作用），Use in Specific Populations（特殊人群用药），Patient Counseling Information Statement（患者咨询信息说明），Revision Date（修订时间）。

目录（contents）是指对药品说明书中所有信息的标题和副标题的一个陈列，是说明书的目录，具有标注条目号，类似导航工具，利用该目录可准确查找到说明书正文对应的详细的药品安全和疗效信息。

正文（the Full Prescribing Information）是按顺序排列的详细的药品信息，包括适应证、用法用量等 18 项具体条目：Boxed Warning（黑框警示），Indications and Usage（适应证与用途），Dosage and Administration（用量与用法），Dosage Forms and Strengths（剂型与规格），Contraindications（禁忌证），Warnings and Precautions（警告与注意事项），Adverse Reactions（不良反应），Drug Interaction（药物相互作用），Use in Specific Populations（特殊人群用药），Drug Abuse and Dependence（药物的滥用与依赖），Overdosage（药物过量），Description（成分与性状），Clinical Pharmacology（临床药理学），Nonclinical Toxicology（非临床毒理），Clinical Studies（临床研究），References（参考文献），How Supplied/Storage and Handling（包装规格 / 储藏与搬运），Patient Counseling Information Statement（患者咨询信息说明）。表 5-6 总结了新处方药品说明书所含的条目，并与旧处方药

品说明书进行了对比。

表 5-6　**Prescription Drug Labeling Sections**

Old Format*	PLR① Format**
Description	Highlightsof Prescribing Information
Clinical Pharmacology	Product Names, Other Required Information
Indications and Usage	Boxed Warning
Contraindications	Recent Major Changes
Warnings	Indications and Usage
Precautions	Dosage and Administration
Adverse Reactions	Dosage Forms and Strengths
Drug Abuse and Dependence	Contraindications
Overdosage	Warnings and Precautions
Dosage and Administration	Adverse Reactions
How Supplied	Drug Interactions
	Use in Specific Populations
Optional sections:	
Animal Pharmacology and/or Animal Toxicology	Full Prescribing Information: Contents
Clinical Studies	Full Prescribing Information
References	Boxed Warning
	1 Indications and Usage
	2 Dosage and Administration
	3 Dosage Forms and Strengths
	4 Contraindications
	5 Warnings and Precautions

① PLR=Physician Labeling Rule 医生标签规则

Old Format*	PLR Format**
	6 Adverse Reactions
	7 Drug Interactions
	8 Use in Specific Populations
	9 Drug Abuse and Dependence
	10 Overdosage
	11 Description
	12 Clinical Pharmacology
	13 Nonclinical Toxicology
	14 Clinical Studies
	15 References
	16How Supplied/Storage and Handling
	17 Patient Counseling Information

* As required by 21 CFR^① 201.56（e）and 201.80.

**As required by 21 CFR 201.56（d）and 201.57

FDA 对说明书每个条目的撰写都有要求，包括内容要求、在说明书中的位置，甚至是否要求大写和是否要求粗体都说得很清楚，例如概要部分的要求：

The title HIGHLIGHTS OF PRESCRIBING INFORMATION must be presented at the beginning of Highlights. On the first line under the title, the following Highlights Limitation Statement must be presented verbatim in bold: *These highlights do not include all the information needed to use（insert name of drug product）safely and effectively. See full prescribing information for（insert name of drug product）*. We recommend that the name of the drug product be presented in upper case letters to improve its prominence.

译文：处方信息概要的标题必须呈现在概要的开始部分。在药品名称下

---

① CFR = Code of Federal Regulations 联邦管理法规

面的第一行，概要限制申明必须逐字地用粗体这样呈现出来：*此概要不包括所有安全有效的用（此次插入药品名称）药信息，请看该药（此次插入药品名称）的全部处方信息。*我们推荐药品名称用大写字面以彰显其作用。

再如剂型与规格部分的要求：

Dosage Forms and Strengths Information under the Dosage Forms and Strengths heading must include all available dosage forms and strengths（see § 201.57（a）（8））to assist the prescriber in product selection. If a solid oral dosage form is functionally scored, such information must be included. If a drug product has numerous dosage forms, bulleted subheadings（e.g., capsules, suspension, injection）or tabular presentations are recommended. For some products, including limited information on packaging can facilitate prescribing（e.g., noting that a 0.5% topical cream is available in both 15 g and 30 g tubes）. Because of space constraints in Highlights, multiple strengths for a dosage form should be listed on one line（e.g., Tablets: 25 mg, 50 mg, 100 mg, and 200 mg）. Descriptors of the product appearance（e.g., tablet color, shape, embossing）that appear in DOSAGE FORMS AND STRENGTHS in the FPI should not appear in Highlights.

译文：剂型与规格信息必须包括所有可获得的剂型与规格以帮助开处方的人。如果固体口服剂型在功能上被评分，那么这样的信息必须包括在内［见 § 201.57（a）（8）］。如果要求有几种剂型，我们推荐用圆形项目符号显示子标题（如胶囊剂、悬浮剂、针剂）或用图表的形式。有些药品，说明书中的有限信息也可以帮助开处方（例如，提示 0.5% 的局部药膏有每管 15g 和 30g 的规格）。因为在概要中的空间有限，剂型的多种规格应该写在同一行（例如，片剂：25 mg，50 mg，100 mg 和 200 mg）。产品外观的描述语应放在剂型与规格的条目中，而不出现在概要中。

黑框警示是美国处方药品说明书中的一个重要特点。在说明书中有两处黑框警示：一个是 "Highlights" 中的黑框警告，一个是说明书正文中的黑框警告。"Highlights"中的黑框警告是正文黑框警告的摘要,而不是简单的重复。醒目、突出且多处重申的黑框警告既有效地传达了重要的安全性信息,也很好地对专业人员和患者起到了提醒用药风险的警示作用。

新法规要求设立独立的非临床毒理条目。美国处方药品说明书中为了强调药物的某些毒性作用,特别将"致癌、致突变性、生育影响"作为一个独立的项目,每个项目均列举大量的动物试验数据作为证据支持,但人体研究数据则不在此条目下表述。而国内处方药品说明书中关于这部分的说明多是放在"药理毒理"中与一般药理学作用一起阐述的,部分说明书人体实验数据也被收录于该条目下。相比之下,美国处方药品说明书的这种结构设置更突出显示了"非临床毒理"的重要性,对临床医生和患者需关注的这部分内容予以了特别的提醒。

美国处方药品说明书中的"不良反应"条目分类体系多样,不仅可以按照不良反应事件的发生频率(按照发生率逐渐减弱顺序排列)、系统器官分类进行阐述,还可按照毒理机制、临床试验中发生的不良反应和上市后发生的不良反应进行阐述。临床试验中发生的不良反应,美国处方药品说明书通常采用表格和曲线图,对受试者使用该药品和安慰剂后发生的不良反应进行对比,不良反应发生百分率也逐一列出,证据性较强。而国内处方药品说明书的"不良反应"条目目前多数尚未把临床试验期和上市后发生的不良反应分开描述,对不良反应发生频率的表达也较为笼统。

美国处方药品说明书中的"特殊人群用药"条目把"妊娠妇女""分娩妇女""哺乳妇女"分开成三个子条目详细描述,特别是"妊娠妇女"条目中的妊娠分级标准,把药物对妊娠妇女的影响由轻到重分为 A/B/C/D/X 五个级别,处方者可参考妊娠分级,对妊娠患者做出是否用药的决策。而国内处方药品说明书通常把妊娠妇女和哺乳妇女用药合并成一个条目同时阐述,信息较为简单,仅叙述"妊娠期妇女和哺乳妇女慎用",而未给出慎用的理由和临床试验证据,多数也未进行妊娠分级。

在美国处方药品说明书的最后一条特别设置了"患者咨询信息说明",

这是有别于国内处方药品说明书的一个突出特点。它列出了 FDA 批准的专供患者阅读的说明书。该条目专业层次较浅，类似于患者用药教育，其目的是让不具备医药学专业知识的患者无须花费大量时间去阅读和理解复杂的药理学、药动学等资料，很容易地了解和掌握最主要的安全用药信息。

二、药品英文说明书的框架结构词

药品说明书框架结构词的英译不唯一，一般每个结构词都有几种英文表达方法，不同国家，甚至不同企业用词经常会不同。撰写药品说明书时要根据出口目的国的法规参考出口目的国的药品说明书的实例来选择框架结构词。例如"药品说明书"这个词的英文表达方式就有 Package Insert（或简称 Insert），也有的用 Leeflet 或 Data Sheets。美国现在多用 Package Insert（过去多用 prescribing information），英国多用 Patient information leaflet。Insert 原意为"插入物"，药品说明书是放在药品包装盒内有药瓶中，属于"插入物"，所以现在用 Insert 一词的较多。

"药品名称"的英文对应词是"Drug name"，药品名包括商品名、通用名、化学名，有时还有俗名。商品名有 Trade Name，Brand name，Trade Mark 和 Proprietary Name 等多个英语名称，通用名有 Generic Name，formal name 和 Nonprietary Name 等英文对应词；而化学名和俗名一般只有一个，分别是 Chemical Name 和 Popular Name。

"成分与性状"最常用的英文标题是"Description"。其他的表示法如 Chemical Properties/ 化学结构、Composition/ 组成、Physical and Chemical Properties/ 理化性质、Introduction/ 介绍、Characteristics/ 特点等。

"药理作用"的常用的英文是"Pharmacological Action"。其他术语很多，如 Pharmacological Properties/ 药理性质、Properties/ 特性、Pharmacology/ 药理学、Actions/ 作用、Actions and Properties/ 作用与性质、Clinical Effect（Use）/ 临床效果、Mechanism of Action/ 作用机理、Mode of Action/ 作用方式。美国把 Clinical Pharmacology/ 临床药理单列了出来。

而抗生素说明书中还有可能用 Biological Action/ 生物活性或 Microbiology/ 微生物学等词。

"适应证"最常用的是"Indications and Uses"。其他表示方法还有 Therapeutic Indications/ 治疗适应证、Indications/ 适应证、Major（Principal） Indications/ 主要适应证、Uses/ 用途、Action and Use/ 作用与用途和 Scope of Use/ 应用范围等。

"禁忌证"最常用的英语对应词是"Contraindications"，也有的用 Restrictions on Use/ 用药限制等。

"用量与用法"最常用的英语术语是"Dosage and Administration"。其他常用词包括 Route of Administration/ 给药途径、Administration/ 给药、Direction for Use/ 应用指导、Method of（for）Administration/ 给药方法、Application and Dosage / 应用与用（剂）量、Mode of Application / 用法、Dosage/ 用（剂）量、Dosiology/ 计量学、How to Use/ 用法和 Posology / 剂量学等。

"不良反应"的常用英语术语是"Adverse Reactions"。其他词还有 Unwanted（Untoward）Reactions。不良反应和副作用不同、"副作用"常用的英语表示法有 Side-effects/ 副作用、Unwanted（Undesirable）Effects/ 不想要的作用、Side Reactions/ 副反应、By-effects/ 伴随作用等。美国的药品说明书取消了这个条目。

"警告与注意事项"的常用术语是"Warnings and Precautions"。其他表达方法如 Special note（caution, precaution）/ 特别注意、Caution（s）/ 注意事项、Warning（s）/ 警告、N.B.（nota bene）/ 注意、Note/ 注意、Important/ 重要事项、Important for the patients/ 患者须知等。

"包装"在英文药品说明书中的表示法有很多，最常用的是"Pack （Package）"和"Supply"，其他的还有 Supplys（Supplied）/ 提供、Package/ 包装、How Supplied/ 包装方式、Packing for Hospital/ 医院用包装、Method of Supply/ 提供方式、Package Quantities（Quantity）/ 包装量。

"贮存"的常用词是 Storage/ 储存、Storage and Handling/ 储存与搬运。

第三节　患者用药说明书的英译

药品说明书中包含了药品各个方面的信息，内容详尽，专业术语多，患者实际理解的药物信息与药品说明书所传达的信息之间存在着巨大的差距。因此，从 20 世纪 60 年代起，美国、澳大利亚、欧洲和亚洲的一些国家陆续开展了患者用药说明书的设计与实践，我国尚无患者用药说明书。患者用药说明书考虑患者的健康素养和阅读能力，采用信息设计的理念，注重用药风险和不良反应的提醒。各国之间患者用药说明书的格式和内容有很大差别，但都注重用药风险和不良反应的提醒。患者用药说明书较通常药品说明书的内容少，如美国的用药指导（Medication Guides，MedGuides）包括：①与药物使用风险相关的重要信息，②禁止使用该药的情况，③怎样使用该药，④该药可能的不良反应是什么，⑤如何储存该药，⑥关于该药安全性和有效性的总体信息，⑦该药的成分是什么。而新加坡的患者信息活页（Patient Information Leaflets, PILs）主要包括：①药品名称，②药品基本描述，③药效强度，④用药剂量和频率，⑤不能服用该药的情况，⑥药物不良反应，⑦用药期间应避免的食物和其他药物，⑧忘记吃药怎么办，⑨如何储存药物，⑩药物过量的症状，⑪药物过量时应如何处置，⑫制造商/进口商/产品许可证持有商的名称/商标，⑬服药期间的注意事项，⑭什么情况下应咨询医生。

美国的患者用药说明书形式多样，主要有患者药品说明书（Patient Package Insert，PPI）、用药指导（Medication Guides，MedGuides）、药物信息标签（Drug Facts Label）、消费者用药信息（Consumer Medicine Information，CMI）和患者信息单（Patient Information Sheet，PIS）。

在欧盟国家，针对医师和药师等专业医务人员的说明书包括药品说明书和产品特点总结书（Summary of Product Characteristics，SPC）。20 世纪 90 年代开始，欧盟要求所有的药品包装里都必须含有针对患者的药品说明书，即患者信息活页（Patient Information Leaflets，PILs）。

　　澳大利亚的患者用药说明书主要是消费者用药信息（Consumer Medicine Information，CMI），是由药品制造商针对患者编写的处方药和药师指导类药物（Pharmacist-only Medicines）的用药说明书，已覆盖 700 多种处方药。

　　新加坡的患者用药说明书主要是患者信息活页（Patient Information Leaflets，PILs），是由药品制造商针对患者编写的非处方药和药师指导类药物的用药说明书。

　　董淑杰与翟所迪在其《国外患者用药说明书的设计与实践概述》一文中将这些国家的患者用药说明书的基本形式进行了比较（表 5-7）。

表 5-7　患者用药说明书的基本形式比较

国家	患者用药信息的形式	针对药物类型	编写方	是否需官方机构批准	是否有指南指导	发放要求
美国	患者药品说明书（PPI）	某些处方药	药品制造商	是	是	特定药物强制发放
	用药指导（MedGuides）	有使用风险的处方药	药品制造商	是	是	强制发放
	药物信息标签（Drug Facts Label）	10 万种非处方药	FDA	是	是	—
	消费者用药信息（CMI）	处方药	组织或个人	否	是	新批准的处方药强制发放
	患者信息单（PIS）	有安全性问题的药物	FDA	是	是	鼓励发放

续表

国家	患者用药信息的形式	针对药物类型	编写方	是否需官方机构批准	是否有指南指导	发放要求
欧洲	患者信息活页（PILs）	所有药物	药品制造商	—	是	强制发放
澳大利亚	消费者用药信息（CMI）	处方药和药师指导类药物	药品制造商	—	是	自愿发放
新加坡	患者信息活页（PILs）	非处方药和药师指导类药物	药品制造商	是	是	—

　　患者用药说明书的内容和详细程度各国不尽相同，但设计的共同点如下所述。

　　（1）有统一的指南和法规指导患者药品说明书的撰写　美国、欧洲、澳大利亚和新加坡都有制定患者用药说明书标准或设计指南，规范患者用药说明书的内容和格式。患者用药说明书可以由药品制造商编写，也可以由个人、组织或官方机构如 FDA 编写，但所有的编写必须在符合指南的规定并在指南的指导下进行。绝大多数类型的患者用药说明书必须经过官方机构批准后才能使用，以保证内容准确可靠。相关国家也出台了相应的法律法规，以立法的形式保障了患者用药说明书的规范性和统一性。

　　（2）考虑患者的健康素养和阅读能力　健康素养指个人获取和理解健康信息，并运用这些信息和服务做出正确的判断和决定，以维护和促进自身健康的能力。简而言之，健康素养就是阅读、理解并采纳健康信息的能力。患者对于用药信息的理解程度与健康素养密切相关。研究显示，美国公民的健康素养非常有限，全体公民平均阅读水平评估为八级。然而，药品说明书的可读性在十二级左右，远高于美国人的平均阅读水平。美国 FDA、美国药学会、美国卫生系统药师协会、全国药学委员会联合会及美国卫生和公众服务部联合开展了 "Keystone Action Plan" 计划，建议患者用药信息的阅读水平设定在 6 ～ 8 级，以降低阅读难度，提高患者对信息的理解和接受程度。另外，欧洲、澳大利亚和新加坡在设计患者用药说明书时也充分考虑了患者的健康素养和阅读能力，并利用"用户测试"方法、Flesch 阅读难易评分（FRE）、Baker Able 活页设计规范（BALD）等工具对说明书的可读性进行评估。

（3）采用信息设计的理念　针对某种药物，可以查阅到的信息非常多，在成千上万的信息中如何筛选出对患者安全用药最重要的信息，如何将这种信息有效地传递给患者，是一个很有挑战性的问题。信息设计是通过艺术和科学的手段对信息进行加工，使之能够更加有效、迅速地被人们接受。这是一个搜索、过滤、整理和表达信息的过程，能够提高交流的效率和效能。使用信息设计的方式，将冗长晦涩的药品说明书进行过滤整理，最后表达成简洁易懂的患者用药信息。Raynor DK 等通过对多个国家患者说明书的研究，总结了药学信息设计的 10 项原则，包括使用常见的词语和简短的句子，标题要简短、突出，版面适当留白，每一条目前使用着重号，使用对话的形式，使用活泼的语调，使用加粗字体强调，字号越大越好，使用不对齐的文本格式（右侧不对齐），不一定要使用图片和表格。

（4）注重用药风险和不良反应的警示　据文献报道，2/3 可预防的药物不良事件都与用药相关，而其中大部分都可以归因于患者没有有效获得关于药物使用风险和不良反应的信息。患者对于此类信息的了解越充分，越有利于对药物不良事件做出及时准确的反应，实现安全用药。研究表明，在所有药物信息中，患者最希望了解药物不良反应的详细信息，并希望患者用药说明书中包含用药获益和风险的信息。患者希望用药说明书在以下两个方面帮助其进行决策：①最初决策，即需要根据用药获益和风险的信息决定是否用药；②进行中决策，即服药后需要信息指导如何用药和阐释用药期间出现的症状。美国在 MedGuides 和 CMI 的设计中采用黑框着重标出风险和不良反应信息，以引起患者注意和警惕。

目前，国外大多数的患者用药说明书都是针对处方药或有使用风险的药物设计的。患者用药说明书将安全用药信息有效地传递给患者，使患者对用药的获益和风险享有充分的知情权，有利于患者做出合理的用药决策，并提高其对药品不良反应的警觉。

第四节　保健品说明书的英译

中药不能以药的形式，只能以保健品的形式出口欧美。这就意味着出口欧美的中药的说明书需要翻译或撰写成保健品形式的说明书。

各国都对保健食品说明书的格式和内容有一定的要求。我国保健食品说明书标签管理规定保健食品说明书要包括：①产品名称，②引言，③主要原料，④功效成分或者标志性成分及含量，⑤保健功能，⑥适宜人群，⑦不适宜人群，⑧食用量及食用方法，⑨规格，⑩保质期，⑪贮藏方法，⑫注意事项，⑬生产企业名称，⑭生产许可证编号（进口保健食品除外），⑮生产企业地址、电话、邮政编码等。为此，国家食品药品监督管理总局还制定了模板。

美国FDA制定的《膳食补充剂标签指南》（*Dietary Supplement Labeling Guide*）的第一章（chapter I）中明确将草本植物和其他植物（herb or other botanical）归属于食品保健品（dietary supplements）。这个指南对食品保健品说明书的撰写提出了非常详尽的要求，分8部分：①一般信息（General Dietary Supplement Labeling），②名称（Identity Statement），③每个包装里的食品保健品的净量（Net Quantity of Contents），④营养标注（Nutrition Labeling），⑤成分标注（Ingredient Labeling），⑥说明（Claims），⑦新膳食成分的市场前通知（Pre-market Notification of New Dietary Ingredients），⑧其他信息（Other Labeling Information）。指南对每部分都进行了详尽的解释。例如，说明（Claim）项包括营养内容说明

（Nutrient Content Claims）、抗氧化剂说明（Antioxidant Claims）、高效力说明（High Potency Claims）、百分比说明（Percentage Claims）、健康说明（Health Claims）和结构/功能说明（Structure/Function Claims）。健康说明指的是明确或提示一种物质和一种疾病的关系，描述一种物质在减少一种疾病的危险上或预防一种疾病上的作用，例如可以说"钙可能减少骨质疏松症发生的危险"，而结构/功能说明则是描述一个物质在保持机体的结构或功能方面的作用。

保健品说明书有《补充剂产品基本信息》（或称保健品基本信息）版面（Supplement Facts panel），在《补充剂产品基本信息》（Supplement Facts）中列出产品包含的成分，每份活性成分的含量，以及添加剂（如填充剂、黏合剂和调味料）等。食品保健品说明书还要有用法用量、产品的功能作用等重要信息。这些要求严谨而明确。如美国 FDA 法规中的"Executive Summary"中要求保健品说明书不可以有药物治疗作用的字样，不能说治疗某一具体疾病，也不能用药品说明书中专用的词汇。例如，不能用"diagnose""treat""prevent""cure""mitigate"等词。但可以出现影响人体系统、器官功能结构等的词汇。例如，"stimulate""maintain""support""regulate""promote"等。下面请看表 5–8Garden of Life 公司的保健品Perfect Food Super Green Formula 的产品说明书。

表 5–8　**Perfect Food Super Green Formula 的产品说明书**

Supplement Facts

Serving Size: 1 level scoop（Approx. 2 tbsp. or 10 g）

Servings Per Container: 30

	Amount Per Serving	% Daily Value[1]
Total Calories	30 g	
Calories from Fat	5 g	

Supplement Facts

Serving Size: 1 level scoop (Approx. 2 tbsp. or 10 g)

Servings Per Container: 30

	Amount Per Serving	% Daily Value[1]
Total Fat	1 g	2%
Total Carbohydrate	4 g	1%
Dietary Fiber	1 g	4%
Sugars	1 g	
Protein	3 g	6%
Vitamin A (as beta–carotene)	8000 IU	160%
Vitamin C	60 mg	100%
Calcium	100 mg	10%
Iron	3 mg	17%
Sodium	55 mg	2%
Potassium	350 mg	10%
Perfect Green Juice Blend Barley Grass Juice, Alfalfa Grass Juice, Wheat Grass Juice, Oat Grass Juice	5,000 mg	+
Perfect Protein–Mineral Blend Spirulina, Rice Bran Solubles, Chlorella, Calcified Red Algae, Kelp	3,300 mg	+
Poten–Zyme Whole Food Matrix: Barley Grass, Oat Grass, Wheat Grass, Alfalfa Grass, Amaranth Sprout, Quinoa Sprout, Millet Sprout, Buckwheat Sprout, Garbanzo Bean Sprout, Lentil Sprout, Adzuki Bean Sprout, Flax Seed Sprout, Sunflower Seed Sprout, Pumpkin Seed Sprout, Chia Seed Sprout, Sesame Seed Sprout	1,200mg	+

Supplement Facts

Serving Size: 1 level scoop (Approx. 2 tbsp. or 10 g)

Servings Per Container: 30

	Amount Per Serving	% Daily Value[1]
Acerola Cherry Extract (Fruit)	300 mg	+
Perfect Veggie Juice Blend: Alfalfa (Sprout) , Beet (Root) , Carrot (Root) , Broccoli (Flower & Stem) , Tomato (Fruit) , Cucumber (Gourd) , Kale (Leaf) , Spinach (Leaf) , Green Cabbage (Leaf) , Celery (Stalk) , Cauliflower (Flower & Stem) , Bell Pepper (Fruit) , Asparagus (Flower & Stem), Brussels Sprout (Leaf), Onion (Bulb), Ginger (Root)	200 mg	+
Probiotic Blend (1 Billion CFU)[2] Lactobacillus plantarum, Bifidobacterium longum, Bifidobacterium lactis, Bifidobacterium bifidum, Lactobacillus rhamnosus, Bifidobacterium breve, Lactobacillus paracasei, Lactobacilluscasei, Lactobacillus salvarius, Lactobacillus acidophilus	7 mg	+

[1] Percent Daily Value based on a 2,000 calorie diet

[2] CFU count per serving at time of manufacture

+Daily Value not established

Description

- More Greens Per Serving

- 45 Phytonutrient-Dense Superfoods

- 12 Sprouted Ingredients

- Fermented Whole Food Ingredients

- Made With Young Cereal Grass Juices

- Whole Food Dietary Supplement

Perfect Food Super Green Formula has more greens per serving than other green food formulas. Made with vegetable, sprout and organic cereal grass ingredients, one serving is equivalent to 140 grams of fresh grass juice to ensure your body receives the nutritional benefits of multiple servings of fruit and vegetables every day. Perfect Food Super Green Formula contains 10 probiotic strains, delivering a one billion live cell count[2] per daily serving to support digestive health and spirulina to support healthy immune function. An excellent source of natural vitamin A in the form of beta-carotene and natural vitamin C, Perfect Food is great for those who are unable to eat enough green foods. Select ingredients are produced through the Garden of Life proprietary Poten-Zyme fermentation process to make the nutrients more available to the body.

Suggested Use

Adults mix 1 level scoop (approx. 2 tbsp) in 8 ounces of water or juice 1 (or more) times per day. Begin with 1/4 serving size for the first few days gradually working up to full serving size. Not intended for children. Scoop included.

Other Ingredients

Stevia, rice maltodextrin (carrier for probiotics) , magnesium stearate (vegetable source) .Probiotics are cultured in dairy, which is generally consumed during the fermentation process.

Probiotics are cultured in dairy, which is generally consumed during the fermentation process.

Contains no apple fiber, rice flour, artificial colors or preservatives.

Vegetarian.

This product is made with natural ingredients, therefore color may vary from lot to lot.

Warnings

Caution: As with any dietary supplement consult your healthcare practitioner before using this product, especially if you are pregnant, nursing or under medical supervision.

Store in a cool, dry place.

Do not use if safety seal is broken or missing.

Keep out of reach of children.

Packaged by weight not by volume. Settling may occur.

这是一个草本植物的食品保健品说明书。这个说明书首先用表格的形式介绍了产品的主要成分。从这个保健品说明书中可以看到，保健品说明书比药品说明书简单得多，有些食品保健品的说明书比上述保健品说明书更简单，而维生素类的食品保健品说明书则尤其简单。下面请看 International Vitamin Corporation 公司的 Posture–D Calcium 的说明书。

Posture–D CalsiumWith Vitamin D & Magnesium

• Specially formulated with Tricalcium Phosphate–As easily absorbed as calcium from milk WITHOUT GAS/STOMACH PROBLEMS

• Contains Phosphorus–Because Calcium Alone is Not Enough for Healthy Bones

• 600 mg Calcium in each caplet–Provides recommended daily levels of calcium

• Up to 4X more Vitamin D than other leading brands–Helps your body absorb calcium better

• Specially coated smaller caplets–Easier to swallow than other leading products

Supplement Facts
Serving Size 1 Caplet

Amount Per Serving	% Daily Value
Vitamin D 500 IU	125%
Calcium 600 mg	60%
Phosphorus 280 mg	28%
Magnesium 50 mg	13%

Ingredients

Tricalcium Phosphate, Magnesium Oxide, Microcrystalline Cellulose, Croscarmellose Sodium, Methylcellulose, Hydroxypropyl Methylcellulose, Magnesium Stearate, Titanium Dioxide, Modified Food Starch, Polyethylene Glycol, Sodium Lauryl Sulfate, Sucrose, Sodium Ascorbate, Medium Chain Triglycerides, Carnauba Wax, Silicon Dioxide, dl–alpha Tocopherol, Cholecalciferol.

Directions

Adults–Take two caplets daily, or as recommended by a physician.Can be taken with your Multivitamins.

KEEP OUT OF THE REACH OF CHILDREN

Store at 15 ～ 30℃

WARNING

Pregnant or nursing women and individuals taking any medication, or who have underlying health conditions should consult their physician before using this product.

…

表 5–9 列出了 International Vitamin Corporation，Natural Factors Nutritional Products，Nutrawise Corporation，NOW Foods，Garden of Life5 个保健品公司说明书的结构框架。前三个公司参与了 USP 食品保健品验证项目，

后两个是生产草本膳食补充剂（保健品）的大公司，因此，这5个公司具有权威性和代表性。

表5–9　5个公司保健品说明书的框架结构

	International Vitamin Corporation	Natural Factors Nutritional Products	Nutrawise Corporation	NOW Foods	Garden of Life
Supplement facts	Yes	Yes	Yes	Yes	Yes
description	Yes	Yes	Yes	Yes	Yes
Suggested Use	Yes	Yes	Yes	Yes	Yes
Caution	No	No	No	No	Yes
Warning	Yes	No	Yes	Yes	No
Ingredients	Yes	No	Yes	No	No
Storage	Yes	No	Yes	Yes	No
Frequently asked questions	Yes	Yes	No	No	No

表5–9提示，5个公司都有 Supplement facts，description（或 information），Suggested Use（或 directions）项，是保健品说明书必须的内容。Natural Factors Nutritional Products 公司在介绍产品功能作用时用的框架结构词是 information，而其他公司用的是 description，可见保健品说明书的结构词不统一。Garden of Life 公司介绍产品功能作用信息的 Description 部分写得非常详尽，Natural Factors Nutritional Products 公司有两个这样的信息描述部分，一个是简单的描述，一个是详尽的描述，而其他公司的描述比较简单。可见，他们在介绍产品的功能作用上所用的文字区别较大。

对比药品说明书，保健品说明书的结构框架简单得多，保健品公司间的说明书差别较大。但一个公司自己所有说明书的框架保持一致，语言环环相扣，重视逻辑性和说服力，明显拥有自己的特色。欧美也有的公司把科研成果的支撑数据写到了说明书里。

第五节　中药药品英文名称的撰写或翻译

中药产品有很多化学成分，并且多不明确是哪种或哪些化学成分起到了治疗作用，因此中药不可能有化学名称。通用名是同一种成分或相同配方组成的药品的通用名称，相同通用名的药物的有效成分相同，通用名担负着一个药品治疗成分的标签作用。中药药品一般只有一个名称，绝大多数中药的药品名称历史悠久，已经不具有专有性质了，一提起这些中药药品，如六味地黄丸，行内人士及外籍的中国人都知道是什么药，甚至知道这个药品的组成成分和功能作用，符合通用名的药品组成和药品功能的标签作用。然而，药品的国际通用名的英文名称还要采用 WHO 编订的国际非专利药名（*International Nonproprietary Names for Pharmaceutical Substances*，简称 INN）的命名规则进行命名，按照这些法规要求和药品的定义，中药药品还无法申报国际通用名。所以，中药药品没有国际英文通用名，出口的中药药品也不能非法地制定通用名。但因为中药的上述汉语名称的标签作用有必要保留。而中药的药品名称多具传统性，所以可以把中药的药品名称作为传统名翻译、保留。

商品名是药品生产企业自己确定、经药品监督管理部门核准的产品名称，具有专有性质。在一个通用名下，由于生产厂家的不同，可有多个商品名称。商品名一般简单上口、容易记忆，有企业的标签、品牌效应、市场竞争作用，更有激励商家做好自己药品的作用。因此，商家很有必要给自己的药品起个商品名。这样既可做出我国传统中医药的特色，又可做出企业的品牌。

很多研究认为中药药品名称的英译缺乏一致性，同一药品名称出现了多个不同的翻译版本。如六味地黄丸用汉语拼音注音法翻译的译文就有如下几种："Six-Ingredient Rehmannia Pill""Liu-Wei-Di-Huang-Wan""Liuwei Dihuang Wan""Liu Wei Di Huang Wan""LiuweidihuangWan"及"Liuweidihuangwan"。黑龙江中医药大学的医学英语教研室就哪种翻译比较合适做了问卷调查，调查了相关专家，发出问卷30份，收回28份，其结果如表5–10所示。

表5–10　中药药品名称不同汉语拼音翻译法的问卷调查结构

音译方法	Liuwei Dihuang Wan	Liu-Wei-Di-Huang-Wan	Liu Wei Di Huang Wan	LiuweidihuangWan	Liuweidihuangwan
赞同人数	8	0	19	1	0

表5–10显示，19名专家主张以单一汉字为单位、中间不加连字符的音译翻译法，占总人数的68%；8名专家主张以汉字词组为单位的拼音组合法。这个调查结果和范为宇等的研究成果相一致。因此可以说，如果以汉语拼音翻译中药药品名称的话，以单一汉字为单位、中间不加连字符的音译翻译法是最佳选择。

如果把全部用汉语拼音的音译法看成一种中药药品名称的翻译方法，那么目前共有6种中药药品名称的翻译方法：①全部音译，例如"金匮肾气丸"译成"Jin Gui Shen Qi Wan"；②音译加上剂型直译，例如"附子理中丸"译成"Fu Zi Li Zhong Pills"；③全部直译，例如"四物汤"译成"Four Agents Decoction"；④音译加直译解释，如"六味地黄丸"译作"Liu Wei Di Huang Wan（Six-Ingredient Rehmannia Pills）"；⑤创意，如"参茸养颜酒"译作"Empress Wine"；⑥意译，指通过对原文深层意蕴的理解和消化，用词素等方法翻译出含有药品的主要药材或隐含着药品主要功能作用的名称，如"健脾丸"译作"Digestwell"，"天王补心丹"译作"Heartwell"等。

　　中药药品说明书的药品传统名和商品名采用上述哪种翻译方法为好，黑龙江中医药大学的医学英语教研室开展的上述问卷中也包括了这一调查。结果如表 5-11 所示。

表 5-11　出口中药传统名和商品名英译方法的问卷调查结果

翻译方法	全部直译	全面音译	音译加剂型直译	音译加直译	意译	创译
支持通用名的人数	8	19	0	1	0	0
支持商品名的人数	4	0	0	0	24	21

　　表 5-11 显示，受调查的专家们无一支持音译加剂型直译的翻译方法。19 名专家支持中药传统名采用全部音译，占总数的 68%；24 名专家支持商品名采用意译的翻译方法，约占总数的 86%，这 24 名专家中有 21 名专家支持商品名采用意译和创译的两种翻译方法，占总数的 75%，他们认为意译和创译结合应该是更好的药品商品名称翻译的方法。

　　传统名称采用直译虽然有利于消费者记忆，但一个中药药品的汉语名称可能会直译出几种英文名称，不符合传统中药只有一个传统名称的特点，也不利于回译（back translation），有时还可能引起不良作用（例如把"白虎汤"译作"White Tiger Decoction"会明显影响西方人购买此药）。而传统名采用全部音译，不仅能够起到通用名的一些作用，还有利于回译，因而获得了专家的支持。通过意译或意译和创译相结合的方式翻译出来的短而有意义的商品名更容易记忆，有促销作用和品牌效应，因而获得了专家的支持。对于现代中药药品，则可以将药品的汉语名称译作传统名，再加上一个商品名，这个方法同样适用于现代中药药品的英译。

　　由此可见，中药药品应该有两个名字：传统名和商品名。传统名以单一汉字为单位、中间不加连字符的音译翻译法为最佳。商品名则以意译或意译和创译相结合的翻译方法为最佳。

第六节　中药药品功能作用部分的英文撰写与翻译

功能主治（在保健品中不用"主治"一词，而用"作用"一词）部分是药品说明书最重要的部分，是药品使用者选择用药的重要依据。中药药品说明书的功能主治（或作用）部分的汉语句子简洁整齐，中医学术语丰富，四字词语用得较多，介于古汉语和现代汉语之间，蕴含丰富的传统中医文化和哲学色彩，因此翻译起来困难较大。很多人认为这部分的英译目前存在的主要问题是中医学术语的翻译不统一和译文缺乏可读性。术语翻译不统一主要体现在一个中医学术语存在着多种翻译。例如，中医学术语中的"气"有"qi""chi"和"energy"等几种常见翻译。权威组织已经下了很大功夫解决术语翻译不统一的问题。例如 WHO 和世界中医药联合会（WFCMS）分别在 2007 年末和 2008 年初出版发行了《亚太地区国际标准传统医学词汇》和《中医英语国际标准词汇》，很多术语标准化的问题目前已经得到了解决，学者们的努力解决其他的术语的标准化翻译问题。译文缺乏可读性主要出现在说明书的功能主治部分中，中医学术语和西医术语混杂使用，用中医学理论解释中药治疗西医疾病的作用，使只了解一些西医知识和以逻辑思维为主的西方人无法理解中药药品说明书。

目前的中药药品英文说明书，大多数把功能和主治（或作用）部分合在一起来撰写，少数分开撰写。在功能和主治（或作用）分开撰写的英文药品说明书中，功能部分的中医术语非常多，主治（或作用）部分中医术语则很少。药品功能涉及很多医学知识，如同西药药品说明书的药理作用部分一样，这部分包括大量的中医学术语。如"补肾壮阳""心火上炎"等，医药人员能看懂，患者一般难看懂。而作用（或主治）部分在药品说明书中主要涉及有疾病词汇、症状词汇和很多公共英语词汇，而在保健品说明书中则主要涉及一些对健康有利的词汇，这部分内容医药工作人员和患者都需要读懂。所以，把功能和主治（或作用）分开，功能部分采用异化翻译，主要应用中医学术语，使医药人员充分理解药物的功能特点；主治（或作用）部分应采用归化翻译，用西医术语和公共英语词汇，使患者明白一个中药药品能治疗什么病及能解决哪些身体不适。

为确定这一观点正确与否，黑龙江中医药大学的医学英语教研室通过问卷调查的方式调查了 10 名美国的中医专家（发放问卷 10 份，收回 10 份）和 30 名美国中医诊所的患者（发放问卷 30 份，收回 27 份）。问卷结果如表 5–12 所示。

表 5–12　功能和主治部分撰写方法

	写在一起	分开	功能部分异化、主治部分归化	其他（均异化、均归化或功能归化主治异化）
中医医生（赞同人数）	2	8	7	3
国外患者（赞同人数）	6	21	20	7

表 5–11 的结果显示 80%（8/10）国外的中医医生和 78%（21/27）的国外患者支持功能和主治分开撰写；70%（7/10）的国外中医医生和 74%（20/27）的国外患者支持功能部分异化、主治部分归化。两者均占绝对多数。

结果显示绝大部分被调查者支持功能和主治（或作用）分开撰写，并支持功能部分异化、主治部分归化的翻译方法。因此，功能和主治（或作用）分开撰写、功能部分异化、主治部分归化的翻译方法应该作为我国中药功能和主治部分的翻译方法。

进而，保健品说明书和药品说明书功能主治（或作用）部分的语言也有所不同。例如，药品说明书的功能与作用部分的标题多用 "Indication"，也可用 "Indications and Usage" "Action and Use" 或 "Use" 等，而食品保健品的作用部分多用 "Description" 或 "Information"。

因此，在撰写或翻译出口中药说明书时，首先要根据出口目的国的法规要求，决定把说明书写成药品说明书还是膳食补充剂（食品保健品）说明书，然后按照要求区别撰写。

学者们在研究中药药品英文说明功效语部分的翻译过程中，采用了西方很多翻译理论作为指导，其中用得最多的是功能对等理论。

本章小结

中药药品英文说明书的撰写与翻译尚不规范。然而，译者首先需要掌握药品英文说明书的基本框架和框架词。中药在世界上有双重身份：药品和保健品。出口中药需要依据出口目的国的法规要求来撰写或编译中药药品英文说明书。如果出口目的国能以药的形式接受我国的中草药，英文说明书就按药品说明书来翻译或撰写；如果出口目的国只能以食品保健品的形式接受我国的中草药，英文的中药说明书就要写成食品保健品说明书。说明书必须按出口目的国的要求来撰写。

药品说明书框架结构词的英译不唯一，一般每个结构词都有几种英文表达方法，不同国家，甚至不同企业用词也会不同。撰写药品说明书时要根据出口目的国的法规，参考出口目的国的药品说明书的实例来选择框架结构词。相比药品说明书，保健品说明书的结构框架简单得多，保健品公司间的说明书差别较大。但一个公司自己的所有说明书框架应保持一致，语言环环相扣，重视逻辑性和说服力，明显拥有自己的特色。现在，已有很多国家开始有了患者用药说明书。

第六章
中医论文的撰写与翻译

中医论文是科技论文的一种，有其独特的属性，即具有科学性、创新性、简洁性、逻辑性、可读性等。

所谓科学性是指概念、原理、定义和论证等内容的叙述清楚、确切，历史事实、任务及图表、数据、公式、符号、单位、专业术语和参考文献准确，资料翔实，实事求是。不主观臆断，更不为达到"预期目的"而歪曲事实，伪造数据。论文理论和实践水平能够代表当今国内外医学发展的水平。

创新是医学论文的灵魂。"创新性"即在本学科范围内创立或发展了有价值的新专业、新理论、新技术、新方法等，包括发现别人未涉足的新问题和新领域；找出认识问题的新角度，提出新观点，得出新结论。

医学论文要求简洁，这不同于一般的文学作品，需要各种修辞手段和华丽的辞藻。医学论文要求行文严谨，重点突出，文字语言规范、简明，能用一个字表达清楚的就不用两个字，不滥用同义词和罕见词。

论文的逻辑性是指论题、论点、论据、论证之间的联系一环扣一环，循序撰写，首尾呼应，顺理成章，做到资料完整、设计合理，避免牵强附会、虎头蛇尾、空洞无物。

写论文的目的是进行学术交流，论文必须具有可读性，即文字通顺、结构清晰、所用词汇具有专业性，而且是最易懂、最有表达力的语言。使读者用较少的脑力和时间理解作者所表达的观点和结论，并留下深刻的影响。

第一节　中医论文种类

与其他科技类文章相似，中医论文的种类主要可分为七大类：①评论类，②论著类，③简报类，④病例报告类，⑤综述讲座类，⑥会议纪要类，⑦消息动态类。根据论文的研究角度又可分为原始研究论文或称作一次性论文（primary or original research studies）、二次性研究论文（secondary or integrative studies）和其他（即不是基于研究的文章，如社论等）。原始研究分为实验报告（laboratory experiments）、临床试验（clinical trials）、病例对照研究（case–control studies）、队列研究（cohort studies）和调查研究（survey research）等。

一、评论类

评论类论文包括述评和专论。述评类是作者针对国内外某医学研究领域、某学科存在的热点和难点或正在进行的研究专题进行较为广泛而深入的阐述和精辟的评论，也可对某一方面的研究进行深入的专论，具有学科导向作用。要求观点鲜明、针对性强。常见述评类栏目包括述评、专家论坛、焦点论坛等。但写这些文章的作者一般来说都应该是该领域知名的专家或学术带头人。

二、论著类

这是最具代表性的文章，实验研究、临床研究、现场调查等均属于这一类，是报道基础、临床、预防医学等领域研究成果与实践经验的学术性论文。一篇高质量和高水平的论著应当符合科学性、独创性、实用性、规范性等的要求。不仅要如实地反映研究过程，准确地提供实验数据，客观、全面地分析研究结果，具有逻辑性推理，严谨的结论，做到文字表达准确、简练、通顺，使用规范化的科技语言。使读者用最少的时间，获取最多的知识和信息。

三、简报类

简报是一种简要报告，是具有一定学术价值可供鉴戒的文稿。这类文稿要求语言简练，内容高度概括，其中应提供主要探究方法、重要结果数据、新的见解和结论。书写格式同论著类，一般不含有中英文摘要，保留中文关键词，全文 2000～3000 字，要求语言简练、内容高度概括。

四、病例报告类

病例报告是医学论文的一种常见体裁，通过发现一两个病例的某一特殊情况，试图在疾病的表现、机理及诊断治疗等方面提供第一手资料。病例报告是医学期刊中常见的一个栏目。过去，病例报告类论文多是报告一些首次发现的新病例，如艾滋病、军团病都是通过病例报告被人发现的。但随着时间的推移，病例报告类论文目前已主要集中在已知疾病的特殊临床表现、影像学及检验学等诊断手段的新发现、疾病的特殊临床转归、临床诊断治疗过程中的特殊的经验和教训等。

五、综述和讲座类

综述是反映某一领域或某一专题研究进展或动态的文章，可以是国内或国外文献综述。综述要求尽可能将收集到的最新文献资料介绍给读者，要有一定的指导意义，现代综述类 SCI 论文多采用元分析（meta-analysis）。讲座是向读者系统介绍某一专业或专题研究方向的基本知识，内容要深入浅出、贴近听众、实用性强。

六、会议纪要类

会议纪要是医学期刊一种常见的报道形式。基本要求是交代会议的基本情况，包括会议召开的具体时间、地点及参会人员；描述会议的主要议题、重要内容、讨论结果、会议收获及对会议内容总的评价。会议纪要简明扼要、客观真实反映会议的全部内容。

七、消息动态类

常见的内容有国内外学术动态、科研简讯、医学新闻、时讯、信息、消息、会议预告等。此类文章要特别强调时间性，具有报道及时、快速、简短扼要等特点。

第二节　发表中医 SCI 论文的杂志简介

收录中医药学及补充替代医学论文的 SCI 期刊约 30 种，其中一部分收录在 SCIE 中，SCIE 的意思是 SCI Expanded，即科学引文索引扩展版。SCI 收录的传统医学期刊中天然产物、药用植物、植物药等专业期刊占多数，且影响因子及特征因子较高的期刊也多为此类期刊。这可能与植物药、天然产物的研究思路与研究方法同主流自然科学研究方法更为接近有关。尽管传统医学在发展中国家更具影响力，也开展了更多的实践和研究，学术出版更为丰富，但 SCI 收录的传统医学期刊大部分由欧美国家出版。下面列举一些常见的 SCI 收录的替代医学杂志。

一、针灸与电针疗法研究 *Acupuncture & Electro-Therapeutics Research*

Cognizant Communication Corporation 于 1976 年创建了本刊，该杂志为季刊，号称投稿周期短、发表快。稿件录用率相对较高。实验研究、针灸实验方面的论文更容易被录用。如果为难治性疾病的早期诊断和安全有效地治疗研究，录用率会更高，如顽固性疼痛、肌张力障碍、帕金森病、阿尔茨海默病、癌症和循环系统疾病。杂志主编是 Yoshaiki Omura。

二、针灸医学 *Acupuncture in Medicine*

Acupuncture in Medicine 是一本科学临床杂志，双月刊。旨在通过发表研究针灸疗效、作用模式及针灸在医疗服务和临床实践领域中应用的文章，来促进对针灸及相关治疗手段的科学认识。该杂志主要针对接受西医训练的医生和其他卫生专业人员，通过现有的神经生理学和解剖学的原理来解释针灸的效果。该杂志使用的术语为"Western medical acupuncture/西方针灸"，其发表的文章也多限制在采用西医研究手段的文章。不过，有关传统针灸（临床试验和理论研究）的循证类文章也会被考虑接受发表。该杂志欢迎科学报告、综述和系统综述、病例报道及描述类或教育类论文等，注重数据的编辑质量。该杂志由代表英国医学针灸学会的英国医学杂志（BMJ）集团公司拥有。

三、替代医学评论 *Alternative Medicine Review*

Alternative Medicine Review 是由美国 Thorne Reasearch 公司于 1996 年出版发行的一本同行评议补充替代医学杂志。每年出版 4 次，专门用来共享补充和替代疗法相关的信息，旨在为预防保健从业者提供准确、及时并且与临床相关的各类原创文章、摘要及文献综述等。杂志主要刊登对保健从业者有临床价值的文献综述、原创研究、编者按、专题文章及书评等。

四、保健与药物替代疗法 *Alternative Therapies in Health and Medicine*

该杂志创建于 1995 年，为双月刊。稿件处理时间 3～6 个月。收录中国大陆地区的研究极少，被录用率很低。主要收录范围很广，包括替代医学治疗。主要发表病理报告、原创科研论文和系统综述类文章。杂志主编是 Andrew W. Campbell。

五、美洲中国医学杂志 *American Journal of Chinese Medicine*

American Journal of Chinese Medicine 由 Frederick F. Kao 于 1979 年创刊于新加坡，是世界科技出版公司（World ScientificPublishing Co. Pte. Ltd）出版的一本研究东西方比较医学的国际性杂志。主要发表有关传统医学或民族医学的文章，特别关注以下领域：①关于土著医疗技术、治疗操作、药用植物、传统医学理论及概念的基础与临床研究；②关于医疗实践及卫生保健的多学科研究，尤其是从历史、文化、公共卫生及社会经济等角度所进行的研究；③有可能对全球卫生政策的制定产生影响的基于各种不同文化背景的比较医学研究，例如发展中国家卫生保健状况、卫生保健技术及概念的可应用性及可转让性；④民族医学古代文献的学术翻译或现代出版物。杂志发表文章的类型包括原创科学研究论文、综述、评论、社会政策声明、新闻简报、文献研究、研究指南、给编辑的信、书评、精选再版。该杂志每年 3 期，投稿周期也较长，要 1～2 个月，对英文的要求很高。

六、补充与替代医学 *BMC Complementary and Alternative Medicine*

BMC Complementary and Alternative Medicine 杂志主要发表补充或代替传统治疗手段的干预手段或资源的文章，尤其强调那些探讨生物作用机制、疗效、安全性、成本、使用和应用模式的研究。杂志发表文章类型主

要包括研究论文、病例报道、数据库文章、辩论类文章、应用软件文章、研究方案和技术进步文章。

七、中国中西医结合杂志 *Chinese Journal of Integrative Medicine*

Chinese Journal of Integrative Medicine 于 1995 年创刊，现在为月刊。该杂志是第 1 本被 SCI 收录的结合医学领域的同行评审杂志。该杂志旨在促进结合医学及替代医学的国际交流，及时发表反映结合医学或替代医学领域的最新进展、趋势及临床实践、科学研究、教育与保健方面经验和成果的科学论文。杂志栏目设置包括编者按、热点透视、述评、专题笔谈、论著、临床经验、病例报道、循证结合医学、传统医学、中西药相互作用、文献研究、学术探讨、思路与方法、法规指南、综述、跨学科知识、继续教育、会议纪要、读者来信、名人介绍、书评、广而告之、精品展示、会议预告等。

八、医学补充疗法 *Complementary Therapies in Medicine*

Complementary Therapies in Medicine 创刊于 1993 年，是英国出版的一本国际性同行评议期刊。该杂志为双月刊，主要读者对象为家庭医生、护士、理疗医生及补充疗法医生等保健从业人员。每期都会发表一些补充医学领域原创的、高质量的临床研究及将补充医学与主流保健方式相结合的经验和相关信息。杂志旨在发表各类证据确切和设计严格的相关研究论文，以达到促进医疗保健的目的。因有些形式的补充替代医学研究带有新颖复杂的干预方法，故杂志鼓励对于研究方法做深入探讨。医疗保健方面具有阴性结果的、设计良好的研究报告也将予以考虑。该杂志投稿周期较长，常投了 2 ～ 3 个月也没有消息，一般要处理 4 个月以上。中国大陆地区和俄罗斯的研究论文比较难被录用，不欢迎动物实验研究。

九、欧洲结合医学杂志 *European Journal of Integrative Medicine*

European Journal of Integrative Medicine 接受补充与替代医学领域各个方面的投稿，尤其关注整个医疗系统、公众健康、自我管理和传统医疗系统。该杂志致力于将主流医学与循证的补充医学相结合，鼓励有关结合临床实践和跨专业教育的研究。该杂志针对的读者涵盖了主流医学和结合医学，包括医疗从业人员、研究人员、卫生保健机构人员、医疗教育工作者和那些寻求结合医学的客观关键信息的人员。杂志为研究人员和临床医生提供了一个连接两者的国际的跨学科的平台。该杂志主要侧重于原创性研究文章，包括系统评价、随机对照试验、其他临床研究、定性研究、观察性研究和流行病学研究。此外，杂志也欢迎简短的评价类文章、评论文章及与健康服务和政策、卫生经济学、心理学有关的文章。

十、循证补充与替代医学 *Evidence-Based Complementary and Alternative Medicine*（*eCAM*）

该杂志由美国加州大学 Edwin L. Cooper 教授创立于 2004 年，EdwinL. Cooper 教授在 2004～2010 年期间担任该杂志的主编。eCAM 力图对古老而又现代的补充替代医学追根溯源，并鼓励将严格的科学研究方法应用于补充替代医学的研究中，特别是应用于亚洲的传统医学治疗体系中。杂志既关注疗效，也倾力于探究各种疗法的作用机制，并以此推进生物医学各领域中基础研究、临床研究、方法学及科学理论等的研究进展。杂志发表的文章包括基础研究和临床研究，涉及植物药疗学（草药医学）、印度草药医学、中医学、汉方医学、顺势疗法、针刺和指压疗法、水疗法（浴疗学）、相关动物分子学、神经免疫机制等。也会考虑其他来源的天然动植物分子研究类文章。

十一、癌症综合治疗 *Integrative Cancer Therapies*

Integrative Cancer Therapies 是由美国塞奇（SAGE）出版公司出版发行的一本国际性癌症治疗杂志。该杂志为季刊，每年 3、6、9、12 月各出版 1 期。杂志关注癌症治疗领域的新动向，特别是替代医学和传统医学与常规治疗方法的有效结合。杂志为读者提供科学严谨的原创研究、病例报道、文献综述、教学论坛等文章及对于某些热门话题的评论。杂志的读者群体包括肿瘤学家、肿瘤外科医生、肿瘤放射学家、从事肿瘤临床的泌尿外科医生、妇科医生及妇女保健专家、肿瘤学护士、按摩师、营养学家、药剂师及有相关经验的大众读者。

十二、替代和补充医学杂志 *Journal of Alternative and Complementary Medicine*

Journal of Alternative and Complementary Medicine 是由生物医学领域著名出版商美国纽约公司出版发行的一本双月刊，是国际补充医学研究协会及针灸研究协会的官方杂志。刊登的内容包括有关西医领域之外的各种疗法的观察性及分析性报告、观点、评论。杂志还发表当前临床治疗中的新疗法，包括相关病例报道等。这本杂志的主要宗旨是建立严格、合理的研究方法，完善和提高论文发表标准以保证评价方法及数据的收集、分析和处理的有效性和可靠性。该杂志影响力较大，但收录中国大陆地区的研究很少。

十三、民族药物学 *Journal of Ethnopharmacology*

Journal of Ethnopharmacology 杂志主要发表原创文章，关注那些过去和现在传统医学中所应用的植物和动物的生物活性的观察和实验性研究。该杂志特别欢迎跨学科的论文与应用民族药物学、民族植物学及民族化学

的研究手段对土著药物的研究。人类学和民族植物学领域的研究也属于该杂志的发表范围。涉及药理和毒理作用机制的研究，特别受到欢迎。临床疗效研究如果被视为能够促进理解具体民族药物学问题，也有可能被接受发表。该杂志欢迎上述领域内的综述类文章，尤其是那些强调民族药物学多学科性质的综述。评论类文章一般只接受特邀评论。这个杂志对非洲、拉美及南亚国家的投稿的要求较低，很初始的研究就能发表。而对于中国大陆及港澳台地区的投稿，要求高一些。

十四、中医杂志 *Journal of Traditional Chinese Medicine*

Journal of Traditional Chinese Medicine 是由中华中医药学会和中国中医科学院联合主办的国家级中医药学术期刊。1955 年创刊，月刊。杂志英文版于 1981 年创刊，现发行 90 多个国家和地区，是我国传统医学对外交流最重要的窗口，双月刊，是 MEDLINE 收录的第 1 份中国出版的中医药期刊。2010 年起又被列为 SCIE 来源期刊，是 SCI 收录的 30 余种全科医学和替代医学期刊中，唯一一本中国传统医学综合性学术期刊。栏目包括循证研究、理论研究、基础研究、临床观察、中药研究、文献研究、思路与方法、综述等。内容以报道中医药基础、临床研究成果和科研前沿进展为主，覆盖中医药学科各个领域。

十五、植物药学 *Phytomedicine*

Phytomedicine 首次出版于 1994 年，主编是 Alexander Panossian。该杂志发表在植物治疗法方面的临床试验，以及在植物药理学、生药学、标准化和植物毒理学方面的研究结果，包括植物的提取物及从这些提取物中分离出来的化合物。目前发表的文章主要包括病例报道、药理学和分子生物学研究、筛选研究（只包括那些有特殊活性的植物提取物和分离的化合物）、化学结构活性研究、植物药的化学分析和标准化研究及特邀综述。

这个杂志主要是研究植物疗法、植物提取物或者活性成分的药理与毒理及临床研究，对成分明确活性较好的药物容易接受。

十六、药用植物 *Planta Medica*

Planta Medica 是药用植物与自然产品研究领域的国际一流期刊。该杂志由德国 Thieme 医学出版公司出版，发表来自世界各地该领域研究者的各类原创研究论文、通讯和评论、即时报道、简明综述等。这些文章涉及的主要研究领域有药理学及临床研究、自然产品化学、分析性研究、生物化学、分子生物学、生物技术和生物筛选等。

Planta Medica 为本专业老牌杂志，也是公认的天然产物化学专业的权威杂志之一。对格式要求很严格，特别是分离流程，基本上每个组分分离所用的溶剂的量及柱子的大小也要交代。

第三节　翻译或撰写英文论文的基础知识

撰写 SCI 医学论文需要医学知识、医学英语知识和英语的医学论文撰写知识。撰写医学 SCI 论文的医学工作者都具有足够的医学知识，但医学英语和用英语撰写医学论文的知识多不足。

一、医学英语学习的基础知识

中医论文的基础知识不仅包括中医英语基础知识，而且还包括西医英语基础知识。中西医英语是所有医学应用文的基础，医学工作者必须学好。

在我国，医学英语的学习是建立在学习者已经有了公共英语知识的基础上的学习。医学英语的学习重点不该再放在语法、段落等内容分析理解上，而是应该放在怎样能快速记住医学词汇和恰当地应用这些词汇上。因为，医学英语学习的关键在于学习、掌握、记忆医学英语术语。医学英语术语量非常大，常用的西医术语有 3000～5000 个，医学术语单词长，难记，而常用的中医学术语也有 3000 多个。幸运的是，绝大多数的西医英语术语是由词素组成的，词素短而少，容易记。根据美国 MediLexicon 网络词典，词根 gastr（胃）可构成 500 多个医学词汇，如 gastritis/ 胃炎等；而词尾 –itis（炎症）则可构成 2000 余个医学词汇。医学英语长单词的构成就像 Davi·Ellen 在其撰写的 *The Languageof Medicine* 一书中所说的那样，"医学单词词素的学习非常像拼板玩具，一个小拼板给予一个词以独有的含义，而同样一个小拼板可以和其他拼板组成很多新词，给不同的单词以不同的含义"。常见的 3000～5000 个医学英语词汇是由 700 余个词素组成的，掌握了这些词素，就掌握了 3000～5000 个陈长难记的医学英语词汇，因此通过词素法学习记忆医学英语单词，学习者必然可以收到良好的效果。词素是构成单词的有意义部分，掌握了词素，读者便可以通过词素决定出一个新词的词义，词素和构词法知识在学习词汇上起着非常有价值的作用，在阅读新文章时起到的作用更大，因为读者可以根据这些知识猜出不熟悉单词的含义。进而，我国医学工作者和学生的医学英译学习都是建立在有了一定的公共英译水平基础上的，学习者已经掌握了作为医学英语学习的基础部分的公共英语知识及学习医学英语的语法知识了。医学英语学习的关键是记住和掌握医学术语，而医学术语的记忆关键是词素的学习，因此，学习西医英语要以词素学习为重点。

中医学术语以其长、难记为特点，但有其规律性。一个构成中医学术语的单词可以是构成很多中医学术语的成分，《国际卫生组织亚太地区中医国际标准词汇》一书收集了常见的 3600 多个中医学术语，而这 3600 多个陈长的术语是由 1000 余个短单词构成的。Deficiency 构成了 140 余个中医学术语，如肾虚为 kidney deficiency、虚火上炎为 deficiency fire flaming upward 等，hyperactivity 构成了 7 个中医学术语，如肝阳上亢为 ascendent hyperactivity of liver yang 等。单词是构成中医学术语的基本单位，掌握了构成中医学术语的基本单位——单词，就基本掌握了中医术语，更能辨认出新遇到术语的含义，在把中医学术语译成英语时，也会得心应手。因此，中医英语的学习重点应该放在构成中医学术语的单词上，这种方法的学习效果和西医英语以词素为重点的学习方法效果相似。

中医英语和西医英语学习的资源丰富，纸质版的教材很多，学习者可以从中学到必要的知识。

二、SCI 医学论文的检索知识

英语的医学论文撰写知识主要关系到 SCI 医学论文的撰写知识，要想撰写英语的医学论文，首先要研读这类文章，SCI 医学论文可以在 internet 网上检索到，其中有的标记有 open access（开放获取）或 free（免费）可免费阅读，并可下载、研究。SCI 杂志论文的在线检索学习，可通过 PubMed 网站的学习来实现，这首先是因为 PubMed 的设计精细，有代表性，其次是因为我国所有的医学院校都购买了 PubMed 的阅读权限。

PubMed 是一个免费的搜寻引擎，提供生物医学方面的论文搜寻及摘要。它的数据库来源为 MEDLINE。虽然其核心主题为医学，但亦包括其他与医学相关的领域。它同时也提供对于相关生物医学资讯上相当全面的支援，像是生化学与细胞生物学。该搜寻引擎是由美国国立医学图书馆提供。PubMed 的资讯并不包括期刊论文的全文，但提供指向全文（付费或免费）的链接。

PubMed 系统的特征工具栏提供辅助检索功能，侧栏提供其他检索，如期刊数据库检索、主题词数据库检索和特征文献检索。PubMed 系统提供原文获取服务，提供检索词自动转换匹配，操作简便、快捷。PubMed 可以帮助读者迅速检索到想获取的文章，通过 filter（过滤）功能还可以只检索免费（free 或 open access）文章并获得全文。

PubMed 的设计非常人性化，网站内设有在线培训（online training）部分，供读者自己学习怎样利用这个网站检索文章、文章归档整理等。

第四节　SCI 论文的撰写标准

医学论文有其独特的格式要求。医学杂志论文的结构按顺序一般为标题（title）、作者（authors）、摘要（abstract）、关键词（key words）、前言（introduction）、材料和方法（material and mathods）、结果（result）、讨论（discussion）、参考文献（reference）等。

然而，不同类别研究论文的撰写格式及内容区别较大。为改进并规范各类杂志的撰写，近年来国际顶级相关专业的专家学者们开始研究杂志论文撰写的规范，并制定了相关标准。这些标准和对这些标准的评价均被收集在 EQUATOR Network（赤道网络）网站里，免费供大家参考。

EQUATOR Network 是一个国际性组织，它的目的是提高健康研究的透明度和准确性，以加强医学研究文献的价值和可靠性。EQUATOR Network 是为了提高大家对好的研究报告重要性的认识，是为了帮助改进不同种类研究设计与报告标准及其宣传和贯彻执行，为了监测健康科学文献领域的研究报告质量情况，为了开展科研报告质量问题的研究而组建的。这个组织像"雨伞"一样，把所有报告标准的创造者带到一起，把医学杂志的编辑者和同行评审者带到一起，把支持研究的基金组织带到一起，以及把其他的关键利益相关者带到一起，以改进科研结果发表质量及科研本身的质量。

EQUATOR Network 产生于一个副产品，这个副产品就是编写医疗报告统一标准，是为了减少由于随机对照试验和其他一些种类的健康研究报告内容不够充足或产生的问题而提出的。这个项目开始于 2006 年 3 月，是英国国家卫生署（UK National Health Service，NHS）提供一年基金支持的项目的一部分。这个项目的初始目的是利用所有活动去发展、传播这些科研写作标准，以改进健康研究报告的质量；同时找到与这些活动相关的关键利益者并把他们网络到一起。这个组织的第一个项目就是确定所有可获得的报告健康研究的标准和调查这些标准的作者们，以收集关于他们制作这些标准、传播这些标准、使这些标准付诸实施的方法，以及在这过程中所遇到的问题。

这个组织的第一次国际性工作会议于 2006 年 5 ~ 6 月在英国牛津召开，这次会议有来自于 10 个国家的 27 个专家参加。与会者们是标准的制作者、杂志的编辑、审稿人、医学文章撰写者和科研的基金提供者。这次会议给大家提供了一个交流经验的场所，大家交流了启动这个组织的必要性、标准的发展、应用报告标准和使报告标准付诸实施的经验等。

EQUATOR Network 在英国皇家医学会（Royal Society of Medicine）于 2008 年 6 月 26 日正式启动。会上，Sir Iain Chalmers 做了第一次 EQUATOR Network 年度演讲。自那以后，2009 年 9 月 9 日柳叶刀（*The Lancet*）杂志主编 Dr Richard Horton 在温哥华会议上做了第二次年度演讲；2011 年 10 月 3 日在英国的布里斯托尔会议上 Hazel Thornton（Founding Chairman of the Consumers Advisory Group for Clinical Trials）教授做了第三次年度演讲；2012 年 10 月 12 日美国斯坦福大学的 John Ioannidis 在德国的弗莱堡会议上做了第四次年度演讲；2013 年 9 月 9 日考科蓝的美国出版中心主任 Director of the US Cochrane Center, USCC）KayDickersin 在美国芝加哥会议上做了第五次年度演讲；2014 年 5 月 16 日美国加利福尼亚大学副教授、JAMA 杂志副主编 Dr Drummond Rennie 在法国巴黎会议上做了第六次年度演讲；2015 年的 9 月 30 日全美健康研究发展组织高级顾问（Senior Advisor for Research Promotion & Development at the Pan

American Health Organization）Luis Gabriel Cuervo 在英国的爱丁堡会议上做了第七次年度演讲。

EQUATOR Network 创建并维持着一个数字图书馆，这个图书馆为编者、审稿人、研究者收集关于科研写作报告标准的出版物和支持或否定报告标准中包括的重要项目的实证证据，收集了报告质量、发表文章的伦理问题和教育材料的评估。EQUATOR Network 图书馆拥有下列不同种类研究报告标准的详细清单：

Experimental studies/ 实验研究、Observational studies/ 观察性研究、Diagnostic accuracy studies/ 诊断准确性研究、Biospecimen reporting/ 生物样本报告、Reliability and agreement studies/ 可靠性和协议的研究、Systematic reviews/ 系统综述、Qualitative research/ 定性研究、Mixed methods studies/ 混合方法研究、Economic evaluations/ 经济评价、Quality improvement studies/ 质量改进研究、Genetic association studies/ 遗传关联研究。

除此之外，还有如下的健康研究相关资料：Reporting data/ 报告数据、Statistical methods and analyses/ 统计方法与分析、Guidance on scientific writing/ 科学写作指导、Industry sponsored research/ 行业赞助研究、Research ethics/ 研究伦理学、Publication ethics/ 发表伦理学和 Good practice guidelines/ 好的实践标准。

EQUATOR Network 图书馆目前涵盖的重要报告标准如下：

CONSORT：CONsolidated Standards Of Reporting Trials 临床试验报告的统一标准

STROBE：STrengthening the Reporting of OBservational Studies in Epidemiology 加强流行病学观察性研究报告质量

PRISMA：Preferred Reporting Items for Systematic Reviews and Meta-Analyses 系统综述和荟萃分析的推荐报告条目

ENTREQ：ENhancing Transparency in REporting the synthesis of

Qualitative research 提高报告定性研究合成的透明度

STARD：STAndards for theReporting ofDiagnostic accuracy studies 诊断准确性研究报告的标准

COREQ：COnsolidated criteria for REporting Qualitative research 定性研究报告的统一标准

SQUIRE：Standards for QUality Improvement Reporting Excellence 质量改进报告的卓越标准

CARE：CAse REport 个案报告

SAMPL：Statistical Analyses and Methods in the Published Literature 已发表文献的统计分析方法

SPIRIT：Standard Protocol Items：Recommendations for Interventional Trials 标准方案条目清单：临床干预试验的建议

EQUATOR Network 的论文撰写标准中多数都有清单（check list）、声明（statement）、流程图（flow chart）和对清单的详解（explanation and elaboration）四个部分，网站中也有对一种论文的分支制定的标准。在做科研设计时要参考流程图和清单，在撰写论文和写完论文时也要参考这个清单，以防止因遗漏而造成按作者描述而读者重复不出来作者的研究结果的局面。

清单中列出了撰写该类文章时必要的条目。例如，CONSORT 的清单（check list）中要求这类文章有框架条目（小标题）：文章标题和摘要（Title and abstract）、前言（introduction）、方法（methods）、结果（results）、结论（conclusion）和其他信息（other information）等，并列出了每个小标题下的内容要求，例如文章标题部分应要求在标题中标记出这个研究是随机试验（Identification as a randomised trial in the title）。

每一撰写标准的声明（statement）部分主要阐述编写或改进某一标准的原因、目的等。例如，CONSORT 的声明（statement）中除陈述了本次改进的内容及原因外，还对清单中的很多条目进行了解释。例如，最后一次的修改中指出，"在标题和摘要一项，我们在提供试验设计、方法、结果和结论方面增加了亚项"。

进而，在 CONSORT 的详解（elaboration）中对清单进行了非常详尽的逐条解释，每条解释都有实例，使人无法不明白。请看对随机试验报告标题的要求和解释，如下所示。

Title and abstract 标题和摘要。

Item 1a.Identification as a randomised trial in the title. 第 1a 条：标题中要有识别随机试验的字样。

Example— "Smoking reduction with oral nicotine inhalers:double blind, randomised clinical trial efficacyand safety." 例如 "用尼古丁口腔吸入器减少吸烟：有效性和安全性的双盲随机临床试验"。

Explanation—The ability to identify a report of a randomised trial in an electronic database depends to a large extent on how it was indexed. Indexers may not classify a report as a randomised trial if the authors do not explicitly report this information. To help ensure that a study is appropriately indexed and easily identified, authors should use the word "randomised" in the title to indicate that the participants were randomly assigned to their comparison groups. 解释：在电子数据库中能否识别出某篇报告是随机临床试验很大程度上取决于该文献是如何被标引的。如果某篇报告的作者没有明确地报告是否系随机临床试验的信息，索引编制者可能不会将其归类为随机临床试验。为了确保某项研究被恰当地标引，并且易于识别，作者应该在文章标题中使用 "随机" 一词表明受试者是被随机分配到所比较的各组中的。

首先，详解中列出了条目：标题和摘要（Title and abstract），然后是对标题的要求（Item 1a. Identification as a randomised trial in the title）。为使读者理解，首先给出了实例（Example），然后又给出了解释（Explanation）。目前绝大多数的医学 SCI 论文都有撰写标准，而我国很多人尚不知晓。在撰写 SCI 论文前，要在这些标准的指导下去临摹一个杂志的文章，这会对提高这类文章的撰写水平有很大帮助。

下面就根据中国学生的特点来说明 SCI 论文的撰写要点及其常用词汇与短语。本书第七、第八两章将结合 CONSORT 的要求详细讨论针灸和草药随机试验的撰写标准。

第五节　SCI 论文标题的撰写

文章标题（title）是论文的灵魂和核心。摘要是论文文章的浓缩，而标题是摘要的浓缩，换言之，文章标题要用很少的词语表达出论文的整个内容，因此十分重要也非常不容易。标题要使读者信服作者的文章所讨论的话题是重要的、相关的和创新的。标题要吸引读者。

SCI 论文的标题可以是一个短语，也可以是一个句子；可以是陈述性的，也可以是询问性的。

例 1. Systemic acupuncture in patients with faecal incontinence 体针对大便失禁患者的作用

例 2. Adequate ventilation with acupuncture anesthesia? 针刺麻醉通气充足吗?

例 3. Sphenopalatine Ganglion Acupuncture Improves Nasal Ventilation and Modulates Autonomic Nervous Activity in Healthy Volunteers: A Randomized Controlled Study 蝶腭神经节针刺改善健康志愿者鼻腔通气并调节自主神经活动：随机对照研究

例 4. Are baseline characteristics related to responses to acupuncture treatment for musculoskeletal conditions? Analysis of a dataset from a teaching centre 基线特点和神经骨骼疾病的针灸治疗反应有关吗? 一个教学中心的数据分析

上述的例 1 是个陈述性的短语，例 2 是个询问性的短语，例 3 是个陈述性的句子，例 4 是个询问性的句子。

撰写标题困难时，可以首先在摘要里选出能代表论文特色的 6 ～ 10 个单词，把他们连接成若干个不同短语或句子，然后选出一个能代表整个研究的短语或句子，最后再把这个短语或句子浓缩成最短的但仍然能传递整个论文含义的短语或句子。

英文标题多省略冠词。例如上述的标题 Systemic acupuncture in patients with faecal incontinence 中的 patients 前按语法应该有定冠词 the，因为这里的 patients 指的是患有 faecal incontinence 疾病的人，而不是所有的 patients。而事实上定冠词却被省略了，因为省略了定冠词没有影响理解，但减少了文字数量。

有些汉语标题中常规上看似离不开的词，而在英语标题中却是不需要的，一般需去掉。如把 Systemic acupuncture in patients with faecal incontinence 这篇文章用汉语标题来撰写，可能会写成"体针对大便失禁患者的作用"，或"体针对大便失禁患者的效果"，或"体针对大便失禁患者的效果研究"等，如果把这些汉语标题直译回英语，我们可能会译成 The effects（或 the research on the effects）of acupuncture on patients with faecal incontinence。这个句子加上了 The effects of（the research on the effects of）。然而，有没有 The effects of 或 the research on the effects of 对读者理解标题所要传达的意思是没有不同的，因此是可有可无的，这时在英语标题中就要略去。汉语标题中常用的而在翻译成英语时需要删除的单词和短语包括 study on/of, report of, research on/of, observation on/of, investigation on/of, the effect of 等。在撰写论文时要注意。

如果研究对象或研究方法比较复杂，标题信息量大，英文标题可以尝试中间加冒号等，而后加上解释的形式，以突出中心信息，较少烦冗的结构，例如上述的例句 3 冒号后加了研究方法 A Randomized Controlled Study。国外医学论文使用句子作为标题和使用问话形式作为标题的比率远高于国内医学论文，因此在撰写医学论文英文标题时，可以充分考虑这些表达习惯的差异，恰当转换标题的撰写方法，使得医学论文的英文标题更符合译入语的语言特点和使用习惯。总之，论文文章标题要优先考虑传达完整的论文信息，而后考虑尽量用较少的文字。

第六节　SCI 论文摘要的撰写

医学论文摘要位于正文前，有相对的独立性和自鸣性，自成文章，包括四大要素，即目的（objective）、方法（method）、结果（result）和结论（conclusion）。摘要一般不用图、表的形式，也不引用参考文献，不加评论和解释。如使用英文缩略语，应于首次使用时给出全称，再次使用时才能直接用缩略语。摘要是文章的缩略，摘要要短，一般不要超过 300 个英语单词，但仍要把研究描述清楚。摘要的主要目的是给读者提供本次研究的有用信息，帮助读者评估这篇论文，进而决定这篇文章对读者是否有用，如果有用，读者将选择这篇文章继续读下去，如果没用，读者将不会阅读这篇文章。

怎样撰写好一个摘要？有些学者用 ABC 来概况，也有的学者用 4 个 C 来概况。ABC 指的是 accuracy（精准）、brevity（简短）和 clarity（清晰）。一个好的摘要只包括这篇文章里作者原创的信息（a good abstract includes only information included in the original document），一个好摘要要直入关键信息、语言精练、不用花哨的形容词（a good abstract gets straight to the point, contains precise language, and does not include superfluous adjectives），一个好的摘要不包括太专业的术语或俗话，并能清楚地解释所有缩略语。4 个 C 指的是 complete（完整）、concise（准确）、clear（清楚）和 cohesive（逻辑关联）。摘要要完整地陈述出研究的主要部分，句子之间和段落之间要有顺理成章的连贯性和逻辑性。

医学论文摘要分为结构性和非结构性摘要。由一个段落组成的并且无小标题的摘要通常被称为非结构式摘要（unstructured abstract）或传统式摘要（traditional abstracts）。知名 SCI 国际期刊基础医学研究和综述性期刊论文摘要多采用非结构式摘要，因为这些论文要求作者尽量少占用他们的杂志空间，而这种摘要有所占版面小、句子之间逻辑关系紧密等优点。明确标出目的（objective/purpose）、方法（method）、结果（result）、结论（conclusion）等小标题的摘要通常被称作结构式摘要（structured abstract）。结构性摘要的优点是便于读者阅读、便于审稿和编辑、便于二次文献的加工等。请看下面两篇文章的摘要：

例 1. Effects of Acupuncture Stimulation on Muscle Tissue Oxygenation at Different Points

Muscle tissue oxygenation is a critical issue in muscle complications such as pain, exhaustion, stiffness, or fatigue during and after exercise. The aim of this study was to investigate whether the changes of muscle tissue oxygenation could be observed at both erector spinae muscle at S1 level and gastrocnemius during and afteracupuncturestimulation to ipsilateral erector spinae at S1 level. The subjects were ten healthy males. Muscle oxygenation was monitored by near infrared spectroscopy（NIRS）, and the probes were placed on the right side of the erector spinae muscle at S1 level（Guanyuanshu, BL26）and the belly of the gastrocnemius on the right（Chengjin, BL56）. The subjects lay on the bed in prone position for 10 min, followed by acupuncture insertion into the right side of BL26. The needle was left for 10 min and subjects were kept still for 10 min after removal. At BL26, oxygenated–hemoglobin（oxy–Hb）was significantly increased compared to the baseline at 10 min after insertion（$P < 0.05$）, then continued increasing. Total hemoglobin（t–Hb）was increased at 2 min after removal（$P < 0.05$）. Tissue–oxygen saturation（StO2）was increased at 7 min after insertion（$P < 0.05$）. At BL56, oxy–Hb and t–Hb were increased at 6 and 2 min after removal, respectively（$P < 0.05$）. StO_2

showed no significant change. The acupuncture stimulation affected muscle tissue oxygenation differently at both stimulated and non-stimulated points in the same innervation.

Key wards: Acupuncture; Muscle blood flow; Near infrared spectroscopy; Oxygenation

例 2. Effect of acupuncture for pain threshold among the groups of different constitutions

Abstract

OBJECTIVE: To observe the difference in acupuncture for pain threshold at different time points among the groups of 9 TCM constitutions.

METHODS: The cross-sectional survey was adopted to investigate TCM constitutions among 600 subjects and determine 9 TCM constitution types (neutral constitution, qi-deficiency constitution, yang-deficiency constitution, yin-deficiency constitution, phlegm-damp constitution, damp-heat constitution, blood-stagnation constitution, qi-stagnation constitution, special diathesis constitution). The same acupuncture manipulation was applied to Zusanli (ST36) on the left side in the subjects and the needle was retained for 30 min. The tenderness threshold was detected with 2390 type Von Frey apparatus at different time points, named before acupuncture, at the moment after qi arrival, in 10 min of needle retaining, in 30 min of needle retaining and in 15 min after needle withdrawal in the subjects of 9 TCM constitutions.

RESULTS: The interactive effect happened between the constitution type and time point ($P < 0.05$). Among the groups of 9 TCM constitutions, the pain threshold values at the moment after qi arrival (except blood-stagnation constitution, qi-stagnation constitution, special diathesis constitution) in 10 min of needle retaining and in 30 min of needle retaining were increased as compared with those before acupuncture separately ($P < 0.01$), among which, the value increase was the most significant in 30 min of needle retaining. The differences in the pain thresholds were significant in 15 min after needle withdrawal in the groups of neutral constitution and damp-heat constitution as compared with those before acupuncture（both $P < 0.01$）. In 10 min of needle retaining and in 30 min of needle retaining, as compared with the group of neutral constitution, the changes in pain thresholds of the rest abnormal constitutions were apparently lower（all $P < 0.05$）.

CONCLUSION: Acupuncture at Zusanli（ST 36）presents different effects among the groups of different constitution types. The effect maintaining durations are different.

例 1 是非结构性摘要，例 2 是结构性摘要。摘要写成结构式还是非结构式是杂志社的要求，作者不能随意选择。结构式摘要也不都像例 2 所示必须用 4 个小标题（或称作 4 部分框架），有的可能要多一些，有的标题词也有所不同。例如，目的部分的小标题可以是 objective，也可以是 aim 或 purpose 等，objective 最多见。有的在 objective 前加上 background 部分，有的把研究场所（setting）、研究对象（subjects）、干预方法（interventions）、主要结局指标（main outcome measure）等从研究方法中单独列了出来。国外每个杂志都有自己的特色、要求，作者需按杂志的具体要求来修改。

一、目的部分的撰写

目的部分主要陈述本研究要解决的问题，字数允许时可对研究背景作简单表述，要具信息性、检索性，选择使读者感兴趣的词汇和语句，使读者希望读下去。目的句一般只有一两句话，可用完整句子或动词不定式导入。通常非结构式摘要采用完整句，结构式摘要采用动词不定式。然而，各类期刊编辑往往有其独特的文体风格，采用什么方法来导入目的句，甚至论文标题（包括小标题）字母的大小写需按拟投期刊的要求来写。下面是结构式摘要目的部分的两个实例。

OBJECTIVE: To evaluate clinical effects of auricular acupuncture treatments for pain based on a revised auricular mapping and diagnostic paradigm.（Complement Ther Med. 2016 Aug）

OBJECTIVES: The aim of this study was to evaluate the effectiveness of acupuncture for treatment of hot flash in women with breast cancer.（Support Care Cancer. 2016 Aug）

这是两个结构式摘要的目的部分，第一个例句小标题的第一个字母大写，其他字母小写，用不定式导入；第二个例句的小标题全部用的大写字母，用完整句子导入。目的部分如果用完整句则涉及动词时态。介绍本文文章的中心意图时通常用一般现在时，而交代开展研究时的目的时则通常用一般过去时。如：The goal of this paper/report is to clarify…This experiment was done to observe…。有些结构式摘要没有"目的"这一小标题，而把研究的目的包括在背景（background）或引言（introduction）中。

目的部分的相关词很多，其中包括study, develop, evaluate, determine, obtain, assess, probe, investigate, analyze, explore, clarify, review, compare, establish, create, increase, improve, observe 等。

二、方法部分的撰写

摘要的方法部分主要包括研究的设计、研究场所、研究对象、干预方法和结果变量的主要测定方法等。方法部分主要用过去时撰写。

METHODS: This is a prospective 9–years follow-up population based study in Vantaa, a town in Southern Finland; 553 subjects（92% of the total population）aged 85 years or older were clinically examined by a neurologist. The presence of AF was collected from the medical records or examined by ECG or ambulatory ECG. Neuropathological examination was conducted in more than half of the clinically examined subjects.[Stroke. 2007 May; 38（5）: 1454-1460]

有些杂志要求把方法部分的一些子项目单独列出。如果把这些子项目单独列出，就需要把它们写得详细一些。这些子项目包括研究的设计、研究场所、对象、干预方法等，其撰写要求如下所诉。

1. 设计部分

设计（design）部分包括研究所使用的材料与方法（Materials and Methods）、研究类型（队列、随机、双盲等）、数据获得的途径、样本的选择、分析资料所用的统计学方法等。如：

DESIGN: A qualitative approach using focus groups with 30 general practitioners from four primary care groups. The sampling strategy was stratified and purposive. The contents of interviews were transcribed and analysed according to the principles of "pragmatic variant" grounded theory. [BMJ. 2003 Jan 25;326（7382）:196.]

表示分组的常用词包括 divide，separate，allocate，classify，stratify，categorize，randomize，assign 等。例如，Participants were divided into 2 groups。有的摘要不直接说出分组，而在上下文中体现出来。

研究手段多用 with，by，use，employ，apply，by means of 等来表示。例如，Fruit and vegetable intakes and dietary vitamin C were assessed by using a food-frequency questionnaire.[Am. J. Clin. Nutr., 2003,57:904]

研究方法涉及的术语较多，如 Double blind randomized placebo controlled trial/ 双盲随机安慰剂对照研究。

2. 研究场所、对象、干预方法及测定

研究场所（setting）包括研究的机构和该机构的大体情况。

SETTING: A major US Veterans Affairs Medical Centre located in the Southeaster United States.[Hypothesis 2003 Spring; 17（1）: 1, 11–13]

研究对象（subjects）指的是研究的受试者，如患者、学生，也可以是动物，通常包括受试者的性质、数量、选择方法等。

PARTICIPANTS: 108 children aged 2 ～ 15 with generalized tonic-clonic （n=51）or partial and secondary generalized seizures（n=57）.[BMJ, 2007, 334: 1207]

处理方法或干预方法（interventions）指的是治疗或处理方法，包括方法的选择、持续时间、借鉴还是自创等。

INTERVENTION: A dose of 500mg of amoxicillin 3 times per day for 7days and 200μg of budesonide in each nostril once per day for 10 days.[Rrom: Jama., 2007, 298（21）:2487]

测定部分一般用"主要测定项目"（main outcome measure）表示，指的是评定研究结果中结果变量的测定方法。

MEASUREMENTS: Dependent variable: self–report of up to date CRC screening, defined as fecal occult blood testing within 2 years and/or lower endoscopy at any time. Independent variables: ethnicity/race, country of origin, interview language, socio–demographics, and access to care.[J.Gen. Intern. Med, 2008, 23（8）:1241]

三、结果部分的撰写

英文摘要的结果部分是对研究目的及其所提出问题的直接回答。这部分通常由介绍被选中和被排除的研究对象（如患者）及被排除的原因来开始，然后列出最重要的结果变量的频率。摘要的结果部分一般不用图表，通常用完整句子的过去时。和目的、方法不同，由于结果部分反应的是客观事实，通常不用第一人称来陈述。

陈述研究、实验、调查所获得的结果的常见词包括 suggest，indicate，reveal，demonstrate，show，observe，find，prove，see 等，多用主动形式。这些词中每个词都有其深在含义，在选用时要根据研究结果情况仔细琢磨。例如，indicate 主要表示研究结果预示什么，语气较弱；reveal 表示结果揭示了什么；而 prove 是结果证实了什么，语气较强。

表示数量、生理生化指标增减的常见词包括 increase，decrease，rise，

raise，elevate，fall，reduce，decline，droop 等，这些词和 to 或 by 连用时含义不同。The mortality decreased to 47%/ 死亡率降低到 47%，而 The mortality decreased by 20%/ 死亡率降低了 20%。与……相比常用 compare with/to，in comparison with，in contract，on the contrary 等。与……相关常用 associate，correlate，consistent，equal，match，connect 等。

结果部分中常见的高频名词、副词和形容词有 evidence/ 证据，level/ 水平，case/ 病历，sample/ 样品，specimen/ 标本，difference/ 差异，deviation/ 误差，expression/ 表达；respectively/ 分别，statistically/ 统计学上，significantly/ 显著地，markedly/ 明显地，negative/ 阴性，positive/ 阳性等。

四、结论部分的撰写

结论是研究结果的逻辑发展部分，这部分要精准地陈述本研究能得出的结论和这个结论的应用意义，结论必须有摘要的其他部分资料的支持，绝对不可呈现无根据的个人见解。

结论部分是基于事实总结出来的，因此多用现在时，但也有很多 SCI 论文用过去时以表示当时得出的结论。结论部分多用 be 动词和实意动词，但根据作者对研究结论的肯定程度，有时要用情态动词。The result is associated with…/ 结果和……有关，The result may be associated with…/ 结果可能和……有关，前句表示作者非常肯定，而后句表示作者不很肯定。

结论句常见的句型有：The/Our results/findings/study（ies）/data/observation/analysis/experiment（s）/show（s）/suggest（s）/confirm（s）/indicate（s）/demonstrate（s）/support（s）/accord（s）…（或这些词的过去时）+that…；We conclude that…，It is concluded that…，Our conclusion is that…，It can be concluded that…，Conclusion can be reached/drown that…。

五、关键词的撰写

关键词是为了便于文献索引及进行文献检索和阅读而选取的反映文章主题概念的词和词组。作者选择关键词时最好用主题词，尽量从美国国立医学图书馆编写的最新版主题词表（medical subject headings, MeSH）中选出。

第七节　SCI 论文正文的撰写

SCI 论文正文部分的内容顺序一般和摘要的部分一致，但很多文章有前言部分。

一、前言部分的撰写

前言（Introduction）部分主要概述研究的背景，使读者对本文的背景有概括的了解，因此，有的杂志这部分用的英文是"Background"。前言要求点明主题，抓住中心。可以少量引用以往的重要文献并加以分析，但不可长篇幅追溯历史，罗列文献。不要轻易使用"国内外首创""未见报道""前人未曾研究"等提法。

前言要简洁地提供本领域关于本文涉及的问题大家已经了解了什么，还有什么不清楚或不知道的，作者本次研究了哪个大家不清楚或不知道的问题。前言部分的第一句话特别重要，要吸引住读者，因此要有兴趣性和趣味性。请看下列两个前言部分第一句话的撰写。

例 1：100,000 people each year die of cardiovascular disease in…

例 2：An important cause of mortality is cardiovascular disease in…

两个句子都是要说治疗心血管疾病的重要性，很显然例 1 的效果要比例 2 的效果好得多。

前言的最后一句话要说明本次研究的是哪个大家不清楚或没有解决的问题，即研究什么。例如：

…

There is no restricted research to investigate the combination effects of body acupuncture and auricular acupressure compared to sham acupuncture for body weight control among Hong Kong's Chinese population. Therefore, we design this single–blinded, randomized controlled clinical trial to explore the effectiveness, efficacy and safety of body acupuncture and auricular acupressure on weight control in Hong Kong.

前言部分是比较难写的地方，审稿人能在这里看出作者对本领域的了解情况，能看出作者的水平，对于是否录用作者的文章起着非常重要的作用，应该非常认真地撰写。

二、材料与方法部分的撰写

SCI 论文的材料和方法部分就相当于我们平时写的实验报告，这个部分在文中所占比重比较大，尤其是分析和实验性研究的论文，要占全文的30% 左右才能介绍清楚。

SCI 论文材料和方法需要做出详细介绍的一个重要原因就是保证实验的可重复性，便于同行及读者对文章作者的实验结果进行检测和引用，这也是保证文章数据可靠性的重要论据。SCI 论文的材料部分要介绍清楚实验对象的选取方法和实验对象的来源、特征，既可以估计抽样误差，也可以让读者了解文章内容和结论的使用范围。实验研究需说明动物的名称、种系、等级、数量、来源、性别、年龄、体重、饲养条件和健康状况等。现场调查必须写明调查地点，调查方法，调查人群、年龄、性别。临床研究必须介绍病例和对照者的来源、选择标准及一般情况等，并应注明参与研究者是否知情同意。药品、试剂应使用化学名称，并注明剂量、单位、纯度、批号、生产单位及生产时间。仪器设备应注明名称、型号、规格、生产单位。统计学分析应写明具体的统计学处理方法及其选择依据。这部分还要把研究对象的样本数和分组方法介绍清楚，不可用一句随机分组来描述。在方法中要介绍清楚实验设计方案，比如"随机对照试验""非随机对照试验""交叉对照试验""前后对照试验""双盲"等方法，然后介绍清楚研究场所（setting）或者实验室设施，根据文章类型还要介绍干预措施、盲法、测量指标及判断结果的标准等。很多情况下还要介绍试验过程。

材料与方法部分必须参考 equator network 网站给出的标准来撰写。

三、结果、讨论、结论和参考文献部分的撰写

结果是研究所获得的数据经统计学处理或验证后得出的主要发现。文章的学术价值如何，主要取决于这一部分。结果中不应简单罗列研究过程中所得到的各种原始材料和数据，而应当是将其归纳分析，得出相应的结论，然后用文字或图表进行表达。结果的叙述要求真实和准确。当经过显著性检验显示 $P < 0.05$ 或 $P < 0.01$ 的同时，应先给出统计值。

有些杂志要求把讨论部分单列出来，多数杂志这部分由作者自己决定怎么安排，可以单列出来，也可以合在结果部分一起写。讨论部分应以自己的研究为主线，通过对自己研究的结果与相关研究结果比较，引出研究的结论。讨论是文章最难写的部分，这部分内容不仅反映了作者科研能力和学术水平，也显示出作者对国内外这一领域的科研进展的了解和掌握程度。这一部分的内容大致包括论述本研究的医学基础或发病机制；说明本文材料和方法的特点；比较本次研究结果与他人结果的异同；分析各自的优越性和不足；对本次研究结果进行理论概括，提出新观点；对各种不同的观点进行比较和评价，提出今后探索方向和展望等。

结论是研究结果的逻辑发展，这部分要精准地陈述本研究能得出的结论和这个结论的应用意义，结论必须有文章其他部分资料的支持，绝对不可呈现无根据的个人见解。

对于参考文献中的文献，作者应直接阅读原著，而不是间接转引他人的文献，要以近 2 ～ 5 年的文献为主。参考文献的撰写格式每个杂志都有明确的规定。

四、词语的选择与应用

术语的选择，一定要查阅相关词典和语料库。英语的习惯是在一篇文章中，尽量不使用一个词去表达同一个意思。例如汉语"使用"这个词，英语可用 apply，employ，use 等词交替使用来表达这个意思。翻译中医学术语要参考权威词典，并且要灵活运用权威词典。权威词典找不到的术语则可根据术语的内部关系创造。

西医学术语也要查阅词典，遇到同义词难取舍的时候要分析每个词的本义。在撰写论文时，会经常遇到分析同义词后也难决定选词取舍的情况，这时，作者可以通过 Yahoo 英文网来分析一下。输入要查的单词、短语或句子，看看多数人都是怎么用的，按照多数人的用法来取舍就不会错了。

五、论文的修改

英文论文的写作程序是：先撰写初稿，然后自己修改初稿，自己修改后要找同事帮助修改（换眼模式），即便同事的水平没有作者的高也可能发现作者没有发现的问题。初稿改好后不要急于投稿，先放置一段时间（搁置模式），例如一周，然后再次修改，这种方法往往可以发现写后不停修改也发现不了的问题。最后要找同行专家完善润色一下，一定要请不了解作者课题的专家（如研究生导师等）审阅，请不了解作者所做研究的专家审阅会对改进文章的语法逻辑、通顺程度及论文的前瞻性等都起到非常重要的作用，而了解作者所做的研究的专家不容易看出文章的逻辑问题，特别是当文论有内容欠缺的时候。撰写论文需要时间，一般需要一两个月才能完成一篇论文的撰写。

第八节　SCI 论文的发表

查阅与发表论文，需要了解一下相关方面内容的数据库，如果是临床试验类文章则需要注册。

一、医学数据库

有价值的医学资料被保存在医学数据库中，医学工作人员需要有使用这些数据库的知识。医学数据库有很多，我国著名的数据库包括中国期刊全文数据库、中国生物医学文献数据库、中文生物医学期刊数据库、万方数据资源系统、维普数据库。国际著名的数据库包括 Medline，Embase，Cochrane Library 及 Cinahl。这四个国际著名的数据库各有特色，医学工作者应学会数据库检索、下载相关文献来学习前沿知识。

1. MEDLINE

MEDLINE（Medical Literature Analysis and Retrieval System Online, or MEDLARS Online）是一个生命科学和生物医学信息文献数据库，是美国国立医学图书馆（The National Library of Medicine，NLM）1964 年创建的、第一个大型的、基于电脑的、医学信息数据库，收集了 20 世纪 50 年代以来的信息，内容包括医学、护理、药学、牙科学、兽医和健康保健及分子进化等学科的文献信息。

2. EMBASE

EMBASE 数据库全称是 Excerpta Medica Database，由荷兰爱思唯尔（Elsevier）公司创建的生物医学和药理学数据库，收集了 1947 年以来8400 余种杂志上发表的文献信息。EMBASE 数据库以其丰富的药学文献为特点。通过每日更新、药物索引等，EMBASE 能够跟踪和检索已发表的药品信息文献。EMBASE 覆盖来自 90 个国家的生物医学期刊。

3. Cochrane

The Cochrane Library（考克兰图书馆）是 the Cochrane Collaboration 的主要产品，目前由 John Wiley & Sons 国际出版社出版。The Cochrane Library 汇集了关于医疗保健治疗和干预有效性的研究。它是循证医学的黄金标准，并且提供了相关最新医疗的最客观信息，包括医学和其他保健专业的。其 Cochrane Reviews 是 Cochrane 的核心，是一个总结分析医学研究结果的系统综述和元分析（systematic reviews and meta-analyses）的数据库。

4. CINAHL

CINAHL（Cumulative Index to Nursing and Allied Health Literature）数据库主要收集护理学及其相关医学文献，是为护士及其相关专业人员设计的。数据来源于美国护士协会和国家护理联盟出版的期刊杂志和出版物，包括护理学、生物医学、健康科学、替代补充医学、消费者的健康等 17 个学科。该数据库还包括保健书籍、护理学位论文、会议论文集、操作标准、临床创新、研究工具和临床试验等。

二、临床试验注册

临床试验前需要注册，注册会带来很多益处，其中包括试验论文容易发表。试验注册需要选择国际医学杂志编辑委员会（ICMJE）认可的平台。很多临床试验注册处（clinical trials registry）是注册临床试验的官方平台。一些国家要求在该国进行临床试验要在该国进行注册，有些国家不需要注册，但往往强烈鼓励注册。美国国家医学图书馆（NLM）经营的 ClinicalTrials.gov 是临床试验的第一个在线注册平台，也是目前为止最大的、最广泛使用的平台。

临床试验是为临床干预（例如，药物、诊断、设备、治疗方案等）收集提供资料，收集干预的安全程度和效果情况，以使临床干预更有效或改进临床干预。临床试验注册的目标是提供更高的透明度和获得更多临床试验的途径，把这些试验公之于众。临床试验注册处经常是可搜索到的（例如，试验可以通过疾病、主治、药物、试验所在地等搜索到）。实验通常是由制药公司、生物技术公司、医疗设备公司（赞助商）、医院、提供赞助的基金会等来注册的，或是由其他组织，如运行该研究的合同研究组织（CRO）来注册的。

特别是自 2005 年以来，政府和国际组织一直在采取行动推进临床试验信息更容易广泛获得到，并规范登记和注册过程。WHO 正致力于"获得最基本的和最佳运作的标准上达成共识"；国际医学杂志编辑委员会（ICMJE）决定从 2005 年 7 月 1 日起，如果一个临床试验不被包含在一个临床试验注册平台里，就不考虑予以出版。WHO 已经开始以国际临床试验注册平台的形式推进临床试验的登记了。制药行业也采取了行动，发布了使临床试验数据更加透明和公开的计划。2008 年 10 月公布的修订后的赫尔辛基宣言指出，"每一个临床试验必须在招募第一个受试者之前在一个公开访问的数据库注册"。

WHO 维护着一个国际用户注册端，创建了国际临床试验注册平台（International Clinical Trials Registry Platform，ICTRP）。研究人员可以在这个网站或平台里找到自己需要的注册机构进行注册。WHO 指出，国际注册的任务是"确保所有参与医疗决策的人都能访问一个完整的研究试验数据，这将提高研究的透明度，并最终加强了科研中科学证据的有效性和价值"。

Since 2007, the International Committee of Medical Journal Editors ICMJE accepts all primary registries in the WHO network in addition to clinicaltrials.gov.

自 2007 以来，国际医学杂志编辑委员会（ICMJE）接受美国的 clinicaltrials.gov，并接受所有 WHO 网络里的主要注册平台。WHO 认为，干预试验的注册是一个科学、伦理和道德责任，理由如下所述。

（1）有必要确保医疗保健的决定通过所有可获得的途径被公众知晓。

（2）如果存在发表偏倚和选择性报道，则很难做出明智的决定。

（3）赫尔辛基声明说："每一个临床试验必须在公开的数据库中注册，然后才可进行第一个受试者的招募。"

（4）提高对类似或相同试验的意识能使研究人员和资助机构避免不必要的重复工作。

（5）描述临床试验进展，可以更容易地识别临床试验研究的差距。

（6）研究人员和潜在的参与者知道该试验在招聘，可能促进招聘的进行。

（7）大家都注册会使研究人员和医疗从业者辨认出他们可能有兴趣的试验，结果可能会导致更有效的研究人员之间的合作。合作的类型可能包括前瞻性荟萃分析。

（8）注册过程也是个检查改进过程，通过注册过程可能会引致临床试验质量的改进，因为注册过程有助于发现研究过程早期的潜在问题（如有问题的随机方法等）。

WHO 注册网络的主要注册处在内容、质量、有效性、可访问性、唯一标识性、技术能力和管理方面符合特定标准，符合 ICMJE 的要求。这些主要注册处的名称与网址，如表 6-1 所示。

表 6-1　WHO 注册网络的主要注册处（Primary Registries in the WHO Registry Network）

Area 地域	Website 网址
Australian New Zealand Clinical Trials Registry（ANZCTR）	http://www.anzctr.org.au/
Brazilian Clinical Trials Registry（ReBec）	http://www.ensaiosclinicos.gov.br/
Chinese Clinical Trial Registry（ChiCTR）	http://www.chictr.org.cn
Clinical Research Information Service（CRiS），Republic of Korea	http://cris.nih.go.kr/cris/en/use_guide/cris_introduce.jsp

续表

Area 地域	Website 网址
Clinical Trials Registry–India（CTRI）	http://ctri.nic.in/Clinicaltrials/login.php
Cuban Public Registry of Clinical Trials（RPCEC）	http://registroclinico.sld.cu/en/home
EU Clinical Trials Register（EU–CTR）	https://www.clinicaltrialsregister.eu/
German Clinical Trials Register（DRKS）	http://www.drks.de/
Iranian Registry of Clinical Trials（IRCT）	http://www.irct.ir/
ISRCTN	http://www.isrctn.com/
Japan Primary Registries Network（JPRN）	http://rctportal.niph.go.jp/
Thai Clinical Trials Registry（TCTR）	http://www.clinicaltrials.in.th/
The Netherlands National Trial Register（NTR）	http://www.trialregister.nl
Pan African Clinical Trial Registry（PACTR）	http://www.pactr.org/
Sri Lanka Clinical Trials Registry（SLCTR）	http://slctr.lk/
United States	https://clinicaltrials.gov/

　　研究人员可以在上述注册机构里注册自己的临床试验。英国 ISRCTN 注册处在 2000 年开始注册工作。ISRCTN 原本代表的是国际标准随机对照试验号 /International Standard Randomised Controlled Trial Number，然而，现在注册范围早已超越了随机对照试验的范围，现已包括旨在评估人群健康干预效果的所有研究的注册。该组织为观察试验和干预试验都给予了注册，内容由专家编辑团队策划。

　　中国的临床试验注册处称作 ChiCTR，官方名称为"中国的临床试验注册中心"，研究人员可以在百度上检索到官方名称。网页提供中文和英语两种语言。ChiCTR 成立于 2005 年 10 月，是在印度注册处成立一周后成立的，ChiCTR 是参与 WHO 国际临床试验的注册平台。更细致的信息在其网站里有描述。

除了上述 WHO 注册网络的主要注册处外，临床试验注册也由政府机构、非政府组织、大学及商业和非营利组织组建和管理，包括制药公司、国际组织和卫生组织等。

ClinicalStudyResults 是美国药物研究和制造商（协会）（PhRMA）支持的临床试验在线数据库，网址：http://www.clinicalstudyresults.org/。

ClinicalTrialSearch.org 临床试验的开放源代码语义数据库，网址：http://www.clinicaltrialsearch.org/。

国际药品制造商协会联合会（IFPMA）的临床试验平台是在制药行业的倡议下产生的，旨在提高临床试验的透明度，服务方式是提供便捷的"一站式"的已发表临床试验信息。这个组织是帮助以研究为基础的制药行业团体，在其"通过临床试验注册和数据库披露临床试验信息的联合立场"下提供服务的，网址：http://www.ifpma.org/。

在世界范围内，临床试验注册处越来越多，注册的试验也越来越多。一项 2013 年的研究数据给出了以下排名前五个注册处的数据情况（数据更新至 2013 年 8 月），如表 6-2 所示。

表 6-2　2013 年排名前五个注册处及其注册试验数量

排号	注册处名称	注册的试验数量
1	ClinicalTrials.gov	150,551
2	EU register	21,060
3	Japan registries network（JPRN）	12,728
4	ISRCTN	11,794
5	Australia and New Zealand（ANZCTR）	8,216

三、SCI 论文的发表程序

写完论文后，要根据论文的内容和水平来决定投往哪方面杂志，投到具有多少影响因子的杂志上。这时，需要检索相关杂志的信息。拟投文章杂志检索的最直接的方法是通过杂志影响影因子（Journal IF，http://www.bioxbio.com/if/）网站进行查询。该主页设有检索（search）框，如果作者知道想要投向哪个杂志，便可利用这个框，直接输入杂志名称。网站的主页上还有主题（subject）一栏，该栏目里包括 medicine 和 biology 等 12 个领域。点击进入其中的一个领域便可查阅到这个领域所有 SCI 杂志的近况，包括影响因子。例如，点击 medicine，就会出现所有关于医学的 SCI 全部杂志的清单，从影响影子最大向最小的顺序排列着这些杂志。作者可以从这里选出自己想投稿的几个杂志并进行检索阅读，最后选几个尝试。作者还可以通过 SCI 杂志影响因子清单（SCIJournal.org，http://www.scijournal.org/index.html）的网站进行查询。

每个 SCI 杂志都有自己的特色，有自己的特殊要求，投稿前要仔细阅读投稿要求和例文。

每个杂志的网站都有作者投稿指导，一般在 submission guidelines，author guidelines 或 instruction to authors 等栏目里。投稿前要仔细阅读这部分内容，并按其要求完善将要投给这个杂志的论文。

投稿时，首先写投稿信（cover letter）。杂志的网站上对投稿信有自己的要求，按照要求撰写便可。一般投稿信中应该简述所投稿件的核心内容、主要发现和意义、拟投期刊、对稿件处理有无特殊要求等内容（如不要某人审稿等）。另外，请附上主要作者的姓名、通讯地址、电话和 email 地址。此外，有的杂志要求推荐几位审稿人及其联系方式。如果有行业内知名人士阅读过这篇文章，可在 cover letter 里标注上，这会对论文的发表有利。下面是一个网上投稿的 cover letter 样本。

Dear Dr. Editor:

Attached please find "Strep Remediation: An Unexpectedly Effective Approach to Hospital Brownfields Reclamation," for your consideration. This paper reflects a six-month field study and presents fresh evidence of the efficacy of strep bacteria in addressing common hospital contaminants in three urban brownfields. You had responded positively to our query on this topic, via your email dated May 1,2006.

Selected findings from this paper have been presented at the Association for Remediation Engineers' research conference (April 2006) and as part of the master's dissertation of the second author. The paper is not under consideration for publication at any other journal.

The primary author of this paper has published work in your journal in the past, as well as in other peer-reviewed journals in the field; a current CV and selected list of publications is attached for your reference.

We have carefully followed your manuscript preparation guidelines for formatting and style, and we look forward to receiving your comments on our efforts. Your author guidelines indicate that we should expect to hear from you within three months; if that is not an accurate estimate, please let us know. If this manuscript is not suitable to your needs, please notify us as soon as possible.

Yours truly,

Sandy Leachate

Assistant Faculty

Center for Environmental Studies and Technology

Co-authors:

Daniel Assay

Graduate Student

Center for Environmental Studies and Technology

Lisa Greenfields

Graduate Student

Center for Environmental Studies and Technology

投稿后，杂志编辑会马上予以回复，告知投稿人所投稿件在审理中。过一段时间后，杂志社会通知投稿人论文是否被拒，如果被拒，还会告知投稿人被拒的原因，并把审稿人对稿件的评价发给投稿人。遇到这种情况，投稿人也不要放弃，可根据审稿人的看法和建议修改论文，然后尝试其他杂志。如果论文没被拒，杂志编辑可能会让投稿人修稿，同时也会把审稿人的建议发给投稿人。投稿人就要按照审稿人的建议进行修稿，修稿后再发给杂志社。有时，审稿人会提出一些问题，需要投稿人回答，投稿人要根据所提的问题及时予以答复。

目前，这些交流一般都是通过 Email 进行的。需要提醒的是，我国初高中所讲述的 Email 撰写格式是个非常落后的格式，在实际交流中早已不用了。目前，英文 Email 的撰写格式是每段的开始均顶格（不留空格），最后的寒暄语和自己的名字也要顶格写；段落与段落之间空行，通过留空行来分段。

本章小结

中医论文的撰写、翻译与西医论文的撰写与翻译类似。初学者可通过 PubMed 来阅读 ISC 论文、初步了解本行业的大体情况和相关论文的结构。然后学习掌握医学英文论文撰写的基本知识，例如标题、摘要及正文中各个部分的撰写。EQUATOR Network 网站里提供了各种医学论文的撰写标准，研读这些标准是打下医学英语论文撰写基础的关键。通过 SCI 杂志影响因子排行的相关网站可找到相关杂志，参考 EQUATOR Network 对论文撰写的要求和相关杂志对论文撰写的要求来撰写和整理论文，最后按杂志社的要求投稿。稿件投出后，杂志社会发给投稿人审稿人拒稿的原因或建议修稿的内容。投稿人要按照审稿人的要求改稿，改稿可能不止一次，要有信心，因为改稿的过程也是学习的过程。检索医学论文还需要掌握本章列出的数据库内容，每个数据库均有文章种类的侧重。注意，现在临床实验需先注册，而后撰写出来的论文才容易发表。

第七章
草药干预随机对照试验报告的撰写标准

　　EQUATOR Network 是为了加强健康研究的质量和透明度、提高撰写科研论文水平而成立的国际性组织，并建立了免费共享网站，网址为：www.equator-network.org/。EQUATOR 是　由 Enhancing the QUAlity and Transparency Of health Research 缩略而来。为满足临床试验论文的撰写需求，网站中的临床试验报告的统一标准（CONsolidated Standards Of Reporting Trials，CONSORT）部分创建了许多扩展路径，包括不良反应临床试验报告的统一标准（CONSORT Harms）、非劣性临床试验报告的统一标准（CONSORT Non-inferiority）、整群对照临床试验报告的统一标准（CONSORT Cluster）、草药试验报告的统一标准（CONSORT Herbal）、非药物治疗干预的临床试验报告的统一标准（CONSORT Non-pharmacological treatment interventions）、临床试验报告摘要的统一标准（CONSORT Abstracts）、实效性临床试验报告的统一标准（CONSORT Pragmatic Trials）、针灸临床试验报告的统一标准（STRICTA Controlled trials of acupuncture）、以患者报告结局为疗效评价指标的临床试验报告的统一标准（CONSORT PROPatient-Reported Outcomes）等。本章讨论《草药干预的随机对照试验报告》的撰写。

　　绝大多数 SCI 论文用英文发表。在 EQUATOR Network 制定的标准中，原始文件也是用英语撰写的，包括临床试验报告的统一标准（CONSORT）及其摘要和草药报告的指南。本章讨论的 CONSORT Abstracts 和 CONSORT Herbal 的条目和例句的实例均来自其原始文件，为了避免在其汉译过程中意义的不确切或丢失，同时帮助读者学习相关的英语表达方法，我们在条目和实例两部分采用了汉英两种文字，保留了英文原文。

第一节　随机试验报告摘要的撰写

CONSORT 的专家们为其摘要的撰写加了扩展版（CONSORT Abstracts），专项讨论了临床试验报告摘要的撰写内容，制定了撰写清单。草药干预的随机对照试验报告摘要的撰写，需按照 CONSORT Abstracts 的要求，清晰完整地报告所列信息。表 7-1 列出了 CONSORT Abstracts 的清单（英汉对照），在撰写草药干预的随机对照试验报告的摘要时需遵循。

表 7-1　杂志或会议随机试验报告摘要的条目

条目	描述
Title 标题	Identification of the study as randomized 能识别研究是随机的
Authors 作者	Contact details for the corresponding author 通信作者的详细联系方式
Trial design 实验设计	Description of the trial design（e.g. parallel, cluster, non-inferiority）描述实验设计（例如，平行、集群、非劣性）
Methods 方法	
Participants 受试者	Eligibility criteria for participants and the settings where the data were collected 受试者的合格标准、资料收集的场所
Interventions 干预	Interventions intended for each group 每组准备采取的干预
Objective 目的	Specific objective or hypothesis 具体目的或假设
Outcome 结局	Clearly defined primary outcome for this report 明确界定的本试验主要结局
Randomization 随机	How participants were allocated to interventions 受试者是怎样被分配到干预组的
Blinding（masking）盲法	Whether or not participants, care givers, and those assessing the outcomes were blinded to group assignment 受试者、治疗给予者、结局评估者是否对各组设盲

条目	描述
Results 结果	
Numbers randomized 随机的人数	Number of participants randomized to each group 随机分配到每组的受试者人数
Recruitment 招募	Trial status 实验状况
Numbers analysed 被分析的人数	Number of participants analysed in each group 每组里被分析的人数
Outcome 结局	For the primary outcome, a result for each group and the estimated effect size and its precision 各组每一项主要结局指标的结果、效应估计值及其精确性
Harms 伤害	Important adverse events or side effects 重要不良事件和副作用
Conclusions 结论	General interpretation of the results 对结果的总体解释
Trial registration 试验注册	Registration number and name of trial register 注册号和试验注册机构名称
Funding 资助	Source of funding 资助来源

下面通过一篇摘要的完整版来进一步了解试验报告摘要的撰写。

Effectiveness of early switch from intravenous to oral antibiotics in severe community acquired pneumonia multicentre randomized trial

Jan Jelrik Oosterheert, Marc J M Bonten, Margriet ME Schneider, ErikBuskens, Jan–Willem J Lammers, Willem M N Hustinx, Mark H H Kramer, Jan M Prins, Peter H Th J Slee, KarinKaasjager, Andy I M Hoepelman.

Correspondence to: i.m.hoepelman@umcutrecht.nl

Objectives Effectiveness of early switching to oral antibiotics compared with standard 7 days course of intravenous antibiotics in severe community acquired pneumonia.

Design Multicentre parallel randomised controlled, open label, trial. A central randomisation centre used computer generated tables to allocate treatments.

Setting Five teaching hospitals and 2 university medical centres in the Netherlands.

Participants 302 patients in non-intensive care wards with severe community acquired pneumonia. 265 patients fulfilled the study requirements.

Intervention Three days of treatment with intravenous antibiotics followed, when clinically stable, by oral antibiotics or by 7 days intravenous antibiotics. Follow-up 28 days.

Main outcome measures Clinical cure and length of hospital stay.

Results 302 patients（early switch n=152; standard care n=150）were randomised[mean age 69.5（standard deviation 14.0）, mean pneumonia severity score 112.7（26.0）]. 37 patients were excluded from analysis because of early dropout before day3, leaving 265（n=132; n=133）patients for intention to treat analysis. Clinical cure was 83% in the intervention group and 85% in the control group（2%, −7% to 10%）. Duration of intravenous treatment and length of hospital stay were reduced in the intervention group, with mean differences of 3.4 days [3.6（1.5）v 7.0（2.0）days; 2.8 to 3.9]and 1.9 days[9.6（5.0）v 11.5（4.9）days; 0.6 to 3.2], respectively. Mobility and other side effects were comparable across groups.

Conclusions Early switch from intravenous to oral antibiotics in patients with severe community acquired pneumonia is safe and decreases length of hospital stay by 2 days.

Trial registration Clinical Trials NCT00273676.

Funding Dutch Health Insurance Council, OG 99-64.

这篇文章标题的意思是"严重社区获得性肺炎早期由静脉改为口服抗

生素效果的多中心随机试验"。CONSORT 要求，通过标题，读者能识别出研究是随机临床试验（randomized trial）。上述文章的标题中明确说明了该研究的类型是随机试验，符合 CONSORT Abstracts 的要求。作者部分用 Correspondence to… 的形式明确了通信作者（corresponding author）及其联系方式。通信作者的联系方式一般包括 Email、通信地址、电话等。然而，现在绝大多数的联系都是通过 Email 的。需要指出的是，通信作者指的是负责与杂志社沟通、联系发表论文的人，可以是作者中的任何一个。通信作者一般是英文比较好的作者，方便沟通。下面是上述摘要的汉语翻译。

目的：对比严重社区获得性肺炎早期改为口服抗生素与 7 天静脉滴注抗生素疗法的效果。

设计：多中心平行随机对照、开放标签试验。一个中央随机化中心应用电脑制作的表格分配治疗。

场所：荷兰的 5 个教学医院和两个大学医疗中心。

受试者：302 名非重症监护室的患有严重社区获得性肺炎的患者。265 名患者满足了研究要求。

干预：静脉滴注抗生素 3 天，临床稳定，接续口服抗生素或接续 7 天静脉滴注抗生素。随访 28 天。

主要结局指标：临床治愈和住院时间。

结果：302 名患者（早期转向口服 n=152；标准治疗 n=150）被随机分配到两组中 [平均年龄 69.5 岁，（标准差 14.0），平均肺炎严重程度评分 112.7（26.0）]。37 名患者被剔除，因为他们在治疗的 3 天内退出，结果剩下 265（n=132；n=133）名愿意参与治疗分析的患者。干预组的临床治愈为 83%，对照组的临床治愈为 85%（2%，–7% ～ 10%）。干预组的静脉滴注治疗时间和住院时间缩短了，平均有 3.4 天 [3.6（1.5）对 7.0（2.0）天；2.8 ～ 3.9] 和 1.9 天的区别 [9.6（5.0）对 11.5（4.9）天；0.6 ～ 3.2]。运动能力和其他副作用组间有可比性。

结论：严重社区获得性肺炎患者早期从静脉滴注转向口服抗生素安

全，并且住院时间减少了 2 天。

试验注册：临床试验编号：NCT00273676。

资助：荷兰健康保险委员会，编号 OG 99–64。

按照 CONSORT 的要求，摘要目的描写要具体，不能笼统。本实例描述了设计的类型是多中心的、平行的、随机的对照研究，采用的是开放式标签，而不是盲法，并说明了怎样实现随机。

摘要的内容要完整，但在形式上，各杂志社的要求不一致。在撰写论文时，要根据杂志社的具体要求来撰写，本文把场所（Setting）单独列了出来，应该是收稿杂志社的要求。受试者（Participants）这部分需陈述受试者选入的合格标准、资料收集的场所等。本研究的纳入标准是患有严重社区获得性肺炎的患者，这一点在摘要中陈述得非常清楚。而资料收集的场所在上段中被单独列了出来，也应该是收稿杂志社的要求。

CONSORT 的招募（Recruitment）部分要求明确陈述招募和随访的情况。本试验是两组，试验组采用静脉滴注抗生素 3 天后接续口服抗生素，而对照组则继续滴注抗生素，清楚地描述了每组的干预方法，并说明了随访时间，使读者清楚了招募患者和随访的情况。

本摘要的结果部分包括了随机分配到每组的受试者人数、每组里被分析的人数，还包括了作为主要结果的每组结果和效应估计值及其精确性、重要的不良事件和副作用等，符合 CONSORT 的要求。

上述摘要是论文作者对照 CONSORT 的标准撰写的，这样的论文不会因为内容不完整而被杂志社拒稿。

第二节　草药干预随机对照试验报告标准的产生

《草药干预的随机对照试验报告》（Reporting Randomized, Controlled Trials of Herbal Interventions）的撰写是《临床试验报告的统一标准》

（CONSORT）扩展的一部分，实际上也是草药干预随机对照试验报告撰写的参考标准，参与撰写此建议的均是各国相关专业的世界顶级专家。

在临床验证干预有效性的试验中，随机对照试验是控制偏倚和混乱的最佳方法。研究人员在报告中必须写有读者需要的一切信息，以便读者可以判断这些试验报告的可信度和意义。在某种程度上，完整的试验报告会允许临床医生改变其临床实践，以改进临床治疗结果。CONSORT 的制定是为了帮助研究者、作者、审稿者和编辑将必要的信息包含在临床对照试验报告中。

随机对照试验（randomized control trial, RCT）为医疗干预的有效性提供了最好的证据。由于偏倚或混合因素、缺乏方法学的严格性，试验会导致人们对药品疗效的高估或低估，而精心设计和良好执行的随机对照试验为我们提供了治疗效果的最佳评估，可以指导临床决策。因此，业内一直致力于改进 RCT 的报告。

目前研究表明，补充替代医学（Complementary and Alternative Medicine, CAM）临床试验的报告质量不佳。Linde 等发现大多数 CAM 试验中存在随机序列生成描述缺乏、隐匿分配方法不充分、脱落和剔除的数量和原因不明等的缺点。Moher 等报道了儿科方面补充替代医学的 RCT 试验样本，样本中只报道了不到 40%CONSORT 统一标准清单中要求的条目内容，而随着时间的推移，清单条目的报告数量增加了 24%。也就是说，开始时报告中只有不到应该报告信息中的一半信息被报告了。特别值得提出的是，只有 50% 的试验报告了随机是怎样产生的，只有 25% 的试验报告了是否有分配隐匿。这些结果表明，大部分的 CAM 试验报告质量较差，导致难以评估内在的和外在的有效性和可推广性。

Linde 等还指出，尽管一些系统综述指出，医学植物试验仍然不能报告对判断内部、外部有效性和可重复性的必要信息，不同类型的补充治疗方法的报告可能有差别，作为植物和一种补充治疗的草药临床试验的报告质量还是稍微优于顺势疗法和针灸试验的报告质量的。一项测试草药随机

对照试验报告质量的研究发现，在 206 篇英文文献样本中，只有不到 45%
的 CONSORT 声明中建议的条目被报告了。例如，大约 28% 的试验描述
了是否对实施干预者在分组方面设盲，只有 22% 的试验说明了实施分配
序列的方法，只有 21% 的试验描述了分配序列产生的方法。同时，个别
草药之间报告的质量不同，但在 1980 ～ 2000 年的几十年间，报告质量有
所提高。此外，试验报告经常不包括草药产品本身的详细信息。

众所周知，如果使用的植物部位不同、收获时间不同、有效成分含量
不同、提取方式不同（水、酒精、甘油）和炮制形式不同，草药的药物功
效会有不同。因此，即使使用的是相同物种，异质草药产品的临床试验结
果也可能会有很大的不同。草药的入药部位、收获时间、有效成分含量、
提取方式和炮制形式的不同所带来的草药产品的差别，妨碍了对草药进行
的系统评价，因为结合起来的数据可能导致无效的推断。可以明确的是，
读者、编者和审稿者都要求提高植物医学 RCT 报告的透明度，希望出现
草药对照试验报告的指南。

为了解决临床试验报告的条目不足、透明度不够等问题，CONSORT
声明在 1996 年首次出版，2001 年进行修订（当时没有针对草药试验报告
的特殊条目）。声明包含了一个清单和一个流程图，目的是在论文信息方
面（即论文应该包括哪些信息）指导作者和审稿人。声明要求清单中的
信息要包括在论文中，这些信息要能从发表的两组平行 RCT 报告中得到。
CONSORT 声明已经获得了许多领航医学杂志、编辑协会、专业协会和基
金组织的支持。自从 CONSORT 声明发表以来，已经制定了一些扩展声
明。CONSORT 已经被扩展到群组随机试验和测试伤害的随机试验中。同
时，一个国际的针灸研究小组研制出了一套改进针灸平行试验干预报告
的建议，即《针刺干预对照试验报告的标准》（the Standards for Reporting
Interventions in Controlled Trials of Acupuncture，STRICTA）。MacPherson
等把 STRICTA 表述成 CONSORT 中第 4 项详述，并且建议在针刺试验报
告中同时使用 STRICTA 和 CONSORT。

2004 年 6 月，一个由试验学家、方法学家、药理学家和生药学家组成的国际小组在加拿大的多伦多召开了一次共识会议，这次会议产生了草药试验报告建议，如表 7–2、表 7–3 所示。会议产生的指南发展成了一套对现行 CONSORT 条目在草药报告方面作用的详述，这些条目将对编者和审稿者在评估内外效度和草药试验重复性方面有帮助，并使他们能在安全性和有效性方面进行准确的评估。

CONSORT 声明适用于任何干预，包括草药。然而，很多草药干预的临床对照试验并没有充分报告 CONSORT 建议的信息。2005 年制定的报告建议中，详细阐述了一些 CONSORT 条目，并增加了相关内容，使 CONSORT 的条目与草药的随机对照试验紧密地联系起来，从而使草药的随机对照试验报告的标准得以完善。

下面通过提供 CONSORT 清单及对清单中条目的详细说明（包括举例），来协助作者很好地使用清单中的每一个条目。应该指出的是，这里提出的草药报告建议的每一个条目不是一层不变的，随着更多证据的积累和重要建议的收集，这些清单将被进一步修订。

第三节　草药干预随机对照试验报告清单

作者们在编制"详解"（elaborations）的过程中澄清了一点，那就是概念的解释可以帮助研究者进行计划、执行和书写草药 RCT 的报告。下文将讨论每个条目的道理和科学背景，并且为每个条目给出了高质量实例。在可能的情况下，还讨论条目的实证证据。应该指出的是，下列的详述是基于现有 CONSORT 内容产生的。CONSORT 条目如表 7–2 所示，草药 RCT 的报告如表 7–3 所示。

当报告一项草药的 RCT 时，作者除了需要报告草药 RCT 报告建议的信息外，还应该考虑报告 CONSORT 声明中列出的信息。表 7–3 中除列出了 CONSORT 本身要求的条目（正常字体）外，还列出并详细解释了草药干预 RCT 要求的条目（*斜体字*）。

表 7-2 CONSORT 条目清单

Paper section and topic 论文章节和主题	Item 条目	Descriptor 描述
Title and abstract 标题和摘要	1	How participants were allocated to interventions（e.g., "random allocation" "randomized" or "randomly assigned"）如何将受试者分配到干预组（比如，"随机分配" "被随机分配" "随机地分配"）
Introduction 引言 Background 背景	2	Scientific background and explanation of the rationale 研究背景和对试验理由的解释
Methods 方法 Participants 受试者	3	Eligibility criteria for participants and the settings and locations where the data were collected 受试者的合格标准，收集数据的场所和地点
Interventions 干预	4	Precise details of the interventions intended for each group and how and when they were actually administered 每组计划干预措施的详细内容，以及实际实施的方式和时间
Objectives 目的	5	Specific objectives and hypotheses 具体的目的和假说
Outcomes 结局	6	Clearly defined primary and secondary outcome measures and, when applicable, any methods used to enhance the quality of measurements（e.g., multiple observations, training of assessors）明确定义的主要和次要结局指标，必要时，描述用于提高测评质量的所有方法（例如，多重观察，评价者培训）
Sample size 样本量	7	How sample size was determined and, when applicable, explanation of any interim analyses and stopping rules 样本量是如何确定的，必要时，说明所有中期分析和终止规则
Randomization 随机化 Sequence allocation 序列分配	8	Method used to generate the random allocation sequence, including details of any restriction（e.g., blocking, stratification）生成随机分配序列的方法，包括任何限制（例如，分区组、分层）的细节

Paper section and topic 论文章节和主题	Item 条目	Descriptor 描述
Allocation concealment 分配隐匿	9	Method used to implement the random allocation sequence（e.g., numbered containers or central telephone），clarifying whether the sequence was concealed until interventions were assigned 用于实施随机分配序列的方法（例如，编了号的封藏容器或中央电话），同时确认在干预分配之前序列是否隐藏
Implementation 实施	10	Who generated the allocation sequence, who enrolled participants, and who assigned participants to their groups 谁生成的分配序列，谁登记受试者，谁分配受试者到相应的组
Blinding（masking） 盲法	11	Whether or not participants, those administering the interventions, and those assessing the outcomes were blinded to group assignment. When relevant, how the success of blinding was evaluated 组别的分配是否对受试者、实施干预的管理者和结果的评估者设盲。必要时，说明如何评价盲法的成功
Statistical methods 统计学方法	12	Statistical methods used to compare groups for primary outcome（s）; methods for additional analyses, such as subgroup analyses and adjusted analyses 用于比较各组主要结局的统计学方法；附加分析方法，如亚组分析和校正分析
Results 结果 Participant flow 受试者 流程	13	Flow of participants through each stage（a diagram is strongly recommended）. Specifically, for each group report the number of participants randomly assigned, receiving intended treatment, completing the study protocol, and analyzed for the primary outcome. Describe protocol deviations from study as planned, together with reasons 每个阶段受试者的流程（强烈推荐流程图）。具体来说，就是每个组随机分配到的受试者例数、接收预期治疗例数、完成方案的例数、主要结局分析的例数。描述偏离原研究计划的方案及其原因

续表

Paper section and topic 论文章节和主题	Item 条目	Descriptor 描述
Recruitment 招募	14	Dates defining the periods of recruitment and follow-up 招募期和随访时间的长度，并说明具体日期
Baseline data 基线数据	15	Baseline demographic and clinical characteristics of each group 每组人口学和临床特征
Numbers analyzed 纳入分析的例数	16	Number of participants (denominator) in each group included in each analysis and whether the analysis was by "intention-to treat". State the results in absolute numbers when feasible (e.g., 10/20, not 50%) 各组纳入每一种分析的受试者数目（分母），以及是否按最初的分组分析。可能的话，以绝对数陈述结果（例如，10/20，而不是 50%）
Outcomes and estimation 结局与估计值	17	For each primary and secondary outcome, a summary of results for each group, and the estimated effect size and its precision (e.g., 95% confidence interval) 各组每一项主要和次要结局指标的结果总结，效应估计值及其精确性（例如，95%置信区间）
Ancillary analyses 辅助分析	18	Address multiplicity by reporting any other analyses performed, including subgroup analyses and adjusted analyses, indicating those prespecified and those exploratory 通过报告所做的其他所有分析来说明多样性，包括亚组分析和校正分析，同时表明哪些是预先指定的和哪些是新尝试的分析
Adverse events 不良事件	19	All important adverse events or side effects in each intervention group 每个干预组的所有重要不良事件或副作用
Discussion 讨论 Interpretation 解释	20	Interpretation of results, taking into account study hypotheses, sources of potential bias or imprecision, and the dangers associated with multiplicity of analyses and outcomes 解释结果，同时把研究假设、潜在偏倚或不精确性、与分析和结局的多样性相关的危险考虑进去

续表

Paper section and topic 论文章节和主题	Item 条目	Descriptor 描述
Generalizability 可推广性	21	Generalizability（external validity）of trial results 试验结果的可推广性（外部有效性）
Overall evidence 总体证据	22	General interpretation of the results in the context of current evidence 在目前证据背景下对结果的总体解释

表 7-3　草药干预的 RCT CONSORT 条目清单（CONSORT 条目用正常字体列出，草药 RCT 报告建议用*斜体*字列出）

Paper section and topic 论文章节和主题	Item 条目	Descriptor 描述
Title and abstract 标题和摘要	1	How participants were allocated to interventions（e.g., "random allocation," "randomized" or "randomly assigned"）.*Either the title or abstract, or both should state the herbalmedicinal product's Latin binomial, the part of the plant used,and the type of preparation* 如何将受试者分配到干预组（比如，"随机分配""被随机分配""随机地分配"）。*题目或者摘要，或者两者应该用拉丁二项式描述草药产品，并说明植物的用药部分及剂型种类*
Introduction 引言 Background 背景	2	Scientific background and explanation of the rationale. *Including a brief statement of reasons for the trial with reference tothe specific herbal medicinal product being tested and, ifapplicable, whether new or traditional indications are beinginvestigated* 研究背景和试验理由的解释。*包含参考正在测试中的特殊草药产品对本实验理由的简短陈述，必要时说明是否新的或传统的适应证正在被研究*

续表

Paper section and topic 论文章节和主题	Item 条目	Descriptor 描述
Methods 方法 Participants 受试者	3	Eligibility criteria for participants and the settings and locationswhere the data were collected. *If a traditional indication is being tested, a description of how thetraditional theories and concepts were maintained. For example,participant inclusion criteria should reflect the theories andconcepts underlying the traditional indication* 受试者的合格标准，收集数据的场所和地点。*如果测试传统药物的适应证，则需描述传统的理论和概念是怎样被应用的。例如，受试者纳入标准应该反映传统适应证的理论和概念*
Interventions 干预	4	Precise details of the interventions intended for each group andhow and when they were actually administered 每组计划干预措施的详细内容，以及实际实施的方式和时间
	4.A. Herbal medicinal–product name 草药产品名称	1. *The Latin binomial name together with botanical authority andfamily name for each herbal ingredient; common name（s）shouldalso be included* 成分中每个草药的拉丁二项式名称和植物学规范名称、植物科名，常见名也应包括在内 2. *The proprietary product name（i.e., brand name）or the extractname（e.g., EGb-761）and the name of the manufacturer of theproduct* 专有名（即商标名）或提取物名（如，EGb-761）和产品生产企业的名称 3. *Whether the product used is authorized（licensed, registered）inthe country in which the study was conducted* 在开展研究的国家里，所用的产品是否被授权（已发执照、已注册）

235

Paper section and topic 论文章节和主题	Item 条目	Descriptor 描述
Interventions 干预	4.B. Characteristics of the herbal product 草药产品的特点	1. *The part（s）of plant used to produce the product or extract* 用于生产本产品或提取物的植物部分 2. *The type of product used [e.g., raw（fresh or dry）, extract]* 所用产品的类型 [如生药（新鲜或干燥）、提取物] 3. *The type and concentration of extraction solvent used（e.g., 80%ethanol, 100% H₂O, 90% glycerine）and the herbal drug toextract ratio（drug:extract; e.g., 2：1）* 所用萃取剂的类型和浓度（如，80% 的乙醇、100% 的水、90% 的甘油）和草药对药物的提取率（例如，药物与提取物的比例是 2：1） 4. *The method of authentication of raw material（i.e., how done andby whom）and the lot number of the raw material. State ifa voucher specimen（i.e., retention sample）was retained and, ifso, where it is kept or deposited and the reference number* 生药材料的鉴定方法（即怎样鉴定的，谁鉴定的）和批号。说明是否是凭证标本 (即保留样本)，如果是，则指出被保存或存放的地点及编号
	4.C. Dosage regimenand quantitative-description 给药方案和剂量描述	1. *The dosage of the product, the duration of administration, andhow these were determined* 药品的剂量、给药持续时间及这两种因素是依据什么决定的

Paper section and topic 论文章节和主题	Item 条目	Descriptor 描述
Interventions 干预	4.C. Dosage regimenand quantitative-description 给药方案和剂量描述	2. The content (e.g., as weight, concentration; may be given asrange where appropriate) of all quantified herbal productconstituents, both native and added, per dosage unit form. Addedmaterials, such as binders, fillers, and other excipients; e.g.,17% maltodextrin, 3% silicon dioxide per capsule, should alsobe listed 所有定量草药产品每个单位剂型成分的含量（如重量、浓度，有的也可用范围的方式），包括药物本身成分和添加成分的含量。黏合剂、填充剂和其他赋形剂等添加物也应列出，例如，每个胶囊中含有17% 麦芽糖糊精和3% 二氧化硅 3. For standardized products, the quantity of active/markerconstituents per dosage unit form 对标准化产品来说，每单位剂型的活性成分量或标记物量
	4.D. Qualitative testing 定性测试	1. Product's chemical fingerprint and methods used (equipment andchemical reference standards) and who performed it (e.g., thename of the laboratory used) . Whether or not a sample of theproduct (i.e., retention sample) was retained and if so, where it iskept or deposited 产品所用的化学指纹和方法（设备和化学参考标准）及操作者（如所用实验室的名字）。是否产品的标本（即保留样本）被保留了，如果是，被保存在哪里 2. Description of any special testing/purity testing (e.g., heavymetal or other contaminant testing) undertaken. Which unwantedcomponents were removed and how (i.e., methods) 特殊检测 / 纯度检测描述（如重金属或其他污染物检测），去除了哪些不需要的成分，怎样去除的

237

Paper section and topic 论文章节和主题	Item 条目	Descriptor 描述
Interventions 干预	4.D. Qualitative testing 定性测试	*3. Standardization: what to〔e.g., which chemical component（s）ofthe product〕and how（e.g., chemical processes or biological/functional measures of activity）* 标准化：什么（如产品的哪种化学成分被标准化了）和如何（如化学过程或生物 / 功能活性测定）
	4.E. Placebo/control group 安慰剂 / 对照组	*The rationale for the type of control/placebo used* 所用对照 / 安慰剂类别的理由
	4.F. practitioner 实施者	*A description of the practitioners（e.g., training and practiceexperience）that are a part of the intervention* 实施者的描述（如培训和实践经验），实施者的描述是干预的一部分
Objectives 目的	5	Specific objectives and hypotheses 特殊目的和假说
Outcomes 结局	6	Clearly defined primary and secondary outcome measures and,when applicable, any methods used to enhance the quality ofmeasurements（e.g., multiple observations, training of assessors）.*Outcome measures should reflect the intervention and indicationstested considering, where applicable, underlying theories andconcepts* 清晰定义的主要和次要结局指标，必要时，描述用于加强测量质量的方法（如多观测、评估者的培训）。结局测量应该反应被测的干预和适应证，必要的地方，要反应所基于的理论和概念
Sample size 样本量	7	How sample size was determined and, when applicable,explanation of any interim analyses and stopping rules 如何决定的样本量的解释，必要时，解释中期分析和停止规则

Paper section and topic 论文章节和主题	Item 条目	Descriptor 描述
Randomization 随机 Sequence allocation 序列分配	8	Method used to generate the random allocation sequence, includingdetails of any restriction（e.g., blocking, stratification）用于生成随机分配序列的方法，包括任何约束细节（如分区组、分层）
Allocation concealment 分配隐匿	9	Method used to implement the random allocation sequence（e.g., numbered containers or central telephone）, clarifying whether the sequence was concealed until interventions were assigned 用于实施随机分配序列的方法（例如，编号的封藏容器或中央电话），同时确认在干预分配之前序列是否隐藏
Implementation 实施	10	Who generated the allocation sequence, who enrolled participants, and who assigned participants to their groups 谁生成的分配序列，谁登记受试者，谁分配受试者到相应的组
Blinding（masking）盲法	11	Whether or not participants, those administering the interventions, and those assessing the outcomes were blinded to group assignment. When relevant, how the success of blinding was evaluated 组别的分配是否对受试者、实施干预的管理人员和结果的评估人员设盲。必要时，说明如何评价盲法的成功
Statistical methods 统计学方法	12	Statistical methods used to compare groups for primary outcome（s）; methods for additional analyses, such as subgroup analyses and adjusted analyses 用于比较各组主要结局的统计学方法；附加分析方法，如亚组分析和校正分析

Paper section and topic 论文章节和主题	Item 条目	Descriptor 描述
Results 结果 Participant flow 受试者流程	13	Flow of participants through each stage（a diagram is strongly recommended）. Specifically, for each group report the number of participants randomly assigned, receiving intended treatment, completing the study protocol, and analyzed for the primary outcome. Describe protocol deviations from study as planned, together with reasons 每个阶段受试者的流程（强烈推荐流程图）。具体来说，就是每个组随机分配到的受试者例数、接收预期治疗例数、完成方案的例数、主要结局分析的例数。描述偏离原研究计划的方案及其原因
Recruitment 招募	14	Dates defining the periods of recruitment and follow-up 招募期和随访时间的长度，并说明具体日期
Baseline data 基线数据	15	Baseline demographic and clinical characteristics of each group, *Including concomitant medication, herbal, and complementarymedicine use* 每组人口学和临床特征，*包括合并用药、草药和补充医学的应用*
Numbers analyzed 纳入分析的例数	16	Number of participants（denominator）in each group included in each analysis and whether the analysis was by "intention-to treat." State the results in absolute numbers when feasible（e.g., 10/20, not 50%）各组纳入每一种分析的受试者数目（分母），以及是否按最初的分组分析。可能的话，以绝对数陈述结果（例如，10/20，而不是 50%）
Outcomes and estimation 结局与估计值	17	For each primary and secondary outcome, a summary of results for each group, and the estimated effect size and its precision（e.g., 95% confidence interval）各组每一项主要和次要结局指标的结果总结，效应估计值及其精确性（例如，95%置信区间）

续表

Paper section and topic 论文章节和主题	Item 条目	Descriptor 描述
Ancillary analyses 辅助分析	18	Address multiplicity by reporting any other analyses performed, including subgroup analyses and adjusted analyses, indicating those prespecified and those exploratory 通过报告所做的其他所有分析来说明多样性，包括亚组分析和校正分析，同时表明哪些是预先指定的、哪些是新尝试的
Adverse events 不良事件	19	All important adverse events or side effects in each intervention group 每个干预组的所有重要不良事件或副作用
Discussion 讨论 Interpretation 解释	20	Interpretation of results, taking into account study hypotheses, sources of potential bias or imprecision, and the dangers associated with multiplicity of analyses and outcomes.*Interpretation of the results in light of the product and dosageregimen used* 解释结果，同时把研究假设、潜在偏倚或不精确性的原因、分析和结局的多样性相关的危险考虑进去。*依据所采用的产品和剂量方案解释结果*
Generalizability 可推广性	21	Generalizability（external validity）of trial results. *Where possible, discuss how the herbal product and dosageregimen used relate to what is used in self-care and/or practice* 试验结果的可推广性（外部有效性）。*在可能的时候，讨论所用的草药产品、剂量方案与用于自我关照和／或实践的关系*
Overall evidence 总体证据	22	General interpretation of the results in the context of current evidence.*Discussion of the trial results in relation to trials of other availableproducts* 在目前证据背景下对结果的总体解释。*联系其他产品可获得的试验来讨论本试验结果*

第四节 草药干预随机对照试验报告条目详解

为了帮助读者清楚理解草药干预的随机对照试验报告论文的撰写，CONSORT 对每一个条目进行了详细解释，并用举例的方法帮助理解。以下结合原文对各条目进行解释。

一、题目和摘要（title and abstract）

How participants were allocated to interventions（e.g., "random allocation" "randomized" or "randomly assigned"）. The title or abstract, or both should state the herbal medicinal product's Latin binomial, the part of the plant used, and the type of preparation. 如何将受试者分配到干预组（比如，"随机分配""随机化"或"随机分配"）。论文的标题、摘要或两者，应该用拉丁二项式描述草药产品，同时说明植物的用药部分及剂型种类。

题目和摘要部分一般需明确受试者是如何分到干预组的（可用 random allocation，randomized 或 randomly assigned 等术语表述），也就是说必须要有"随机"的字样。例如下面的标题：

A double-blind, placebo-controlled, randomized trial of Ginkgo biloba extract EGb 761 in a sample of cognitively intact older adults: neuropsychological findings. 银杏提取物 EGb761 用于认知正常老年人的双盲、安慰剂对照随机试验：神经心理学所见。

在这个题目中，作者表明了试验方法：随机、双盲、安慰剂对照，包括了"随机"二字。下面一个摘要的部分：

This was a randomized, double-blind placebo controlled... The active treatment group received tablets containing 300 mg of Garlic Powder（Kwai）... This is equivalent to approximately 2.7 g or approximately 1 clove of fresh

Garlic per day. 这是一项随机、双盲、安慰剂对照……积极治疗组给予含有 300mg 大蒜粉的片剂（Kwai）……这相当于一天大约 2.7g 或 1 瓣新鲜大蒜的量。

CONSORT 的第一条有助于在电子数据库中检索和识别 RCT 报告。CONSORT 声明中建议在标题和摘要中使用 randomized（被随机）、randomly（随机地）、random allocation（随机分配）等术语，以使文章容易被检索到。

草药的循证医学实践需要经常查阅草药的科学文献。草药产品的 RCT 论文，需要在标题和 / 或摘要中用拉丁二项式标注草药，并表明草药的使用部位和制剂的类型，这些信息会增加草药产品或制剂 RCT 的索引和识别的特异性。一些草药产品有其商标或商品名，必要时，商品名应该连同药用成分的草药拉丁二项式一起列出。如果是草药产品，建议在标题中列出产品的名称，在摘要中分别列出这个产品包含的各种草药。这样，试验的标题就不会因为列出所有草药的拉丁二项式而导致过长。

研究表明，因为不同数据库之间控制词汇和索引程序的多样性，搜索 CAM 相关的主题是具有挑战性的。这表明如果 CAM 试验（例如植物药试验）报告的摘要或标题中没有标准的控制词汇，索引编辑者就可能不把适当的索引词标注到这些特殊的研究中。这样，由于索引器没有为 CAM 干预试验研究设定足够数量和足够种类的主题词（descriptors），便会产生将来不会被检索到的问题。因此，当报告草药产品的 RCT 时，标题和摘要应用上述建议的信息将有利于文章索引和检索。

二、引言和背景（introduction，background）

Scientific background and explanation of the rationale.Including a brief statement of reasons for the trial with reference to the specific herbal medicinal product being used, and if applicable, whether new or traditional indications are being tested. 科学背景和本文报告理由的解释。包括对正在使用的草药产

品一个简短的试验理由的陈述，必要时，陈述是否在考察新的或传统的治疗作用。

请看下面 RCT 论文引言的实例：

The extract of Ginkgo biloba leaves entitled EGb 761 is a complex mixture that is standardized with respect to its flavonol glycoside（24%）and terpene lactone（6%）content[1,2]. These two classes of compounds have been implicated in the beneficial effects of EGb 761 in treating peripheral and cerebral vascular insufficiency, age-associated cerebral impairment, and hypoxic or ischemic syndromes[1,3]. Electron spin resonance（ESR）studies conducted in vitro have shown that EGb 761 is an efficient scavenger of various reactive oxygen species, including superoxide anion radical（O_2°）and hydroxyl radical（HO°）, and that it also exhibits superoxide dismutase-like activity[4]. Recent in vitro studies with animal models have revealed that the extract may exert an anti-free radical action in myocardial ischemia-reperfusion injury. In these studies [5,6], inclusion of 200 mg/L of EGb 761 in the medium that was used to perfuse isolated ischemic rat hearts significantly improved postischemic recovery, reduced ventricular arrhythmias and enzyme leakage, and lowered the content of spin-trapped oxyradicals in the coronary effluents. Interestingly, antiarrhythmic effects were also observed when animals were treated orally with EGb761 prior to heart perfusion, but a significant reduction in ventricular arrhythmias could be achieved only with high dosages（100 mg/kg for 10 days）[5]. In addition to these studies conducted with EGb 761[5,6], numerous other studies with experimental animals have indicated that active reduced forms of molecular oxygen, including O_2°, HO°, and hydrogen peroxide（H_2O_2）, are involved in the pathogenesis of tissue injury that follows myocardial ischemia-reperfusion[7-10] ... In the present double-blind study, we tested the cardioprotective efficacy of oral treatment with EGb 761, which is known to have in vitro antioxidant properties[4-6], in patients undergoing CPB surgery by manual palpation. 银杏叶提取物 EGb761 是一个复杂的混合物，因其含有黄酮醇苷（24%）和萜烯内酯（6%）而被标准化（被称作 EGb761）。已经表明这两类化合物有助于 EGb761 治疗外周血管供血不足、与年龄相关的脑损伤及缺氧或缺血综合征。电子自旋共振（ESR）体外研究表明 EGb761 是各种活性氧的有效清除剂，包括超氧阴离子自由基（$O_2°$）和羟基自由基（$HO°$），EGb761 还显示出超氧化物歧化酶样的活性。最近的动物模型体外研究揭示，该提取物可以在心肌缺血再灌注损伤中发挥抗自由基的作用。这些研究证实，将含有 200mg/L 的 EGb761 媒介物灌注到离体缺血大鼠心脏可显著地改善心脏缺血后的恢复，减少室性心律失常和酶的渗漏，并降低冠状动脉流出物中自旋捕获的氧自由基的含量。有趣的是，动物在心脏灌注之前口服 EGb761 可观察到其抗心律失常的作用，但是只有高剂量（100mg/kg，10 天）口服 EGb761，室性心律失常才能显著减少。除了这些 EGb761 研究外，许多其他动物实验研究也表明氧分子的活性还原形式与心肌缺血再灌注后组织损伤的发病机制有关，这些活性还原形式包括 $O_2°$、$HO°$、H_2O_2……在本双盲研究中，我们测试了给体外循环手术中的患者口服 EGb761 对心脏保护作用的有效性（EGb761 的体外抗氧化特性是已知的）。

对照（或称控制）临床试验报告（controlled clinical trials）的背景中，需要说明试验的依据理由，特别是研究中具体干预措施的理由。草药产品的类型有很大的异质性，相同草药物种的两种不同制剂、产品可具有不同的植物化学特性、不同的药代动力学特性等。考虑到产品的变化性，在研究理由方面应该清楚地概述所研究草药产品的科学数据（如上述示例 EGb761 中所描述的）。在没有可用的临床试验综述时，可采用临床前工作（即动物研究、观察性研究、病例报告、已知机制）的外推方式来阐述。如果这个产品领域没有可获得的资料数据，则应该综述类似产品的前期研究。要清楚地描述这些研究信息，理想的是在背景中陈述一下以前对该草药产品的系统综述。

此外，如果作者正在测试中草药的传统作用，则应该对该作用的理论和概念进行综述。具有该领域一些相关知识的读者应该能够从中读懂该作用的道理。例如，中医学（TCM）试验，可以选择测试中医诊断（例如肝血虚），而不是西医诊断（肝炎）。若如此，作者应该在其文章中清楚地说明为什么要检测这种特殊的干预方法。请看下面的实例：

In traditional Chinese medicine, the "Nei-Kuan" acupoint（EH6, where EH denotes equilibrium envelope of the heart meridian）has been believed to correlate with the function of the heart（Chuang, 1977）. Recently, some investigators（Mah et al., 1992; Hsu et al., 1989）observed that acupuncture at Nei-Kuan can improve left ventricular function in patients with coronary heart disease. 中医学内关穴（PC6，PC 指的是心包经）被认为与心脏的功能有关（Chuang, 1977）。最近，一些研究者（Mah 等人，1992; Hsu 等人，1989）观察到针灸内关可改善冠状动脉心脏病患者的左心室功能。

此外，即便是讨论传统疗效，能帮助创建理由的其他数据（即临床试验、动物研究、观察性研究、病例报告和已知或推断机制）也可以在背景中描述一下。理由可以是来自科学、实证、历史或传统资源。

三、受试者（Participants）

Eligibility criteria for participants and the settings and locations where the data were collected. 受试者（或参与者）的合格标准及数据收集的场所和地点。

如果测试一个传统治疗作用，则要描述一下传统理论和概念是怎样在本研究者中被保持下来的，受试者的纳入标准应该反映传统治疗作用下的传统理论和概念。例如：

There were altogether 118 cases, which were randomly divided into two groups: The QTG（QingluoTongbi Granules: A Chinese herbal medicine）–

treated groupandthe control group treated with tripterygium glycosides. In the treated group（n = 63）, there were 18 males and 45 females, aged from 18 to 65 years with an average of 39.5 ± 16.6 and the disease course ranging 2 ～ 22 years averaging 7.5 ± 3.6 years. The cases were graded by X-ray according to the criteria set by the American Association of Rheumatoid Arthritis（ARA）, USA: 7 cases were grade I, 30 grade II, and 26 grade III. In the control group（n = 55）, there were10 males and 45 females, aged from 18 to 65 years with an average of 38.3 ± 16.7 and the disease course ranging 1 ～ 21 years, averaging 6.9 ± 3.1 years. Among them, 15 cases were grade I, 21 grade II, and 19 grade III. The cases in the two groups were comparable in sex, age, disease course, and X-ray grading（P > 0.05）. 共计 118 例患者，随机分为两组：QTG（清络通痹颗粒，一种中草药）治疗组和雷公藤总苷对照组。治疗组（n = 63）有 18 名男性和 45 名女性，年龄为 18 ～ 65 岁，平均年龄为 39.5±16.6 岁，病程为 2 ～ 22 年，平均为 7.5±3.6 年。根据美国类风湿性关节炎协会（ARA）设定的标准，通过 X 射线对病例进行了分级：7 例为 I 级，30 例为 II 级，26 例为 III 级。对照组（n = 55）中男性 10 例，女性 45 例，年龄 18 ～ 65 岁，平均 38.3±16.7 岁，病程 1 ～ 21 年，平均为 6.9±3.1 年。其中，I 级 15 例，II 级 21 例，III 级 19 例。两组中的病例在性别、年龄、疾病年限和 X 射线分级方面均具可比性（P > 0.05）。

Diagnostic criteria and TCM differentiation criteria:Diagnosis of RA was made according to the ARA criteria revised in 1987. Criteria for TCM differentiation of the type of yin-deficiency and heat in collaterals: burning pain in joints, local swelling, or deformity and rigidity, reddened skin with a hot sensation, low fever, dry mouth, yellow urine, red or dark red tongue with ecchymosis and petechia, thin or yellow and greasy or scanty fur with fissures, fine, rapid and slippery, or fine and rapid pulse. 诊断标准和中医辨证标准：类风湿性关节炎的诊断是根据美国类风湿性关节炎协会 1987 年修订的标准。

阴虚络热型的中医辨证标准：关节灼痛，局部肿胀，或畸形和僵硬，皮肤红热，低热，口干，小便黄，舌红或深红，有瘀斑或瘀点，薄或黄腻苔或少苔有裂痕，脉细数而滑或细数。

Included in the study were inpatients and outpatients who were diagnosed to have RA of the type of yin–deficiency and heat in the collaterals. 本研究包括被诊断为阴虚络热型的类风湿性关节炎的门诊和住院病人。

试验的外部有效性、普遍性（或称可推广性），部分取决于受试者的合格标准。中草药干预试验的合格标准的报告往往很差。一项研究发现，不到 75% 的中药干预 RCT 报告充分报告了合格标准要求的内容。结果，这些试验的 1/4 不具有可推广性。目的在于检测草药传统作用的草药实验必须报告反映所有的合格标准。

作者可能选择把以前使用过这个特定草药产品的受试者排除在外。有人认为，在试验之前应用草药产品可能导致不良影响的增加。一项小白菊（Feverfew）与安慰剂预防偏头痛的试验。试验中安慰剂组出现了更多的副作用，这归因为"小白菊后综合征"，相当于戒断反应。长期应用小白菊后停药出现的这种加重的症状已有报道。然而，到目前为止，还没有实证提示草药的临床对照试验之前用了本试验同样的药物会带来治疗效果评价的偏倚，但是还是建议采用并报告排除最近用了同样药物的受试者的标准。例如：

Anyone with a prior adequate trial of St John's wort（at least 450 mg/d）for the treatment of depression or those who had taken St John's wort for any reason in the last month were excluded. To reduce the potential for including a treatment nonresponsive sample, participants who had failed to respond to a trial of an antidepressant（fluoxetine hydrochloride, 20 mg/d, for at least 4 weeks or the equivalent）in the current episode or who had failed to respond to more than 1 adequate trial of antidepressant in a previous episode were also excluded. 任何曾参与过早期充分圣约翰草（至少 450mg/d）抗抑郁治疗试验的人和最

近一个月因任何原因用过圣约翰草的人均被排除在外。为了减少纳入对治疗无反应的样本的潜在性，在目前的一次抗抑郁药物治疗试验（盐酸氟西汀 20mg/d，至少 4 周或其他等效的治疗）中无反应的受试者，或是过去一次以上充足抗抑郁药试验无反应者也排除在外。

草药试验需报告数据收集的场所和地点，这一点很重要。地点要突出可能影响到研究推广的物理因素（如气候、食物来源）、经济、地理、社会和文化因素。同时，研究的场所可能会在其组织上、资源上、经验上、基线风险上和物理性质上有很大的不同。一项研究发现，只有不到 40% 的草药试验报告充分报告了场所和地点。实验结果的外推性一部分依赖于这些信息的完整报告。

四、干预（interventions）

这部分应该报告每组计划干预措施的精确细节，以及这些干预是如何以及何时实施的。如果可能，草药干预的描述应包括表 7-4 中所列出的内容。

表 7-4　草药试验干预部分需要提供的信息

A. Herbal medicinal product name 草药产品名称	1. The Latin binomial name together with botanical authority and family name for each herbal ingredient; common name（s）should also be included 拉丁文二项式名称及每种草药的规范名称和所属科名称 2. The proprietary product name（i.e., brand name）or the extract name（e.g., EGb-761）and the name of the manufacturer of the product 产品的专有名称（即商品名）或提取物的名称（例如，EGb-761）和该产品制造企业的名称 3. Whether the product used is authorized（licensed, registered）in the country in which the study was conducted 所使用的产品是否在研究所进行的国家授权（执照、注册）
B. Characteristics of the herbal product 草药产品的特点	1. The part（s）of plant used to produce the product or extract 被用于制作该产品或提取物的植物部分

B. Characteristics of the herbal product 草药产品的特点	2. The type of product used [e.g., raw（fresh or dry）, extract] 所用产品类型，例如生药（新鲜或干燥）、提取物 3. The type and concentration of extraction solvent used（e.g., 80% ethanol, 100% H2O, 90% glycerine, etc.）and the herbal drug to extract ratio（drug:extract; e.g., 2∶1）所用提取物溶剂的类型和浓度（例如，80% 乙醇、100% 水、90% 甘油等）和植物药对提取物的比率（例如，药物对提取物的比率为 2∶1） 4. The method of authentication of raw material（i.e., how done and by whom）and the lot number of the raw material. State if a voucher specimen（i.e., retention sample）was retained and, if so, where it is kept or deposited, and the reference number 生药材的认证方法（即怎样确认的，由谁确认的）和生药材的批号。如果是凭证样本（即保留样品），说明样本保留/存放处及其编号
C. Dosage regimen and quantitative description 剂量方案与定量描述	1. The dosage of the product, the duration of administration, and how these were determined 该产品的用量、给药持续时间，以及这两项是怎样决定的 2. The content（e.g., as weight, concentration; may be given as range where appropriate）of all quantified herbal product constituents, both native and added, per dosage unit form. Added materials, such as binders, fillers and other excipients; e.g., 17% maltodextrin, 3% silicon dioxide per capsule, should also be listed 所有定量草药产品成分中每剂量单位剂型的含量（例如重量、浓度，可给一个适当的范围），包括药物本身的和添加的。添加材料，如黏合剂、填料和其他赋形剂也应列出。例如，每粒胶囊含 17% 麦芽糊精、3% 的二氧化硅 3. For standardized products, the quantity of active/marker constituents per dosage unit form 标准化产品，要说明每剂量单位剂型的活性/标记成分的量
D. Qualitative testing 定性测试	1. Product's chemical fingerprint and methods used（equipment and chemical reference standards）and who performed it（e.g., the name of the laboratory used）. Whether or not a sample of the product（i.e., retention sample）was retained and, if so, where it is kept or deposited 产品的化学指纹和所用方法（设备和化学参考标准），谁做的（例如实验室的名称），该产品的样品（即保留样本）是否被保留。如果是，则要说明保留或存放的地点

250

续表

D. Qualitative testing 定性测试	2. Description of any special testing/purity testing (e.g., heavy metal or other contaminant testing) undertaken. Which unwanted components were removed and how (i.e., methods) 描述所采用的所有特殊测试 / 纯度测试（例如，重金属或其他污染物测试）。哪些不需要的被去除了、如何去除的（即方法） 3. Standardization: what to (e.g., which chemical component (s) of the product) and how (e.g., chemical processes or biological/functional measures of activity) 标准化：标准化了什么（例如，该产品的哪些化学成分）和怎样标准化的（例如，化学过程或生物 / 功能活性的测定
E. Placebo/control group 安慰剂组 / 对照组	The rationale for the type of control/placebo used 所用控制 / 安慰剂类型的基本原理
F. Practitioner 工作人员	A description of the practitioners (e.g., training and practice experience) that are a part of the intervention 工作人员的描述（例如，培训和实践经验），他们是干预的一部分

任何干预的完整描述所需的信息类型均与正在被测试的干预类型相关。例如，外科干预试验，可能需要对术者个人的一个完整描述。对于草药，上述信息则需要被用作确定所使用产品的关键特征。产品的完整描述会使读者确定其相对于其他产品的功效和安全性。

很多种商业产品含有草药，而这些产品中草药的含量有很大的不同。产品的标签中常不列出每个个体成分的量（重量、体积、比例），或者根本不列出成分。含有相同植物物种（例如贯叶连翘，又称作圣约翰草）的产品常含有不同量的植物标记物或活性成分。例如，研究已经显示，以下植物物种的商品含有不同水平的相关成分：贯叶连翘（圣约翰草）、绿茶、小白菊、刺五加（西伯利亚人参）、西洋参（美洲 / 加拿大人参）、白毛茛（金印草）、瓜拉纳。不同产品间的药理学特性和体外活性有区别。此外，一些研究已经显示，某些植物产品不仅包含不同的有益成分，而且包含其他不同成分。因此，草药干预研究的作者有必要全面描述所用的产品。

1. 草药产品名称（Herbal medicinal product name）

请看下列草药产品名称部分的撰写实例：

The AG（American Ginseng）capsules contained 3-y-old Ontario grown, dried, ground AG root（Panax quinquefolius L.）supplied by the same supplier, Chai-Na-Ta Corp., BC, Canada. This AG was the same commercially available product, but from a different batch than the original. 美国人参胶囊含有由同一供应商（加拿大不列颠哥伦比亚省的 Chai-Na-Ta 公司）提供的安大略地区生长 3 年、干燥美国人参地根（Panax quinquefoliusL.）。这种美国人参与以前的市售产品相同，但是与原始的产品批次不同。

报告要用拉丁二项式和常用名及规范名称和科名。条目 1 中也建议报告使用拉丁二项式和常用名称。国际植物命名法规提示，植物物种的科学命名必须包括拉丁二项式（植物的属和种加词）和规范名称（authority name）。例如，属：蒲公英（Taraxicum），种加词：药用（officinale），规范名称：林奈（Linnaeus），规范（authority）名称给出谁最初描述了这个植物。这样，全称便是 Taraxicumofficinale L.（Linnaeus 在这里缩写为 L.）。进而，还要列出常用名称（例如，Dandelion——蒲公英的常用名，Feverfew——小白菊的常用名，St. John's wort——贯叶连翘的常用名）。只用常用名是不够的，因为不同的草药物种可以具有相同的常用名。例如，Echinacea（紫锥菊）是 Echinacea angustifolia（松果菊）、Echinacea pallida（白色紫锥菊）和 Echinacea purpura（紫色紫锥菊）的常见名。这些植物具有异质生化档案。

产品的专有名称（例如商品名：Kwai）、提取物名称（例如 LI160）、产品制造企业名称，如与确认的草药有关，也应该报告。这些名称是识别特定草药产品（包括其成分、制作或产品）的快速手段。但只用这些名称描述产品是不够的。

作者还应报告该产品是否在试验地区获得了许可。特定监管机构授予草药产品许可证，获得许可的法规在不同司法管辖区是不同的。虽然拥有许可证不能确保产品质量，也不能为读者提供草药产品的充足说明，但它确实能使读者明确特定草药的监管状态和可用性。

2. 草药产品的物理特性（Physical characteristics of the herbal product）

下面是描写草药产品物理特性的两个实例，其中第一个描述的是生草药（raw herb），第二个描述的是提取物（extract）。

The ginseng capsules contained 3–y–old Ontario dried and ground ginseng root（P. quinquefolius L.）…All ginseng and placebo capsules came from the same lot. 人参胶囊含有生长了 3 年的安大略干燥人参地根（Panax quinquefolius L.）。所有人参和安慰剂胶囊均来自同一批次。

…all patients received 1 infusion/day with Ginkgo special extract Egb 761（batch number: 5242）over 30 ～ 60 minutes（1 dry vial in 500 mL isotonic solution）. The dry vials contained 200 mg of dry extract from Ginkgo biloba leaves（drug–extract ratio 50∶1）… 所有患者在 30 ～ 60 分钟内接受银杏特别提取物 Egb761（批号：5242）1 个剂量的输注 / 天（一个干燥瓶的药物放入 500mL 等渗溶液中）。干燥瓶含有 200mg 银杏叶干提取物（药物与提取物之比为 50∶1）。

草药干预的随机对照试验必须有草药产品物理特点的完整说明，其中包括产品或提取物所用的植物部分（如所用的部分是叶还是根）和产品类型，例如生药（新鲜的或干的）或提取物。产品中植物的部分与产品成分的量及类型相关。如果产品是提取物，则应报告萃取溶剂的类型和浓度（例如，80％乙醇，100％水，90％甘油），同样植物对植物提取物的比例也应如此（例如，植物：植物提取物是 2∶1）。这个比率告诉读者需要多少起始植物材料（以重量或体积计）来产生特定量的成品提取物。如果草药产品的原料由所报道的植物生成，要说明生药原材料的认证方法（即如何认证的，由谁认证的），这在一定程度上允许了读者判断是否该草药产品的生药原材料是从所报道的植物中获得。原材料的批号为读者提供关于生药原材料来自哪里的关键信息。

3. 用药方案和定量描述（Dosage regimen and quantitative description）

用药方案是草药对照试验的关键内容之一，没有这些信息，读者无法重复这个试验。请看下面实例：

The treatment was provided as 252 tablets containing 50mg of either Ginkgo biloba standardized extract LI 1370（containing 25% flavanoids, 3% ginkgolides, and 5% bilobalides）or placebo（both provided by Lichtwer Pharma）. Participants were instructed to take three tablets daily for 12 weeks. The extract and dose of Ginkgo biloba were chosen on the basis of the results of previous trials in which this dose of this extract had been reported to be effective in treating cerebral insufficiency. 治疗用片剂，每片 50mg，每片或含有银杏标准化提取物 LI1370（其中含有 25% 类黄酮，3% 银杏内酯和 5% 白果内酯）或含安慰剂，两者均由 Lichtwer Pharma 提供。受试者每天服用 3 片，共服 12 周、252 片。银杏的提取物和剂量是基于之前报道的一些试验结果选定的，这些报道称，该提取物的该剂量可有效治疗脑供血不足。

草药试验的作者应报告给药方案并提供草药产品的定量描述。试验的剂量和给药持续时间信息对于复制试验、确定在特定剂量和一定的给药持续时间下的效力或危害及对于外部推广性都是非常重要的。进而，还要清楚地说明试验的剂量和持续时间的理由，因为理由不清楚，有人会对试验方法提出质疑，并且可能引发一些伦理问题，比如为什么要进行这个试验。

所有草药产品成分的重量或数量，包括每单位剂量中天然成分和添加成分（即黏合剂、填充剂、赋形剂等添加物；例如每个胶囊中含有 17% 麦芽糖糊精、3% 二氧化硅）和每单位剂量中的活性或标记成分的百分比（例如，每个胶囊含 0.3% 的金丝桃素）也应该报告出来。这便给读者提供了植物产品中各成分量的概况。

4. 定性检测（**Qualitative testing**）

表 7-5 列出了美国人参（西洋参 L.）和安慰剂的数据，然后作者对这些资料的来源做了必要的解释，如表 7-5 所示。

表 7-5 美国人参（西洋参 L.）和安慰剂胶囊的能量、营养素及人参皂苷谱

Constituent（per g）组成成分（g）	Placebo[1]（安慰剂）	Ginseng[1]（人参）
Energy[1] 能量		
（kJ）千焦	14.68	14.39
（kcal）千卡	3.51	3.44
Macronutrients[2] 常量营养元素		
Carbohydrate（g）碳水化合物（g）	0.73	0.57
Fat（g）脂肪（g）	0.039	0.013
Protein（g）蛋白质（g）	0.069	0.26
Ginsenosides[3] 人参皂苷		
（20S）–Protopanaxadiols（%）20S– 原人参萜二醇（%）		
Rb1		1.53
Rb2		0.06
Rc		0.24
Rd		0.44
（20S）– Protopanaxatriols（%）原人参萜三醇		
Rg1		0.100
Re		0.83
Rf		0
Total（%）		3.21

1 To equate energy and macronutrient values to 1, 2, or 3 g American ginseng, multiply by 1, 2, or 3, respectively. To determine values for placebo, multiply by 2.

2 Determined by the Association of Official Analytical Chemists methods for macronutrients.

3 Determined by HPLC analyses.

The content of various ginsenosides（Rg1, Re, Rf, Rb,Rc, Rb2, and Rd）, which are dammarane saponin molecules found among Panax species, was determined in the laboratory of Dr. John T. Arnason at the Department of Biology, Faculty of Science, University of Ottawa, Ontario, Canada, using high-performance liquid chromatography（HPLC）analyses, a method similar to the one developed for the American Botanical Council Ginseng Evaluation Program. A Beckham HPLC system with a reverse-phase BeckhamultrasphereC-18, 5μm octadecylsilane, 250×4.6 mm column was used for the analyses. The ginsenoside standards used for comparison were provided by two sources. Rg1 and Re were provided by Dr. H. Fong, University of Illinois and Rf, Rb1, Rc, Rb2, and Rd were provided by Indofine Chemical Co., Somerville NJ. 人参皂苷（Rg1，Re，Rf，Rb，Rc，Rb2和Rd）是在人参属植物中发现的达玛烷皂苷分子，其含量是在加拿大安大略省渥太华大学理学院生物系 John T.Arnason 博士的实验室中使用高效液相色谱（HPLC）分析法测定的，该方法与美国植物学会人参评价项目中开发的方法相似。具有反相 Beckhamultrasphere C-18，5μm 十八烷基硅烷，250×4.6mm 色谱柱的贝克汉姆的高效液相色谱系统被用于这项分析。用于比较人参皂苷的标准由两个机构提供。Rg1 和 Re 由 Illinois 大学的 H. Fong 博士提供，而 Rf，Rb1，Rc，Rb2 和 Rd 则由新泽西萨默维尔的 Indofine 化学公司提供。

草药干预的随机对照试验还应报告产品的化学指纹和所用的方法（机械和化学参考标准）及谁做的这些指纹（所用实验室的名称）。指纹可以在描述草药产品关键成分的图表或表格中报告。化学编档可提供定性和定量信息，使用适当的技术是提供一个清晰和准确产品成分报告的关键。Bauer 和 Tittel 为药理学、临床和毒理学研究的植物材料特点和标准化提供了一些指南。此外，和美国植物委员会和美国药典委员会制定的美国草药药典一样，分析社团协会（AOAC）给出了用于分析特定草药产品的标准。报告还可以描述是否保留了凭证样本（即保留样本），如果保留了的话，保存或存放在哪里，以便独立机构验证化学档案。草药经常受到污染。因此，任何特殊测试、纯度测试（例如，重金属或其他污染物测试）和去除不需要成分（去除了什么成分和怎样去除的，即方法）的完整描述均应包含在相关的报告中。所有这些方法都与草药试验报告有关，因为它们可以改变草药产品的组成。

标准化在文献中已被热烈讨论过。公司或研究人员经常试图将植物产品标准化规定为特定的化学"标记"成分。这些"标记"成分可以被认为是初始"活性"成分或仅仅用作产品的化学概况指标。商业市场上的产品可能不是标准化的，且通常"活性"成分是未知的，但是，如果在草药产品的临床试验中做了标准则应当报告出来。作者应报告产品被标准化了的内容（例如产品包含哪些化学成分）、怎么做出来的标准化（即化学过程或生物、功能活性测量），以及每个剂量单位中这个特定成分的百分比。

5. 使用的对照／安慰剂类型的理由（The rationale for the type of control/placebo used）

草药干预的随机对照试验需报道试验所用的对照剂或安慰剂的信息，例如：

The placebo, on the other hand, consisted of identical capsules containing corn flour. The energy, carbohydrate content, and appearance of the placebo were designed to match that of the AG（American Ginseng capsules）. 安慰剂由含有玉米粉的相同胶囊组成。安慰剂所含能量、碳水化合物含量和外观与 AG（美国人参胶囊）相匹配。

植物药试验，和其他试验一样，重要的是有对照组的特征及其伪装方式的完整描述。如果使用安慰剂对照，安慰剂应该与干预紧密匹配。对于草药干预试验，应描述使用对照、安慰剂类型的基本理由。现已经有一些应用颜色和气味与干预相匹配的安慰剂的试验报告，但是安慰剂包含有活性成分，如果对照是活性的，将影响对照组与实验组之间的比较。虽然为某些草药产品干预构建匹配的安慰剂可能是一个挑战，但这不是不可能的。

6. 干预试验实施者的描述（A description of the practitioners that are a part of the intervention）

干预实验实施者的背景会对试验能否成功会有一定的影响，读者对有经验的操作者做出的试验信任度会较高。因此，为增加试验的透明度，对实施者应给予适当的描述。例如：

To participate in the study, physicians had to（i）be a medical specialist with a degree in internal medicine and general medicine,（ii）have a certified degree in TCM by a German society for medical acupuncture, and（iii）have at least 5 years of practical experience in TCM（according to the German Acupuncture Societies Working Group standard）…The herbal formulations for the TCM group were designed by a herbalist（Carl-Hermann Hempen）and prepared by a pharmacist, both of whom specialize in Chinese herbal medicine（S. Dietz, Franz-JosephPharmacy, Munich, Germany）. In addition to the basic formula, every patient received a second additional formula tailored to his or her individual TCM diagnosis. 参加这项研究，医生必须是内科和全科医学学位的医学专家、拥有德国医疗针灸学会认定的中医证书学位、至少有 5 年中医临床实践经验（根据德国针灸学会工作组的标准）……TCM 组的草药配方是由草药师 Carl-Hermann Hempen 设计的，并由药剂师制备的，他们都是专门从事中草药（德国慕尼黑 S.Dietz，Franz-Joseph 药房）工作的人员。除了基本处方之外，每个患者还接受了根据（他们每个人的个体情况的）中医诊断而特制的额外处方。

有时，草药干预试验可能把健康从业者作为一个干预因素。因从业者的培训水平、实践时间、理论取向与工作环境有所不同，所以草药干预试验应与外科试验类似，这种试验应当提供对从业人员的描述（例如，培训和实践经验）。

五、结局（Outcomes）

草药干预试验应报告清楚定义出的主要和次要结局指标，必要时，要说明用于提高测量质量的所有方法（例如多重观察和评估者培训）。结局指标应反映被测试的干预和适应证，必要时，还要说明一下依据的基本理论和概念。请看下面的实例：

All outcome measures were assessed at baseline and after 30 days of treatment at the follow-up visit. The primary outcome measures were changes in quality of life as measured by the Physical and Mental Component Summary scales of the 12-Item Short Form Health Survey（SF-12）. The SF-12 is widely used in measuring health and quality of life and has been shown to have a high level of agreement with scores from the original 36-Item Short Form Health Survey（SF-36）. The SF-36 has been validated in several Chinese studies, whereas evaluation of the SF-12 is ongoing. Secondary outcome measures included assessments of physical performance, memory, sexual function, and qi… The qi scale is a 17-item instrument（14 items on an interviewer-administered questionnaire and 3 physical examination items）that was developed through an international collaboration of clinical investigators with expertise in scale development and traditional Chinese medicine. Questionnaire items address symptoms commonly included in a traditional Chinese medical interview, including breathing, energy level, appetite, heartburn, sweating, bowel patterns, pain, temperature sensations, sleep habits, and sexual ability. The physical examination items address tongue coating, tongue muscle quality and pulse quality. The scale was developed for this study and has not been validated. The 14 questionnaire items are scored on a scale of 0 ～ 4 points, and the physical examination items are scored on a scale of 0 ～ 3. The total qi score is the sum of each score, ranging from 0（best）to 65（worst）. 对所有的基线结局指标在治疗 30 天后的随访时进行评估。主要结局指标是生活质量改变，这个变化是通过 12 项健康调查短表（SF-12）的身体和心理因素总结量表测量的。SF-12 被广泛用于测量健康和生活质量，并且显示出与原始的 36 项健康调查短表（SF-36）的得分水平相吻合。SF-36 已经在中国的几个科研中被批准生效了，而对 SF-12 的评估还正在进行。次要结局指标包括评估体能、记忆情况、性功能和气。气的等级评估是一个含有 17 项的测量表（14 项是采访者管理的调查问卷上，3个身体检查项目），此表是通过临床调查者与分级专家和中医专家的国际合作开发出来的。问卷调查项目涉及中医诊病的常见症状，包括呼吸、能量等级、食欲、胃灼痛、出汗、大便类型、疼痛、体温感觉、睡觉习惯和性能力。体检项目涉及舌苔、舌的肌肉质量和脉的质量。为此研究而开发的等级尚未被批准生效。14 个问卷调查项目基于 0～4 分的分级进行评分，而体检项目则根据 0 ～ 3 分来评分。气的总得分是每部分分数的总和，其范围是 0（最好）～ 65（最差）。

对于任何一个随机对照试验，主要和次要的结局指标都应该与被测试药品的主要作用相关联，需充分报道，结局测量指标要说明用于提高测量质量的方法。当测试草药干预的 RCT 时，可能会有超越西医术语和理解范围的概念。例如，在上面的试验中，被测试的中草药疗法被认为能延年益寿、提高生活质量、补充能量、加强记忆、增强性功能和"气"，气是个汉语的概念，被不严格地翻译成"生命能"（vital energy）。因此，除了测量健康和生活质量，这些调查人员还要测量"气"，目的是检测在这个试验过程中"生命能"的变化。最终，在测试传统草药的功能时，我们建议结局测定指标要反应草药产品所基于的理论和概念，也要反映研究中特殊草药干预的作用。

六、基线数据（baseline data）

基线数据指的是每组的基线人口统计学和临床特点的数据，包括伴随药物的使用和草药产品的使用。例如：

Eight patients [mean age 44.9（SEM 4.2）years] received feverfew and nine [mean age 51.2（2.3）years] received placebo capsules. The patients in the active group had taken 2.44（0.2）small leaves of feverfew daily for 3.38（0.58）years before entry to the study, and those in the placebo group had taken 2.33（0.48）small leaves daily for 4.18（0.67）years. Thus the two groups did not differ in the amount of feverfew consumed daily or the duration of consumption. 8 例患者 [平均年龄 44.9 岁（SEM 4.2）] 服用小白菊胶囊，9 例患者 [平均年龄 51.2 岁（2.3）] 服用安慰剂胶囊。在进入研究之前，活动组的患者已经用了 3.38（0.58）年、每天 2.44（0.2）的小白菊小叶，安慰剂组的患者已经用了 4.18（0.67）年、每天 2.33（0.48）小叶。因此，两组在小白菊日消费和年消费量上没有差别。

One patient in each group was taking conjugated equine estrogens （Premarin）; the patient in the placebo group was also taking pizotifen. One patient given feverfew was taking the combined oral contraceptive Orlest 21. One patient in each group was taking a diuretic: the patient given feverfew was taking clorazepate and the patient given placebo was also taking a product containing tranylcypromine and trifluorperazine. In addition, two people in the placebo group were taking vitamin preparations and one prochlorperazine. 每组一个病人用结合马雌激素（普力马林）；安慰剂组的病人也服用苯噻啶。一个用小白菊的病人服用复方口服避孕药醋炔诺酮 – 炔雌醇片。每组有一个患者用一种利尿剂：用小白菊的患者同时服用氯氮，用安慰剂的患者同时服用苯环丙胺和三氟拉嗪。此外，安慰剂组的两名患者服用维生素制剂和一个普鲁氯嗪。

对受试者的完整描述能使读者和临床医生评估本试验与他们某一特定患者的相关性（即这种疗法对他们的某个患者是否实用）。作为草药产品试验基线评估的一部分，作者应该清楚地评估和描述所有当前治疗情况或草药产品的使用情况。每组治疗情况或草药产品使用方法的不同可能会影响结果。

七、解释（interpretation）

所有科研论文都要对结果进行解释。解释时要考虑到研究假设、潜在偏倚或不准确的原因，考虑在分析过程中和所得结局的过程中出现的多样性危险。要结合产品和给药方案对结果进行解释。例如：

Although EGb761 is generally used at a dose of 120 mg/day in treating chronic disease states, we chose to administer the extract at more than twice its usual dose, but for only 5 days before the operation, to cope with the enhanced generation of oxidant species that was expected to follow postunclamping procedures. Measurements of DMSO/AFR concentrations indicated that EGb 761 treatment significantly protected plasma ascorbate levels in all sampling sites during the initial 5 ～ 10 minutes of reperfusion, a period during which free radical processes are considered to be critical. Analyses of plasma TBArs concentrations revealed that EGb 761 treatment also suppressed（or substantially attenuated）the transcardiac release of MDA, indicating protection against free radical-induced lipid peroxidation. These two findings offer some clues regarding the mechanisms that underlie the protective action of EGb 761 in open-heart surgery. It has been reported that EGb 761 protects the hearts of ischemic rat against reperfusoin-induced decreases in ascorbate. We did not observe any in vitro chemical interaction between EGb 761 and AFR or DMSO/AFR that would have maintained ascorbate levels. Therefore, in performing its antioxidant role, it seems that the extract competes effectively with circulating ascorbate（e.g., by directly quenching oxyradicals once they have been formed）. 在治疗疾病的慢性状况时，银杏叶提取物 761（EGb761）常规量是 120mg/d，我们给予两倍多的常规量，但只在手术前给 5 天，目的是应对松夹后氧化剂的加强生成。DMSO/AFR 浓度的测量提示，EGb761 治疗在最初 5 ～ 10 分钟再灌注期间，在所有抽样处，均显著保护了血浆抗坏血酸水平，自由基生成的关键过程被认为发生在此期间。血浆 TBArs 浓度分析揭示，EGb761 治疗也抑制了（或大幅度减弱了）MDA 的经心脏释放，提示 EGb761 可通过抵抗自由基诱导的脂质过氧化反应而起到保护作用。这两个研究为 EGb761 对心脏直视手术具有保护作用的机理提供了线索。据报道，EGb761 可通过抵抗再灌注诱导的抗坏血酸水平的降低来保护大鼠缺血的心脏。我们没有观察到 EGb761 和 AFR 或 DMSO/AFR 之间的任何体外相互的化学作用，这种化学反应或能保持抗坏血酸的水平。因此，在抗氧化作用方面，似乎该提取物可有效地与循环中的抗坏血酸竞争（如氧自由基一旦形成就将其直接猝灭）。

　　临床试验报告的讨论部分要为读者提供信息，以帮助读者确定本研究的利弊，以及本研究与该领域其他研究的关系。了解该产品和给药方案的结果与其他试验（具有类似或不同的产品及给药方案）结果的关系，会使读者建立一个背景以确定自己采用的具体干预方法的优缺点。因此，作者应该清晰具体地阐述可能产生试验结果的产品或给药方案。

　　在条目 20 下讨论此概念，是为了强调草药产品随机对照实验报告的作者把明确考虑产品及给药方案作为研究潜在优缺点的必要性。CONSORT 已正式将这一点与条目 22 下的详述分开，试验的讨论提供了现有证据的背景（条目 22）。当然，讨论部分的这些方面密切相关，因而可一同写在稿件的主体部分中。

八、可推广性（Generalizability）

　　CONSORT 的这部分要说明试验结果的可推广性（外部有效性）。在

263

可能的情况下，要讨论所使用的草药产品与自我关照和 / 或治疗实践的关系。例如：

G115 is a standardized ginseng extract, which is often complexed with various other substances and marketed commercially. Ginsana, Gericomplex,Geriatric Pharaton, and ARM229 are several commercial standardized ginseng products that have been studied, and may include some or all of the following substances in addition to G115: vitamins, minerals,trace elements, and dimethylaminoethanol bitarate.G115 是一种标准化了的人参提取物，通常与各种其他物质络合在市场上销售。Ginsana，Gericomplex，Geriatric Pharaton 和 ARM229 是已经研究过的几种商业标准化人参产品。除 G115 外，他们还可能包括一些或全部以下物质：维生素、矿物质、微量元素和二甲基氨基乙醇比特酸盐。

A word of caution for the consumer. As noted previously, the FDA classifies ginseng as a food supplement, so it is marketed rather extensively in health food stores. An estimated 5 ～ 6 million Americans use ginseng products. However Chong and Oberholzernote that there are problems with quality control, and indeed a recent report indicated that of 50 commercial Ginseng preparations assayed, 44 contained concentrations of ginsenosidesranging from 1.9% to 9.0%, while six of the products had no detectable ginsenosides. 提醒消费者。如前所述，FDA 将人参分类为食品补充剂，因此，在保健食品商店中相当广泛地销售。预计有五六百万美国人在使用人参产品。然而 Chong 和 Oberholzer 指出人参产品的质量控制存在问题，最近的一份报告表明，在被检测的 50 种商业人参制剂中，44 种所含有的人参皂苷的浓度范围为 1.9%～ 9.0%，而 6 种产品没有可检测到的人参皂苷。

可推广性或外部有效性，是研究结果在其他情况下适用的程度。这里的"情况"可以指其他个人或团体，其他类似的干预措施、剂量、时间、给药途径和其他的初始场景。鉴于市场上可获得的草药产品的广泛变化性及其多变的质量和内含物，综述一下本试验使用的产品与消费者和医疗从业者可获得的和／或使用的产品的关系是非常有价值的。此信息能使读者判定用于这个试验的相似产品的可获得性。临床试验结果的应用，部分依赖于干预或相似干预的可获得性。

九、总体证据（Overall evidence）

作者需在现有证据背景下对结果做总体解释。结合其他可获得产品的试验，总体讨论一下本试验结果。例如：

The majority of published studies to date have used a powdered garlic preparation, similar to the preparation method used in this study. Considerable variability in outcomes exists between these studies. For example, Adler et al., using a commercial dehydrated garlic tablet, reported a significant net drop of 13.1% in LDL–C levels relative to the placebo group in 12 weeks, and Jain et al., using the same product and a similar design, reported a significant net decrease of 8% in LDL–C levels in moderately hypercholesterolemic adults. However, three other studies, using the same dosage of the same commercial dehydrated garlic powder product（Kwai, Lichtwer Pharmaceuticals）reported no significant effect. The dose of powdered garlic tablets used in the five studies just cited, 900 mg/day, was similar to the full dose of 1000 mg/day used in this study. The allicin content of the tablets used in this study, 1500 mg/day in the full dose, was lower than the amount used in other studies with powdered garlic preparations. Other types of garlic preparations used in lipid lowering trials have included aged garlic extract and steamed garlic oil. Steiner et al. used a large dose, 9 tablets/day, of aged–garlic extract, and reported a statistically significant 4.6% lowering of plasma LDL–C levels. In contrast, a recent study using steamed garlic oil supplementation reported no significant effect on cholesterol levels in hypercholesterolemic adults after 12 weeks. One explanation could be that the oil is not as effective as dehydrated garlic powder because it contains different sulfurcontainingphytochemicals. Some of the discrepancies reported in these studies can be explained by the heterogeneity that exists among them in terms of study design, duration, subject characteristics, adherence, or confounders such as weight, diet and exercise. 到目前为止，多数已发表的研究中使用了大蒜粉末制剂，与本研究中所用的制备方法相似。这些研究的结局存在着相当大的差异。例如，Adler 等报道，使用商业脱水蒜片，LDL–C 的水平在 12 周内相对于安慰剂组有 13.1% 的显著净下降；而 Jain 等使用相同产品和类似的设计，试验中中度高胆固醇成年人中的 LDL–C 水平有 8% 的显著净下降。然而，另外三项研究报道，使用相同剂量和同样的商业脱水大蒜粉末产品（Kwai，Lichtwer 制药公司）无明显效果。在这五项被引用的研究中，大蒜粉末片剂的使用剂量为 900mg/d，与本研究中使用的 1000mg/d 的全剂量相似。该研究所使用的片剂中大蒜素的含量，在全剂量中为 1500mg/d，低于其他研究中所用的大蒜粉末制剂的含量。用于降脂试验的其他类型的大蒜制剂包括浸制的大蒜提取物（aged garlic extract）和蒸制的大蒜油。Steiner 等大剂量地使用浸制大蒜提取物，剂量为 9 片/天，使受试者的血浆 LDL–C 水平降低了 4.6%，具有显著的统计学意义。相比之下，最近一项研究报道，使用蒸汽大蒜油补充剂 12 周后对高胆固醇血症成年人的胆固醇水平没有显著影响。一种解释可能是大蒜油不如脱水大蒜粉末那样有效，因为它含有不同的含硫植物化学物质。这些研究中报道的一些差异可以通过研究设计、持续时间、受试者特征、依从性或干扰因子，例如体重、饮食和锻炼等各个方面存在的异质性来解释。

把实验结果融入已有的实证研究证据的背景中，要讨论相关研究背景中的实验结果。一些实验不能提供给读者足够的信息，以确定现有结果与其他研究的相关性。例如，Drew 和 Davies 报道称："银杏叶提取物 LI1370 在治疗耳鸣上与安慰剂没有多大的区别，此外，对脑供血不足的其他症状也没有明显的治疗作用。该实验结果与一些报道相似而和其他一些报道相反。该研究与其他试验在很多方面都有不同。"这段话几乎没有给读者提供用以判断目前正在测试的产品与已经测试的其他产品相比的效果信息。不同的植物产品有不同的组成，因此有不同的疗效。

植物干预的实验讨论部分应该包括在之前的研究背景下的实验结果讨论，同时提供关于所用产品间的相似与不同的详细看法。通过一个检测了不同产品的参考文献来支持或者否定一个实验结果是不合适的。当进行异质产品间的推论时，作者应该认真清晰地报道。没有这个被检测的特定产品的临床试验时，则应讨论临床前资料。临床前资料包括动物、体外试验和其他资料。

本章小结

随机分配是在检测临床干预对照实验方面控制偏倚和混杂的最好工具。调查者必须在这些试验报告中提供读者需要的信息，这些信息有助于读者判断研究结果的有效性和含义。在某种程度上，完全的实验报道可使临床医生准确地评估该研究，以便修改他们的临床实践。这个 CONSORT 声明是为了帮助调查者、作者、审稿人及编辑注意在临床对照试验报告中包括必要的信息。CONSORT 声明对任何干预都是适用的，包括草药产品。

这些草药 RCT 的报道建议是开放的，当更多证据和评论积累起来并提示建议体系需要改变时，这些建议就会被改变或修改。

第八章
针刺临床试验干预措施报告标准

第一节 针刺临床试验干预措施报告标准的产生与改进

CONSORT 的扩展版已发展到非药物治疗和实效性试验的报告规范了。由于针刺试验报告的一些特殊内容不能适用于这些扩展版，故决定了"针刺临床试验干预措施报告标准"（STandards for Reporting Interventions in Clinical Trials of Acupuncture, STRICTA）应当以与 CONSORT 及其非药物治疗和实效性试验扩展版一致的方式进行修订。这些发展促使了 CONSORT 工作组和 STRICTA 工作组达成一致，并与中国 Cochrane 中心和中国循证医学中心合作，共同修订 STRICA 作为 CONSORT 的正式扩展版。

STRICTA 于 2001 年和 2002 年在 5 种期刊上发表。该指南以对照检查清单及解释的形式供作者和期刊编辑使用，旨在提高针刺临床试验报告的质量，尤其是对其中干预措施的报告，因而有助于对这些试验的解释和重复。随后对 STRICTA 的应用及影响的述评都强调了 STRICTA 的价值，也提出了改进和修订的建议。

STRICTA 首次发表于 2001 年，是为了提高针刺对照试验中干预措施报告的完整性和透明度而设计的，以便更清楚地解释和更容易地重复这类试验。STRICTA 所包括的清单中，对 CONSORT 声明中的条目 4 扩展了相似内容，以与所报告的干预措施相关。后来进行了一项对临床试验和系统综述作者的调查，用于确定 STRICTA 在帮助他们撰写报告方面的作用。此外，还调查了 90 个针刺试验，以评估是否随着 STRICTA 清单的应用，终究会带来报告质量的提高。这些初步的研究结果得出了这样的结论：大部分 STRICTA 的条目都必不可少且易于使用，但有一些条目看起来模棱两可或者可能多余，并建议另外增加一些条目，因此建议对 STRICTA 进行修订。

为使修订过程顺利进行，STRICTA 工作组、CONSORT 工作组和中国 Cochrane 中心于 2008 年开始合作。47 名成员的专家组对清单的修改稿提出了电子版反馈意见。在弗莱堡（Freiburg）召开的见面会上，由 21 名专家组成的工作组进一步修订了 STRICTA 对照检查清单，并计划如何对其进行发布。

新的 STRICTA 对照检查清单作为 CONSORT 的正式扩展版，包含 6 项一级条目及 17 条二级条目。这些条目为报告针刺治疗的合理性、针刺的细节、治疗方案、其他干预措施、治疗师的背景及对照或对照干预提供了指南。而且，作为修订工作的一部分，专家组对每一条目作了详尽的解释，并针对每一条目给出了报告良好的实例。此外，STRICTA 中的"对照"（controlled）一词被替换成了"临床"（clinical），以示 STRICTA 适用于更广泛的各类临床评价设计中，包括非对照结局研究和病例报道。修订的 STRICTA 对照检查清单有望与 CONSORT 声明及其非药物治疗扩展版一起共同提高针刺临床试验报告的质量。

2008 年夏天，对来自原 STRICTA 工作组、CONSORT 工作组、世界针灸学会联合会、针刺研究者协作组织（Acupuncture Trialists Collaboration）、针刺研究学会及临床试验研究者中的 47 名专家进行了一项调查，这些专家来自 15 个国家，41 人有学术职务，31 人为针刺治疗师，18 人在期刊中担任职务，15 人为内科医师，11 人以前曾参与制定报告指南。将以前研究修改的 STRICTA 条目草案向这些专家咨询，修订工作的下一步是将整理后的反馈意见经同意后转发给那些受邀参加共识和制订的工作会议成员。

2008 年 10 月在德国弗莱堡举行的工作会议中，与会专家包括流行病学家、临床试验方法学家、统计学家及医学杂志编辑。过半与会者是不同背景的针刺师，包括内科医师和非内科医师。所有与会者都收到经整理的 47 名专家的反馈意见，以及修订过的 STRICTA 清单草案供审议。

该工作会议介绍了 STRICTA 和 CONSORT 的历史、新发表的 CONSORT 非药物试验扩展版、两项对 STRICTA 的应用和可接受性调查的结果，随后对 47 名专家进行了咨询。在逐项讨论了清单项目后，与会人员对 STRICTA 相关内容进行总体讨论并达成了一致。这次会议的目的是尽可能对更新后的清单草案内容达成一致，同时制订对清单中每一条目的解释。

然后，由一个写作小组编辑修订后的 STRICTA 清单草案，为每一个条目确定一个或多个高质量的报告范例，详述文本解释的合理性并讨论相关的证据。在进一步考虑参加弗莱堡工作会议成员的反馈意见后，写作组最后确定了 STRICTA 清单、解释说明及高质量报告范例。

与会者一致认为 STRICTA 应当继续作为报告针刺研究的独立指南，并成为 CONSORT 报告随机对照试验的正式扩展版，并一致同意对名称进行一个小的改变，即将 STRICTA 中的"controlled"改为"clinical"，以表明其适用于报告广泛的临床评价设计方案，包括无对照的研究设计和个案报道。工作组同意报告中的合理性部分应提供允许复制研究、减少歧义并提高透明度的必要信息。工作组认识到针刺试验不可避免地存在个性化治疗的情况，并认为报告指南应当考虑这一点并且应适用于允许范围内的各种设计。工作组还建议发表修订的 STRICTA 声明时，应插入两组平行试验的 CONSORT 清单和非药物试验扩展清单。

第二节　非药物临床试验的 CONSORT 扩展版清单与针刺临床试验修订版条目

针刺临床试验属于非药物临床试验的一种，临床干预报告的要求有很多共性，因此，本章首先介绍 CONSORT2010 对照检查清单与非药物临床试验的 CONSORT 扩展版。

一、CONSORT2010 对照检查清单与非药物临床试验的 CONSORT 扩展版

非药物治疗方法包括手术、技术干预、仪器设备、康复理疗、心理

治疗、行为干预、补充和替代医学疗法等。2000 年发表的所有 RCT 中，25% 涉及非药物疗法。然而，《CONSORT 声明》尚未能解决非药物临床试验报告中的某些具体问题。例如，盲法在非药物临床试验中很难实现，即使能实现，也需依靠复杂的方法和特殊研究设计。非药物临床试验评价的大多数是涉及多种干预的复杂治疗手段，这类干预措施往往很难针对所有患者统一描述、规范、重复和实施。这些不确定因素将给干预效果的评估带来重大影响。此外，治疗者的专业知识水平和治疗中心的医疗水平也会给干预效果的评估带来影响。于是，CONSORT 小组决定就非药物临床试验的报告规范制定《CONSORT 扩展声明》。制定该扩展版报告指南的具体方法和步骤只有在 www.annals.org 网站的文件中才有详细描述。其中，关键性的一项工作是 2006 年 2 月由 33 名专家组织召开的一次会议，会议就如何报告有关非药物干预的 RCT 达成了共识。该指南对《CONSORT 声明》报告清单中的 11 项条目作了扩充，又增加了 1 项条目，如表 8-1 所示。

表 8-1　CONSORT2010 对照检查清单与非药物临床试验的 CONSORT 扩展版
（STRICTA 2010 扩展 CONSORT 条目 5 用于针刺临床试验）

Section/Topic 论文章节 / 主题	Item # 条目号	Describe 描述	Added from the Non-pharma-cological trail 非药物临床试验增加的内容
TITLE AND ABSTRACT 标题和摘要	1a	Identification as a randomized trial in the title 文题能识别是随机临床试验	In the abstract, description of the experimental treatment, comparator, care providers, centres and blinding status 在摘要中描述试验措施、对照措施、医护提供者、试验中心和施盲情况
	1b	Structured summary of trial design, methods, results, and conclusions 结构式摘要，包括试验设计、方法、结果、结论几个部分（具体指导见表 7-1）	

Section/Topic 论文章节/主题	Item # 条目号	Describe 描述	Added from the Non-pharmacological trail 非药物临床试验增加的内容
INTRODUCTION 引言			
Background and objectives 背景和目的	2a	Scientific background and explanation of rationale 科学背景和对试验理由的解释	
	2b	Specific objectives or hypotheses 具体目的或假设	
METHODS 方法			
Trial design 试验设计	3a	Description of trial design (e.g., parallel, factorial) including allocation ratio 描述试验设计（诸如平行设计、析因设计），包括受试者分配到各组的比例	
	3b	Important changes to methods after trial commencement (e.g. eligibility criteria), with reasons 试验开始后对试验方法所做的重要改变（如合格受试者的挑选标准），并说明原因	
Participants 受试者	4a	Eligibility criteria for participants 受试者合格标准	When applicable, eligibility criteria for centers and those performing the interventions 条件允许时，详述试验中心及实施干预者的合格标准
	4b	Settings and locations where the data were collected 资料收集的场所和地点	

Section/Topic 论文章节 / 主题	Item # 条目号	Describe 描述	Added from the Non-pharmacological trail 非药物临床试验增加的内容
Interventions 干预措施	5	The interventions for each group with sufficient details to allow replication, including how and when they were actually administered 详细描述各组干预措施的细节以使他人能够重复，包括它们实际上是在何时、如何实施的	Precise details of both the experimental treatment and comparator 精确地描述试验措施和对照措施的细节（详见表 8-2）
Outcomes	6a	Completely defined pre-specified primary and secondary outcome measures, including how and when they were assessed 完整而确切地说明预先设定的主要和次要结局指标，包括它们是在何时、如何测评的	
	6b	Any changes to trial outcomes after the trial commenced with reasons 试验开始后对结局指标是否有任何更改，并说明原因	
Sample size 样本量	7a	How sample size was determined 如何确定样本量	When applicable, details of whether and how the clustering by care providers or centers was addressed 必要时，详述是否及如何由医护人员或中心将患者分组

Section/Topic 论文章节 / 主题	Item # 条目号	Describe 描述	Added from the Non-pharmacological trail 非药物临床试验增加的内容
	7b	When applicable, explanation of any interim analyses and stopping guidelines 必要时，解释中期分析和试验中止原则	
Randomization 随机方法			
Sequence generation 序列的产生	8a	Method used to generate the random allocation sequence 产生随机分配序列的方法	When applicable, how care providers were allocated to each trial group 如存在相应情况，如何分配医护人员到各试验组
	8b	Type of randomization; details of any restriction（e.g., blocking and block size）随机方法的类型，任何限定的细节（如怎样分区组和各区组样本多少）	
Allocation concealment 分配隐藏机制	9	Mechanism used to implement the random allocation sequence（e.g., sequentially numbered containers），describing any steps taken to conceal the sequence until interventions were assigned 用于执行随机分配序列的机制（例如按序编码的封藏法），描述干预措施分配之前为隐藏序列号所采取的步骤	

Section/Topic 论文章节/主题	Item #条目号	Describe 描述	Added from the Non-pharmacological trail 非药物临床试验增加的内容
*Implementation*实施	10	Who generated the random allocation sequence, who enrolled participants, and who assigned participants to interventions 谁产生随机分配序列，谁招募受试者，谁给受试者分配干预措施	
Blinding 盲法	11a	If done, who was blinded after assignment to interventions（e.g. participants, care providers, those assessing outcomes）and how 如果实施了盲法，分配干预措施之后对谁设盲（例如受试者、医护提供者、结局评估者），以及盲法是如何实施的	Whether or not those administering co-interventions were blinded to group assignment. If blinded, method of blinding and description of the similarity of interventions 是否在分组时对联合干预实施者设盲，如果设盲，设盲的方法及干预措施的相似之处
	11b	If relevant, description of the similarity of interventions 如有必要，描述干预措施的相似之处	
Statistical methods 统计学方法	12a	Statistical methods used to compare groups for primary and secondary outcomes 用于比较各组主要和次要结局指标的统计学方法	When applicable, details of whether and how the clustering by care providers or centers was addressed 如有相关情况，描述是否及如何由医护人员或中心将患者分组

Section/Topic 论文章节 / 主题	Item # 条目号	Describe 描述	Added from the Non-pharma-cological trail 非药物临床试验增加的内容
	12b	Methods for additional analyses, such as subgroup analyses and adjusted analyses 附加分析方法，诸如亚组分析和校正分析	
RESULTS 结果			
Participant flow（a diagram is strongly recommended）受试者流程（极力推荐使用流程图）	13a	For each group, the numbers of participants who were randomly assigned, received intended treatment, and were analyzed for the primary outcome 随机分配到各组的受试者例数，接受计划治疗的例数，以及纳入主要结局分析的例数	The number of care providers or centers performing the intervention in each group and the number of patients treated by each care provider or in each center 每组中实施干预的医护人员数量或中心的数量及每个医护人员或在每个试验中心治疗的患者例数
	13b	For each group, losses and exclusions after randomization, together with reasons 随机分组后，各组脱落和被剔除的例数，并说明原因	
Implementation of intervention 干预的实施			
Recruitment 招募受试者	14a	Dates defining the periods of recruitment and follow-up 招募期和随访时间的长短，并说明具体日期	

Section/Topic 论文章节 / 主题	Item # 条目号	Describe 描述	Added from the Non-pharmacological trail 非药物临床试验增加的内容
	14b	Why the trial ended or was stopped 为什么试验中断或停止	
Baseline data 基线资料	15	A table showing baseline demographic and clinical characteristics for each group 用一张表格列出每一组受试者的基线数据，包括人口学资料和临床特征	When applicable, a description of care providers（case volume, qualification, expertise, etc.）and centers（volume）in each group 尽可能描述每组中的医护提供者（治疗过的病例数量、资质、专业技能等）和中心（数量）
Numbers analyzed 受试者分析	16	For each group, number of participants（denominator）included in each analysis and whether the analysis was by original assigned groups 各组纳入每一种分析的受试者数目（分母），以及是否按最初的分组分析	
Outcomes and estimation 结局和估计值	17a	For each primary and secondary outcome, results for each group, and the estimated effect size and its precision（e.g., 95% confidence interval）各组每一项主要和次要结局指标的结果，效应估计值及其精确性（如95%可信区间）	

279

Section/Topic 论文章节 / 主题	Item # 条目号	Describe 描述	Added from the Non-pharmacological trail 非药物临床试验增加的内容
	17b	For binary outcomes, presentation of both absolute and relative effect sizes is recommended 对于二分类结局，建议同时提供绝对效应值和相对效应值	
Ancillary analyses 辅助分析	18	Results of any other analyses performed, including subgroup analyses and adjusted analyses, distinguishing pre-specified from exploratory 所做的其他分析的结果，包括亚组分析和校正分析，指出哪些是预先设定的分析，哪些是新尝试的分析	
Harms 危害	19	All important harms or unintended effects in each group; for specific guidance see CONSORT for Harms 各组出现的所有严重危害或意外效应（具体的指导建议参见"CONSORT for Harms）	
DISCUSSION 讨论			
Limitations	20	Trial limitations, addressing sources of potential bias, imprecision, and, if relevant, multiplicity of analyses 试验的局限性、报告潜在偏倚和不精确的原因，以及出现多种分析结果的原因（如果有这种情况的话）	

续表

Section/Topic 论文章节 / 主题	Item # 条目号	Describe 描述	Added from the Non-pharmacological trail 非药物临床试验增加的内容
Generalizability 可推广性	21	Generalizability（external validity, applicability）of the trial findings 试验结果被推广的可能性（外部可靠性，实用性）	Generalizability（external validity）of the trial findings according to the intervention, comparators, patients and care providers and centers involved in the trial 根据试验涉及的干预、对照、患者及医护人员和中心得出的试验结果的可推广性（外部真实性）来说明
Interpretation 解释	22	Interpretation consistent with results, balancing benefits and harms, and considering other relevant evidence 与结果相对应的解释，权衡试验结果的利弊，同时考虑其他相关证据	In addition, take into account the choice of the comparator, lack of or partial blinding, unequal expertise of care providers or centers in each group 此外，还要考虑对照的选择，缺乏盲法或部分盲法，各组医护人员或中心专业技能的不一致
OTHER INFORMATION 其他信息			
Registration 试验注册	23	Registration number and name of trial registry 临床试验注册号和注册机构名称	
Protocol 试验方案	24	Where the full trial protocol can be accessed, if available 如果有的话，在哪里可以获取完整的试验方案	

续表

Section/Topic 论文章节 / 主题	Item # 条目号	Describe 描述	Added from the Non-pharmacological trail 非药物临床试验增加的内容
Funding 资助	25	Sources of funding and other support（e.g., supply of drugs）;role of funders 资助和其他支持（如提供药品）的来源，提供资助者所起的作用	

为明确所有条目的关键信息，极力推荐结合 "CONSORT 2010 说明与详述" 阅读本声明。我们还推荐必要时阅读关于群组随机试验、非劣效性和等效性试验、草药干预及实效性试验等的各种 CONSORT 扩展版。与本清单有关的各种扩展版及最新参考资料，详见 www. consort-statement. org。

二、针刺临床试验干预措施报告条目

修订后的 STRICTA 清单包括 6 个条目，6 个条目被进一步分解成 17 个亚条目，如表 8-2 所示。表 8-1 列出了修订后的 STRICTA 清单与 CONSORT 清单的相互对应及它对非药物试验的扩展。下面给出了清单中 6 个条目中的每一个条目和其亚条目的内容，以及在报告中需要这些内容的理由，同时也给出了已发表文献中的高质量的报告范例。

表 8-2　针刺临床试验干预措施报告标准（stricta）修订版条目（替代 CONSORT2010 条目的 5 用于报告针刺临床试验）

Item 条目	Detail 细节
1. Acupuncture rationale 针刺治疗的合理性	1a）Style of acupuncture（e.g. traditional Chinese medicine, Japanese, Korean, western medical, five element, ear acupuncture, etc）针刺治疗的类型（如中医针刺、日本汉方医学针刺、韩医针刺、西医针刺、五行针、耳针等）

续表

Item 条目	Detail 细节
	1b）Reasoning for treatment provided, based on historical context, literature sources, and/or consensus methods, with references where appropriate 所提供的针刺治疗的理由、依据的历史背景、文献来源和（或）形成共识的方法，在适当的地方引用文献
	1c）Extent to which treatment was varied 说明对何种治疗作了变动
2. Details of needling 针刺的细节	2a）Number of needle insertions per subject per session（mean and range where relevant）每一受试对象每个治疗单元用针的数目（如果可能，用均数和范围表示）
	2b）Names（or location if no standard name）of points used（uni/bilateral）使用的穴位名称（单侧/双侧）（如无标准名称则说明位置）
	2c）Depth of insertion, based on a specified unit of measurement, or on a particular tissue level 进针的深度，采用指定的计量单位或特定的组织层面描述
	2d）Response sought（e.g. de qi or muscle twitch response）引发的机体反应（如得气或肌肉抽动反应）
	2e）Needle stimulation（e.g. manual, electrical）针刺刺激方式（如手针刺激或电针刺激）
	2f）Needle retention time 留针时间
	2g）Needle type（diameter, length, and manufacturer or material）针具类型（直径、长度和生产厂家或材质）
3. Treatment regimen 治疗方案	3a）Number of treatment sessions 治疗单元数
	3b）Frequency and duration of treatment sessions 治疗单元的频数和持续时间
4. Other components of treatment 其他干预措施	4a）Details of other interventions administered to the acupuncture group（e.g. moxibustion, cupping, herbs, exercises, lifestyle advice）对针刺组施加的其他干预措施的细节（如艾灸、拔罐、中药、锻炼、生活方式建议）
	4b）Setting and context of treatment, including instructions to practitioners, and information and explanations to patients 治疗场所和相关信息，包括对治疗师的操作指导，以及给患者的信息和解释

Item 条目	Detail 细节
5. Practitioner background 治疗师的背景	5）Description of participating acupuncturists（qualification or professional affiliation, years in acupuncture practice, other relevant experience）对参与研究的针灸师的描述（资质或从业部门，从事针刺实践的年数，其他相关经历）
6. Control or comparator interventions 对照或对照干预	6a）Rationale for the control or comparator in the context of the research question, with sources that justify this choice 在研究问题的阐述中援引资料说明选择对照或对照措施的合理性 6b）Precise description of the control or comparator. If sham acupuncture or any other type of acupuncture–like control is used, provide details as for Items 1 to 3 above 精确地描述对照或对照措施。如果采用假针刺或其他任何一种类似针刺的对照措施，则提供条目 1～条目 3 所要求的详细信息

第三节　针刺临床试验干预措施报告条目的详解

以下举例中所插入的 "ref" 和 "refs" 表示该例子的原文发表时该处引用了一条或多条参考文献，但为简练，本文并未提供这些文献来源的细节。在引用的实例中，虽然有些句子的英文不够规范，我们也没有对其进行任何改动。

一、STRICTA 条目 1：针刺治疗的合理性

（一）条目 1a

Style of acupuncture（e.g. traditional Chinese medicine, Japanese, Korean, western medical, five element, ear acupuncture, etc.）. 针刺治疗的类型（如中医针刺、日本汉方医学针刺、韩医针刺、西医针刺、五行针、耳针等）。

针刺历史悠久，在东亚和西方国家中其风格和方法的特点广泛多样。为了使读者在自己的临床实践范围内融会贯通该研究，研究者应当说明治

疗的整体风格或方法。如果研究者认为该治疗方法是完全创新的，就应该清楚地加以说明。请看下面几个实例：

例 1. We based the acupuncture point selections on Traditional Chinese Medicine meridian theory to treat knee joint pain, known as the "Bi" syndrome. 我们按照中医学经络理论选穴治疗痹证膝关节痛。

例 2. Participants were randomised to two styles of acupuncture: Japanese style (Kiiko–Matsumoto's Form) and Traditional Chinese Medicine style. 受试者随机分入日本针刺组（Kiiko–Matsumoto 式）和中医针刺组。

例 3. Four out of five of the acupuncturists primarily practised the Five Element style with a diagnostic focus on individual 'Causative Factors' (ref) , and one used the Traditional Chinese Medicine (TCM) style with diagnosis primarily based on syndrome patterns (ref) . Both styles are rooted in traditional acupuncture theory, and they are the most common traditional approaches used by professional acupuncturists in the UK today (ref) . 5 名针灸师中的 4 人采用五行病因诊断并施针，另一人基于中医证型并施针。两种针刺方法均源于传统针刺理论，是目前大多数英国的专业针灸师最常采用的传统方法。

例 4. Each patient was treated with non–local needle acupuncture (according to the theory of channels of Traditional Chinese Medicine) at distant points, and dry needling of local myofascial trigger points. 在远端腧穴每名患者都接受非经非穴针刺（不按照传统中医经络理论针刺），并用干针法针刺局部肌筋膜触发点。

（二）条目 1b

Reasoning for treatment provided, based on historical context, literature sources, and/or consensus methods, with references where appropriate. 所提供的针刺治疗的理由，依据的历史背景、文献来源和 / 或形成共识的方法，在适当的地方引用文献。

　　作者应提供选择这种治疗的理由，包括诊断的合理性、穴位的选择和治疗程序。治疗时使用的"原则"应当加以描述。当治疗方法的选择植根于传统实践时，建议提供历史和文化背景，这与干预措施实施的式样相关，如"传统中医"或"TCM"，其方法的广泛多样要求我们仔细辨别在什么地点和什么时间制订治疗参数。共识法、临床专家委员会、治疗师调查或一些资源的整合常常用来确定治疗方案，建议完整详细地描述所采用的方法。应当提供相关的文章和其他因素的信息，以使其他人能够通过参照治疗方案所依据的这些因素或方法重复此类试验。鼓励作者引用那些容易获得的已发表作品，如书籍或杂志上的文章。如果作者引用的是一篇论文、未发表的作品、只能从期刊中获得的不同语言的书面材料或口头交流材料，应鼓励作者在附件中列出或概述这些信息，或说明用其他某种方法获得这些信息（如网站）。对于旨在表现医师个性化治疗方法的完全个体化试验，鼓励按照他们通常所做的那样去实践，说明选择治疗师的具体过程、提供详细的纳入标准。必须注意的是，预先设定的干预措施与实际采用的措施可能存在差异，在这种情况下，精确描述治疗的细节是必要的。请看下面的 3 个实例：

　　例 1. This study employed a style of Japanese acupuncture developed by Shima and Chace（ref）and Manaka（ref）, and follows the Japanese acupuncture training curriculum at the New England School of Acupuncture. In comparison to typical traditional Chinese medicine（TCM）acupuncture, Japanese acupuncture uses smaller needles and inserts needles less deeply and with less manipulation（ref）. For these reasons, we believed Japanese acupuncture would be less invasive than TCM, and thus better received by our adolescent population. Japanese acupuncture has been shown to be effective in treating certain pain conditions（ref）. The specific acupuncture protocols employed in this study are briefly described below and discussed in greater detail in a companion paper（ref）. 本研究采用由 Shima, Chace 及 Manaka

发明的日本针灸，遵循新英格兰针灸学校开办的日本针灸训练课程。与传统的中医针灸相比，日本针灸采用小针，入针浅，且手法轻。因此，日本针灸较中医针灸更为柔和，更适用于处于青春期的患者。现已证明日本针灸治疗特殊疼痛有效。以下将简要描述本研究中所采用的该特殊针灸方案，并在同期文献中详细讨论。

例 2. We based point selection on individualized Western acupuncture techniques by using a list of points previously reported as being effective in neck pain（refs）and by reaching a consensus according to our own clinical and teaching practice（ref）. The specific points for each individual were defined at each treatment session, depending on the patient's pain distribution and palpation of the neck and thorax to determine ah-shi points, or local tender points, for acupuncture. At least one distal point was used. Point location and depth of insertion were as described in traditional texts（ref）. 我们通过选用之前报道治疗颈痛有效的穴位，根据我们自己的临床和教学实践达成共识，采取个体化西方针刺技术进行取穴。每一疗程中都会重新定义患者的特殊穴位，根据患者的疼痛部位、颈部和咽喉的触诊来决定阿是穴或局部压痛点，选取至少一个远端穴位。穴位和入针深度如传统文章所述。

例 3. We developed the treatment strategies for acupuncture and minimal acupuncture in a consensus process with three acupuncture specialists（names provided）representing two major German societies for medical acupuncture: the German Medical Acupuncture Association（Deutsche Arztegesellschaft fur Akupunktur, DAGfA）and the International Society for Chinese Medicine（Societas Medicinae Sinensis, SMS）. The first step involved three specialists（names provided）and the study team developing a proposal, which was followed by a discussion including more than 30 acupuncture experts from both acupuncture societies. The final intervention strategies were defined by the above mentioned three specialists together with the study team and subsequently

287

were communicated to the external advisors. 我们与代表两个主要的德国医学针灸协会——德国医学针灸学会和德国国际中医学会的 3 名针刺专家达成共识，制订了针刺治疗和毫针治疗策略。首先由 3 名专家和研究小组起草方案，再由来自上述两大协会的 30 多名针刺专家共同讨论。最终的干预策略由上述 3 名专家与研究小组确定，然后与外部顾问沟通。

（三）条目 lc

Extent to which treatment was varied. 说明对何种治疗作了变动。

无论患者之间还是治疗师之间进行了个体的治疗，都应该详加描述。试验方案选择 3 种个体化程度中的一种，从无个体化治疗方案（所有病人在所有疗程都接受同样的治疗方案）、部分个体化治疗方案（例如一组固定的穴位与一组灵活使用的穴位相结合）到完全个体化治疗方案，在这种方案中，每个病人都能得到一种独特的、不断变化发展的诊断和治疗。此外，治疗师可能需要使用一个标准化的理论框架，也可以允许他们使用自己建立的框架。很多针刺方法，无论是依据传统理论还是依据诸如触痛点（trigger points）的西化观念，在日常实践中都具有个体化特征。那些旨在使研究更接近实况，并设计成复制常规地点和患者人群的试验，则更加强调彻底的个体化治疗。在这种情况下，可采用一个方案以指导治疗师提供与他们日常所做的相同治疗来实施标准化。越需要在其目的中解释的试验，就越需要更严格地定义那些特别的部分，以尽量减少治疗措施间的变异。请看下面的实例：

例 1. Each patient received individualized acupuncture treatments that focused on specific needs and symptoms that the individual was experiencing. The rationale for this intervention was to test acupuncture as it is typically performed in practice. Point selection was based on the general principles of acupuncture and Traditional Chinese Medicine（ref）. The treatment was modified over the course of the study to accommodate the individual's changing pattern of pain, sleep, or other health issues. 每名患者接受针对特殊需求和个

体症状的个体化针刺治疗。该干预措施旨在测试针刺的作用，因为针刺在实践中被突出地实施。取穴基于针刺和传统中医学的一般原则，根据研究过程中每个患者的疼痛、睡眠或其他健康问题的变化对治疗做出调整。

例 2. The verum points consisted of obligatory points and additional points individually chosen by the physicians on the basis of traditional Chinese medicine diagnosis for syndromes（including tongue diagnosis），acupuncture channels related to the individual headache area, and Ah Shi points（locus dolendi points）. 采用的穴位包括固定穴位和医师根据中医证的诊断（包括舌诊）个体化选择的附加穴位与每个患者头痛部位有关的针刺经络及阿是穴。

例 3. The acupuncture protocol was based on the concept of adequacy of treatment（ref），survey results（ref），a consensus workshop, and recommendations from traditional Chinese protocols. We did not allow moxibustion, cupping, herbs, or electroacupuncture. For each individualised treatment session between six and 10 acupuncture points from 16 commonly used local and distal points were selected. Local points were SP 9, SP 10, ST 34, ST 35, ST 36, Xiyan, GB 34, and trigger points. Distal points were LI 4, HT5, SP 6,LR3, ST 44, KI13, BI 60, and GB 41. 针刺方案是基于适当治疗、调查结果、工作组共识及传统中医推荐方案等理念而决定的，不采用灸法、拔罐、草药或电针。每个个体化治疗单元，从 16 个常用的局部和远端穴位中取 6 ～ 10 个穴位。局部穴位包括阴陵泉（SP9）、血海（SP10）、梁丘（ST34）、犊鼻（ST35）、足三里（ST36）、膝眼（Xiyan）、阳陵泉（GB34）和触发点穴位；远端穴位包括合谷（LI4）、通里（HT5）、三阴交（SP6）、太冲（LR3）、内庭（ST44）、气穴（KI13）、昆仑（BI60）和足临泣（GB41）。

二、STRICTA 条目 2：针刺的细节

（一）条目 2a

Number of needle insertions per subject per session（mean and range where relevant）. 每一受试对象每个治疗单元用针的数目（如适合，用均数和范围表示）。

报告这个条目时要包括每个受试对象每个治疗单元针刺的总数。此条目与从实效性到解释性随机对照试验等所有设计类型均有关。对于更侧重解释性的设计，其处方中的取穴是指定的，应当简单地报告针刺的总数。对于更侧重实效性而采用个体化治疗的设计，应当报告均数和范围。显然，不可能完全按照下述条目 2 的每个部分报告个体化治疗的所有细节。然而，应当考虑到每个条目并尽可能多地提供信息。请看下面的实例：

例 1. The protocol allowed for up to 10 treatments per patient, the precise number being agreed between patient and practitioner. A total of 1269 treatments were provided, an average of 8.6 treatments per patient（range 1 ～ 10）and 9.6 needles per treatment（range 6 ～ 12）. See（table）for variations between practitioners. 研究计划允许每名患者有多达 10 种治疗方案，准确的方案数目由患者和医师决定。一共有 1269 种治疗方案，平均每名患者有 8.6 个治疗方案（从 1～10），每次治疗有 9.6 枚针（6～12），各医师之间的变化如表（省略）所示。

例 2. Disposable stainless steel needles（0.2×50mm, Seirin）were inserted into the skin over the trigger point to a depth of 10 ～ 30mm, appropriate to the muscle targeted, attempting to elicit a local muscle response using the "sparrow pecking" technique. After the local twitch response was elicited or a reasonable attempt made, the needle was retained for a further ten minutes. The mean number of insertions was 3.3. 一次性不锈钢针（0.2×50 mm，Seirin 牌）刺入触发点上皮肤至 10 ～ 30 mm 深处，正好对准肌肉，使用"雀啄灸"技

术尝试引起局部肌肉反应。局部痉挛反应或适当尝试之后，继续留针 10 分钟。平均针刺 3.3 次。

例 3. In the real acupuncture group, the acupuncture points Hegu（LI4），Jiache（ST6），Xiaguan（ST7）and Yifeng（TE17）were used unilaterally on the tooth extraction side. 在针刺组，在牙齿拔出侧单侧合谷穴（LI4）、颊车穴（ST6）、下关穴（ST7）和翳风穴（TE17）施针。

（二）条目 2b

Names（or location if no standard name）of points used（uni/ bilateral）. 使用的穴位名称（单侧 / 双侧）（如无标准名称则说明位置）。

经典文本如《黄帝内经》中对穴位的描述比较罕见和模糊。对针刺穴位及相应的解剖结构的描绘仅能追溯到 100 年前。自 20 世纪 50 年代中期开始的标准化进程以来，建立在解剖学位置和以 "寸（cun）" 为测量体系的基础上的对针刺穴位的描述成为很多西方传播的蓝图。应当注意的是这些描述的位置还没有被普遍采用。鉴于这种历史背景，了解在临床试验中应用哪种针刺穴位，尽可能准确地描述这些穴位的位置、在情况下用适当的方法识别这些穴位，仍然是非常重要的。

可以使用某公认的名称对治疗中使用的穴位位置进行描述，如 GB21，如果没有公认的名称，可以根据解剖位置进行描述。应当说明是单侧进针还是双侧进针。对于实施部分个体化处方的治疗方案，罗列出处方中规定的任何一个必需的或可选的穴位，并在结论部分描述每次就诊时使用的穴位和在某一特定基础上使用的所有穴位。如果列表比较宽泛，应当报告最常用的穴位（用百分数表示）。对于实施完全个体化处方的治疗方案，作者应当考虑最好的方法报告所用的穴位，例如可以列举出所有受试对象的所有取穴，如果列表很宽泛，也可以确定最常用的取穴。请看如下实例：

例 1. We based the acupuncture point selections on Traditional Chinese Medicine meridian theory to treat knee joint pain, known as the "Bi" syndrome.

These points consisted of 5 local points [Yanglinquan（gall bladder meridian point 34）,Yinlinquan（spleen meridian point 9）, Zhusanli（stomach meridian point 36）, Dubi（stomach meridian point 35）, and extra point Xiyan]and 4 distal points [Kunlun（urinary–bladder, meridian point 60）, Xuanzhong（gall bladder meridian point 39）, Sanyinjiao（spleen meridian point 6）, and Taixi（kidney meridian point 3）] on meridians that traverse the area of pain（refs）. The same points were treated for each affected leg. If both knees were affected, 9 needles were inserted in each leg. 根据中医学经络理论选穴治疗膝关节疼痛，即"痹证"。按疼痛部位循经选取穴位，包括 5 个局部穴位（阳陵泉、阴陵泉、足三里、犊鼻和膝眼）和 4 个远端穴位（昆仑、悬钟、三阴交和太溪）。在患肢上对上述穴位施针；如果两侧膝盖疼痛，则在每条腿的 9 个穴位施针。

例 2. The VA（verum acupuncture）group received acupuncture with a 0.25×40mm stainless steel needle（Asia Med, Munich, Germany）at LI4, which is situated between the first two metacarpal bones on the dorsal side of both hands at the top of the muscle belly（figure provided）. 针刺组在合谷穴（LI4）使用 0.25×40 mm 不锈钢针灸针（德国慕尼黑 Asia–Med 公司生产），在双手背侧肌腹上端第一、二掌骨中间施针。

例 3. The most frequently treated local points were BL 23, BL 25, GB 30, GV 4, BL26, and the extra point Huatuojiaji（table provided）…The most frequently treated distant points were BL 40, KI 3, GB 34, BL 60, SI 3, and GV 20. In most cases, 8 to 12 local points and 4 to 6 distant points were used. Physicians used additional acupuncture points in 565 of the treatment sessions. The most frequently used additional local points were LI 4, ST 40, BL 17, SP 6, and ST 36. 用于治疗的最常见局部穴位包括肾俞（BL23）、大肠俞（BL25）、环跳（GB30）、命门（GV4）、关元俞（BL26）和华佗夹脊穴……常见的远端穴位包括委中（BL40）、太溪（KI3）、阳陵泉（GB34）、昆仑

（BL60）、后溪（SI3）和百会（GV20）。大多数情况下，选取 8 ～ 12 个局部穴位和 4 ～ 6 个远端穴位。在全部疗程中，医生会在 565 疗程中选取额外的穴位施针，最常选择合谷（LI4）、丰隆（ST40）、膈俞（BL17）、三阴交（SP6）和足三里（ST36）。

（三）条目 2c

Depth of insertion, based on a specified unit of measurement, or on a particular tissue level. 进针的深度，采用指定的计量单位或特定的组织层面描述。

进针的深度应当用中医学使用的计量单位"寸"表示，可以根据解剖深度如皮下组织、筋膜、肌肉或骨膜来描述，也可以用毫米表示。有些试验可能会在治疗方案中具体说明进针的角度和方向及深度，这些信息也应报告。下面的实例有助于进一步理解：

例 1. All needle placements were performed by an experienced acupuncturist at a premarked depth of 4 mm from the tip of the needle. 由有经验的针灸师预先在距针尖 4 mm 处标记出进针深度。

例 2. The depth of needle insertion varied with thickness of the skin and subcutaneous fatty tissues at the site of the acupuncture points; it was usually 1 to 1.5cm. 进针深度根据针刺部位的皮肤和皮下脂肪组织的厚度而定，通常为 1 ～ 1.5 cm。

例 3. Shallow and light needling stimulation（1 ～ 2 mm）using fine needles（0.18 ～ 0.16 mm）inserted with the aid of insertion tubes was emphasized. Points were needled at a 10°～ 20° angle with a 2 hand needling technique, generally in the direction of the flow of the channel. 使用辅助进针套管加强，以细针（0.16 ～ 0.18 mm）浅刺和轻刺刺激（1 ～ 2 mm）。采用双手针刺技术，与皮肤呈 10°～ 20°，循经络走向施针。

（四）条目 2d

Responses sought（e.g., de qi or muscle twitch response）. 引发的机体反

应（如得气或肌肉抽动反应）。

如果研究方案要求获得针刺诱发的特别反应，如中医学针刺中的得气感、触发点治疗中的肌肉抽搐、电针中的肌肉收缩，则必须报告这些诱发反应的情况。作者应当区分治疗方案中要求的反应和那些实际获得的反应（应在结果部分报告）。请看下面的两个实例：

例 1. The TRP（trigger point）group received treatment at trigger points. The correct application of the technique requires experience in palpation and localisationof taut muscle bands and myofascial trigger points. Precise needling of myofascial trigger points provokes a brief contraction of the muscle fibres. This local twitch response must be elicited for successful therapy but it may be painful and post treatment soreness is frequent. 触发点组接受在触发点的治疗。正确的施针技术要求针灸师具有触诊、紧绷肌肉群定位及肌筋膜触发点定位的经验。肌筋膜触发点精确针刺可以诱发肌肉纤维收缩。这种局部抽动反应必定出现在成功的治疗中，但可能会有疼痛感和常出现治疗后酸痛感。

例 2. In contrast with TCM style acupuncture, we did not employ vigorous manipulation in order to elicit a strong de qi sensation（defined as a feeling of heaviness around the acupuncture point）.（ref）Practitioners focused instead on feeling the response to stimulation as an "echo" sensation experienced on the receiving hand, while the active hand performed the actual needling. Attention was placed on reactivity or change in diagnostic areas, especially the pulse and abdomen. By carefully assessing changes in palpatory findings, the treatment was adjusted continuously based on the patient's response. Before needling, the "live" points were identified by palpation, that is, subtle changes at the skin level, or upon touch or pressure, for that particular patient. 与传统中医学针灸相比，我们没有采用强烈的行针手法以达到强烈的得气感觉（即针刺周围有沉重感）。施针人员更加重视患者被针刺的手接受刺激后对施针的手有

"回应"的感觉，注意诊断部位的反应或改变，尤其是脉搏和腹部。通过仔细评价触诊发现变化，根据患者的反应不断调整治疗方案。在施针前，通过触诊定义"活性"穴位，即通过某一病人皮肤层面上在碰触或按压后产生的细微变化来确定"有生理活性"穴位。

（五）条目 2e

Needle stimulation（e.g. manual or electrical）.针刺刺激方式（如手针刺激和电针刺激）。

清楚地描述对所有穴位的针刺刺激技术。对于手工刺激，该技术包括提、插、捻等方法以控制得气感。对于电刺激，应记录电流强度、振幅和频率。请看下面的两个实例：

例 1. This mode of（manual）stimulation was provided via the acupuncture needles, which were placed in the premarked depth at the marked sites. The needle was rotated by an experienced acupuncturist with the index finger and thumb in an alternating clockwise and counterclockwise fashion at the rate of three to five rotations per second. 手工刺激方式可以通过针灸针获得，在事先标有深度的标记处标记好。经验丰富的针灸师用食指和大拇指以顺时针和逆时针方向交替捻转针灸针，速度为每秒 3 ～ 5 转。

例 2. Electrical stimulation was given to the anterior part of the knee for 10 minutes and then 10 minutes for the posterior part using a battery-operated, four-channel, 'AS Super 4' Electrostimulator（RDG Medical, Surrey UK）which generated low frequency, square-wave（2 ～ 10Hz）pulses of 1 millisecond duration for 10 minutes.（ref）In both groups, the apparatus was attached to needles at the two Xiyan points, SP9 and GB34, and BL40 and BL57. Electrical stimulation was delivered at 6Hz at a constant current. Voltage was set at a level just above the pain threshold. 使用电池供电四路全自动电刺激器（英国萨里 RDG 医药公司生产），在膝盖前侧和后侧分别进行 10 分钟低频、每毫秒 2 ～ 10Hz 方波脉冲的电刺激。两组均接受仪器刺激两侧

膝眼、阴陵泉、阳陵泉、委中和承山。以 6Hz 恒定电流给以电刺激，电压设置于刚刚高过痛阈。

（六）条目 2f

Needle retention time. 留针时间。

留针时间应报告为标准时间或均数及范围。作者应当清楚他们所报告的是进针和出针之间的时间间隔（留针时间），并与治疗时间相区分，后者可能包括其他程序如病史、讨论及治疗前的准备。请看下面几个实例：

例 1. Each participant was treated bilaterally and had a total of six needles inserted for the duration of the treatment. A draining technique was used and the needles were left for a period of 30 minutes. The practitioner returned to check on the participant at regular intervals during the intervention. 在接受治疗期间，采用泻法对受试者双侧穴位共 6 处施针，留针 30 分钟。在干预（即留针）过程中，针灸师定时查访受试者。

例 2. Needles were withdrawn immediately for tonification, and retained for up to 20 minutes for the evens technique. 补法时施针后立即起针，平法时留针 20 分钟。

例 3. Therapists allow 25（min）to 35（max）minutes between insertion of the last needle and cessation of treatment and during that time they are to revisit the needles as appropriate. 针灸师在刺入最后一针和治疗停止之间用最少 25 分钟、最多 35 分钟重新观察针灸针的适用性。

例 4. The patients in group A were dry needled for a few seconds. For trigger point inactivation by dry needling… it is especially important not to apply too strong a stimulus because this may produce a flare-up of the patient's symptoms. 采用干针对 A 组患者施针若干秒。使用干针钝化触发点……尤其重要的是不要采用强烈的刺激，因为这会对患者的症状产生激化作用。

（七）条目 2g

Needle type（diameter, length, and manufacturer or material）. 针具类型

（直径、长度和生产厂家或材质）。

应当详细描述所使用针具的类型，包括直径和长度及生产厂家和／或材质。这些信息很重要，因为不同金属或不同型号的针具对身体的影响尚不清楚。使用各种各样不同类型针具的试验，应当报告直径和长度的范围及材质类型。请看如下两个实例：

例 1. Seirin 36 gauge 2.5 inches long unused sterile L-type needles were used for the study. 研究使用的针为 Seirin 牌 36 号 2.5 英寸长未曾用过的无菌 L 型针灸针。

例 2. The VA（verum acupuncture）group received acupuncture with a 0.25×40 mm stainless steel needle（Asia Med, Munich, Germany）at LI4. 针刺组在合谷穴（LI4）使用 0.25×40 mm 不锈钢针灸针（德国 Asia-Med 公司生产）施针。

三、STRICTA 条目 3：治疗方案

（一）条目 3a

Number of treatment sessions. 治疗单元数。

应当清楚地记录计划治疗的单元次数和频数。在结果部分应报告受试者实际接受的治疗次数。如果病人之间存在变化，应报告均数和范围。请看下面的实例：

例 1. The true acupuncture（experimental）group underwent 26 weeks of gradually tapering treatment according to the following schedule: 8 weeks of 2 treatments per week followed by 2 weeks of 1 treatment per week, 4 weeks of 1 treatment every other week, and 12 weeks of 1 treatment per month. 根据以下安排，真针刺（试验）组接受了为期 26 周逐渐降低频次的治疗：8 周内每周治疗 2 次；接下来 2 周内每周治疗 1 次；接着是 4 周内隔周治疗 1 次；最后 12 周内每个月治疗 1 次。

例 2. In all groups, participants were asked to attend treatment sessions twice weekly for 12 weeks（24 treatments）. We considered participants who attended 80% or more（≥ 19 of 24）of acupuncture sessions to have completed a full course of treatment. 在所有的组中，要求受试者在 12 周内每周治疗 2 次（共 24 次治疗）。凡接受了所要求治疗单元数 80% 或以上（24 次的 19 次或以上）的受试者被视为完成了整个治疗计划。

（二）条目 3b

Frequency and duration of treatment sessions. 治疗单元的频数和持续时间。

如果病人之间存在变化，则治疗的频度和时间应当用均数和范围记录，应当清楚地报告任何治疗频度的变化（例如受试者在前 2 周每周治疗 2 次，然后在接下来的 6 周中每周治疗 1 次）。请看下面的一个实例：

例 . Acupuncture was administered a maximum of eight times, twice during each of the first three weeks and once during each of the following two weeks, for 30 minutes at each session. One month after this series of treatments had been completed and evaluated, the patients were offered a maximum of two follow up treatments of the same kind, one week apart. 针刺最多可施行 8 次，前 3 周每周 2 次，接下来的两周每周 1 次，每次 30 分钟，1 个月后完成系列治疗并对其进行评价。随后患者接受最多两次相同的随访治疗，每周 1 次。

四、STRICTA 条目 4：其他干预措施

（一）条目 4a

Details of other interventions administered to the acupuncture group（e.g. moxibustion, cupping, herbs, exercises, lifestyle advice）. 对针刺组施加的其他干预措施的细节（如艾灸、拔罐、草药、锻炼、生活方式建议）。

附加干预措施是指由治疗师提供的附加方法、自我疗法和生活方式建议。所有的附加措施，无论是治疗师实施的还是病人实施的，对针刺无

论是必需的还是辅助的，都应该对其进行清楚的描述。对于与针刺相关的干预措施，如灸或拔罐，对其报告的细节要求应该与报告针刺所推荐的相同。如果研究方案指明可以选择自助疗法如气功或肌肉伸展运动，和／或生活方式建议如基于针刺相关诊断标准的膳食改变，这些也必须报告。应当报告所给建议的次数和病人对该建议的依从性。应当区分辅助干预措施和联合干预措施（co-intervention），辅助干预措施是为治疗组和对照组额外提供的干预措施，应当像在 STRICTA 条目 6b 下面描述的那样充分报告。请看下面的三个实例：

例 1. In addition to needling, moxibustion or thermal stimulation of the acupoints was used forming very fine wool of mugwort（Artemisa vulgaris）into minute, thread-size punks（okyu）and placing them on a thin layer of an herbal cream（shiunko）. The moxa was lit with an incense stick and the process was repeated several times until warmth was felt by the patient. 除针刺外，用艾灸或热刺激加于穴位上：将艾草制成很细的绒毛并做成细线状的火绒（Okyu），将其置于薄薄一层草药乳膏（Shiunko）上，用一支香点燃艾绒，此过程可重复多遍直至患者皮肤感觉到温暖。

例 2. Following application of the studs, patients were instructed to apply pressure to the stud by making small circular movements with the fingers of the opposite hand, 2～3 cycles per second for 1～2 minutes per point. As is typical for self-administered acupressure, patients were encouraged to apply acupressure this way on waking, in the early afternoon and during any exacerbation of symptoms. Initial instruction was provided verbally, at which time patients were asked to confirm their understanding by demonstrating the procedure. Patients also were given easy-to-read written materials describing the acupressure procedure. 放置好"螺栓"后，指导患者用对侧手的手指通过做小的圆周运动按压"螺栓"，每个穴位 1～2 分钟，每秒 2～3 圈。作为典型的自我穴位按压方法，鼓励患者在每天晨起、午后和任何感觉到

症状加重的时候进行按摩。最初为口头指导，随后要求患者实际操作，以确认他们已经理解。同时也给患者提供通俗易懂的描述穴位按压流程的书面材料。

例 3. Chinese herbal medicine was to be taken three times per day over a period of 6 weeks and parallel to acupuncture treatment... All herbs used in the present study were imported from China by a single TCM herbal medicine import company（Sinores, Lueneberg, Germany）... All herbs were prepared in dried, minced pieces and then sealed in generic paper sachets by a pharmacist in order to render the herbal formulation non–identifiable for patients... In addition to the basic formula, every patient received a second additional formula tailored to his or her individual TCM diagnosis. 中草药在 6 周的时间内每天 3 次，与针刺治疗平行给药……本研究中使用的所有草药均由一家中药进口公司（Sinores，德国吕纳堡）从中国进口……所有草药由一名药师制备，全部为干燥切片密封入普通的纸袋，以确保患者无法识别所用药方……在基本方基础上，每名患者可获得根据其个体的中医诊断的第 2 个药方。

（二）条目 4b

Setting and context of treatment, including instructions to practitioners and information and explanations to patients. 治疗场所和相关信息，包括对治疗师的操作指导及给患者的信息和解释。

治疗的场所和相关信息也能对治疗提供重要的附加成分，包括可改变治疗师平时操作方法的指南，例如，规定或禁止向患者解释对他们的诊断。对于患者，相关信息包括已经告诉他们的关于试验可能改变结果的信息。所以，应报告病人获得的关于治疗和对照干预措施的信息，包括任何与知情同意相关的措辞及影响信念和期望的信息。例如，把对照用的假针刺描述为"一种针刺类型"或描述为"不是针刺，但将有一种与针刺类似的体验"可能会对结果产生不同的影响。请看下面的实例：

例 1. The first acupuncturist was the "diagnosing acupuncturist"（DA）， whom the patient saw for the initial consultation, and before and after each treatment. A full case history was taken by the DA, together with tongue and pulse examination, to arrive at an individual diagnosis in accordance with the principles of TCM, with an additional lesser emphasis on Five Element Acupuncture (refs) . Although all patients in the study had IBS, this corresponded to a wide range of TCM patterns, making individual diagnosis essential. Dietary and lifestyle advice (important in treatment according to TCM principles) was given to all patients by the DA, who then selected acupuncture points. The second "treating acupuncturist" (TA) opened the randomization envelope, and for the duration of the study remained the only individual aware of treatment allocation. The TA carried out the treatment – either according to instructions issued by the DA or using sham points, depending on the randomization. 第一名针灸师是"诊断针灸师"（DA），是患者首次就诊及每次接受治疗之前和之后访问的针灸师。DA 负责记录患者完整的病例，包括舌诊和脉诊，以获得符合中医学原则和较少关注的五行针法的个体化诊断。本研究中的所有患者都患有肠易激综合征，符合多种中医证型，因此个体化诊断至关重要。饮食和生活方式建议（根据中医学理论原则治疗很重要）由 DA 告知所有的患者，随后选择针灸穴位。第二名"针灸师"（TA）开启随机序列信封，在整个治疗过程中，TA 是唯一知晓治疗分组的人。由 TA 实施治疗——根据随机分组，或按照 DA 的取穴建议，或采用假穴位。

例 2. Patients were informed about acupuncture and minimal acupuncture in the study as follows: "In this study, different types of acupuncture will be compared. One type is similar to the acupuncture treatment used in China. The other type does not follow these principles, but has also been associated with positive outcomes in clinical studies". 向患者介绍针刺和假穴浅刺如下：在本研究中，我们会比较不同类型的针刺，其中一种类似于中国所使用的针

刺方法，另一种并不按照这些原则，但在临床研究中同样具有阳性结果。

五、STRICTA 条目 5：治疗师的背景

条目 5

Description of participating acupuncturists（qualification or professional affiliation, years in acupuncture practice, other relevant experience）. 对参与研究的针灸师的描述（资质或从业部门，从事针刺实践的年数，其他相关经历）。

提供治疗的针灸师的特征，包括资质或从业部门，从事针刺治疗实践的时间及其他任何与试验相关的经验。应突出治疗师在资历、接受的培训和经验方面的相关差异。近期对针刺试验和综述的作者们的调查更加强了充分报告这些特征的必要性，尤其是因为对这些特征的实际报告水平历来比较低。由不同治疗师在两组中分别实施干预的试验中，应报告两组中不同治疗师的背景。应对治疗师的合格标准进行说明，因为这些会影响试验结果的可推广性。如果已知治疗者间存在潜在的变异，则随机选择治疗者，以减少专家偏倚并有助于提高研究结果的可应用性。请看下面的三个实例：

例 1. Physicians had a median of 350 hours（range 140 ～ 2508 hours）of acupuncture training before participating in the trial; 33（73%）had the B–Diploma. Seventeen（17; 38%）trial physicians taught acupuncture in accredited postgraduate courses. The physicians had used acupuncture in their practices for an average of 11 years（median 10, range 0 ～ 25）and had treated 346 patients（range 22 ～ 1200）with acupuncture in the year before the trial. Forty–one physicians（92%）indicated that they frequently or always make a Chinese syndrome diagnosis before starting treatment. 参加试验前临床医师接受了均数为 350 小时（范围 140 ～ 2508 小时）的针灸训练；33 人（73%）具有本科文凭，17 名（38%）试验医师教授官方认可的研究生针灸课程。

所有医师在其从业实践中使用针刺时间平均为 11 年（中位数 10，范围 0～25 年），参加试验前共针刺治疗 346 名患者（范围 22～1200）。41 名医师（92%）表示他们经常或总是在开始治疗前进行中医辨证。

例 2. Eight US-trained and licensed acupuncturists with a median of 10 years of experience（range 4 ～ 18 years）provided study treatments in their private offices. One investigator trained the acupuncturists in the study procedures to increase their comfort with delivering all 4 treatments and monitored compliance with the protocol throughout the study. 8 名在美国接受训练并持有执照的针灸师，从业时间平均为 10 年（4～18 年），在其私人诊所中使用本研究的治疗。一名研究者在研究过程中培训针灸师以增加他们对施行 4 种治疗方法的适应性，并监督他们在整个研究中对研究方案的依从性。

例 3. Of the 11 midwives participating in the study, six had been taught acupuncture for midwives at the Norwegian School of Acupuncture/NFKA. These six gave real and false acupuncture, whereas the others, who had been trained in acupuncture by the six, were allowed only to give false acupuncture. 参与本研究的 11 名助产士中，6 名曾在挪威针灸学校接受了助产针灸培训。由这 6 名助产士进行真针刺治疗和假针刺治疗，其余的助产士由这 6 名助产士进行针灸方面的培训，并且只能实施假针刺。

六、STRICTA 条目 6：对照或对照干预

（一）条目 6a

Rationale for the control or comparator in the context of the research question, with sources that justify the choice（s）. 在研究问题的阐述中援引资料说明选择对照或对照措施的合理性。

在阐述有关研究问题和方法学时，应描述并证明选择对照或对照干预的合理性。在针刺组与另一组进行比较的研究中，则对照或对照措施可以

是假针刺、常规护理、阳性治疗（用其他方式治疗）、在等待名单上（延期治疗）或不治疗。此处"对照（control）"有时用于描述不接受干预措施的组，而"对照措施（comparator）"一词更加适合于描述阳性干预，如理疗，倾向于具有治疗作用的干预。如果在对受试者设盲的试验中采用针刺类手段作为对照，以下表达方式可能有助于描述干预措施：阳性针刺对照（active acupuncture control）、经皮针刺对照（penetrating needle control）或非经皮假针刺对照（non-penetrating sham needling control）。对照组中涉及的侵入性或非侵入性假针刺手法有可能存在治疗作用，能诱发神经生理学和 / 或局部免疫反应及循环反应。假针刺，无论经皮与否，其诱发针刺特异性生理反应的机制尚不清楚，其中部分原因是因为我们对真针刺的机制缺乏认识。由于一些临床医生和研究人员将针刺穴位看作产生反应活性的区域而非作用的位点，因此对选取穴位位置精度的要求就存在差异，这样选取穴位会影响到将假针刺作为恰当对照的可信性。一些非针刺对照措施可被假定为无生理作用，如灭活经皮神经电刺激（TENS）仪。然而，这些措施可能不具有针刺的总体心理生理学可靠性，可影响对结果的解释。选择对照的依据，如文献或专家意见，也应报告。作者应当引用已发表文献，如系统综述或另一随机对照试验。请看下面的实例：

例 1. 'Sham' acupuncture points were chosen from three different areas on the body（the anterior thigh distally, the posterior thigh, and the lateral aspect of the lower back）, which do not correspond to recognized acupuncture points and are deemed to have no therapeutic value. "假"针刺穴位在 3 个不同部位选取（大腿前侧末端、大腿后侧及腰部两侧），上述位置与已知针刺穴位没有关联，应将其视为无治疗价值的。

例 2. International guidelines suggest that the best package of care for this patient group is one that includes patient education, advice and exercise（ref）. ... Randomised clinical trials consistently show the benefit of exercise for knee pain in older adults（refs）. Recent studies also highlight the need to provide adequate instruction, feedback and practice in order to ensure that the key muscle groups around the knee, such as the quadriceps, are activated（ref）. The European League Against Rheumatism（EULAR）recommendations have recently been updated and in particular, advocate exercise for knee pain related to osteoarthritis（ref）. In line with this evidence base, the current trial was designed so that all participants receive a package of care which includes education, advice, and exercise. 国际指南建议，对于该类型患者最好的治疗方案包括患者教育、建议与运动……随机对照临床试验一致显示运动对控制老年患者膝部疼痛有益处。最近的研究同样强调为了保证膝部周围关键肌肉群如四头肌等的活动性，需要向患者提供充分的引导、反馈和实践。欧洲抗风湿病联盟最近更新了推荐，对骨关节炎相关的疼痛特别提倡锻炼。基于上述证据，本临床试验设计为所有受试者都接受一套包括健康教育、建议和锻炼的治疗。

例 3. For this study a special 'placebo needle' was designed by Streitberger. The needle body is not fixed inside the copper handle. Its tip is blunt and when it touches the skin, a small pricking sensation is felt by the patient, simulating the puncture of the skin. The handle of the needle moves over the needle, the needle is shortened. Patients 'see' the needle moving inside their body… This needle was tested in 60 volunteers and proved to be sufficiently credible to be used in our clinical trial as a control（ref）. 本研究中，Streitberger 设计了一种特别的"安慰针"。这种针的针体没有固定在铜质手柄里，针尖钝，当其接触到皮肤时，患者可以感到像针刺入皮肤的轻微刺痛。针的手柄在针体上移动，针体就会缩短，患者"看见"针扎入了自己的身体……这种针在 60 名志愿者身上作过测试，证实完全能够作为对照用于我们的临床试验中。

（二）条目 6b

Precise description of the control or comparator. If sham acupuncture or any other type of acupuncture–like control is used, provide details as for Items 1 to 3 above. 精确地描述对照或对照措施。如果采用假针刺或其他任何一种类似针刺的对照措施，则提供条目 1 到条目 3 所要求的详细信息。

精确描述对照或对照措施的组成部分。如果对照措施是一种类似针刺的干预，如假针刺的形式，那么无论假针刺是侵入性（经皮）的还是非侵入性（非经皮）的，都应该详细说明。理论依据、行针细节和类针刺对照方法需要按照上述 STRICTA 条目 1～3 进行报告。对针刺穴位定位和区域大小在世界范围内缺乏共识，这使得准确记录实际的假针刺部位、精确位置和定位的方法尤为重要。如果对照措施为常规护理或其他阳性治疗，则所有措施都应详细报告。这能使读者将试验中提供的常规护理与在另一场所中为受试者提供的常规护理比较，也可为接受针刺治疗的人提供常规护理，这些数据也能使读者比较对照组与试验组常规护理的强度。如果是等待名单组，就需要明确等待的时间。尽管原则上精确地描述对照或干预措施是相当简单的，但干预措施越复杂，描述其精确性就越要注意。请看下面的实例：

例 1. Acupuncturists inserted 2 needles into the sham points in the abdominal area, approximately 3cm lateral to and slightly above the umbilicus bilaterally, and then immediately applied 2 pieces of adhesive tape next to the needles. In addition, they tapped a mock plastic needle guiding tube on the surface of each of the 9 true points in the leg to produce some discernible sensation and then immediately applied a needle with a piece of adhesive tape to the dermal surface, without needle insertion, of each point for a total of 20 minutes. The sham acupuncture procedure was given on the same schedule as the experimental group and used the same active needle placements, except actual insertion did not occur at these 9 points. Although electrical stimulation did not occur, a mock transelectrical stimulation unit（which emitted a sound and possessed a blinking light）was attached to the sham needles at the knee. To facilitate blinding, we used screens in both treatment and sham groups that were placed below the abdomen to prevent participants from actually observing the true or sham procedures at the knee area but to allow them to observe the procedure being performed in the abdomen area. 针灸师在腹部的假穴位插入2 根针，大约为肚脐两侧旁开 3cm 偏上部位，紧接着在针旁粘上胶带。此外，在 9 个真正的针刺穴位上用胶带固定上仿制的塑料导管来制造能够觉察的感觉，同时立刻在表皮固定一根带有胶带的针，但并不进针，全过程20 分钟。假针刺施行过程及进针方法都与试验组一样，唯一不同的是在 9个真正的穴位上假针刺组不进针。虽然未进行电针刺激，假针刺组患者在膝部放置了一个仿制的电刺激装置（仅仅产生声响并闪光）。为实现盲法，我们在治疗组和对照组都使用了屏障遮挡，屏障放置于腹部以下，这样患者无法看到膝部的情况，但是患者可看到腹部的治疗过程。

例 2. In each session, at least 5 out of 10 predefined distant nonacupuncture points（ref）were needled bilaterally（at least 10 needles）and superficially using fine needles（ie, minimal acupuncture）. "De Qi" and manual stimulation of the needles were avoided. All acupuncturists received oral instructions, a videotape, and a brochure with detailed information on sham acupuncture. 每个治疗单元中至少在 10 个预先设定的非穴位部位中选取 5 个双侧行针（至少 10 针），仅在皮肤浅表运用细针，即假穴浅刺。避免"得气"和手动行针刺激。所有的针灸师接受了假针刺的口头操作说明，同时还获得介绍相关细节信息的录音带和小册子。

例 3. Conservative therapy involved 10 visits to practitioners with consultation and a prescription for diclofenac, up to 150 mg/d, or rofecoxib, 25 mg/d, as needed until week 23. 保守疗法包括医生对患者进行的 10 次咨询，给双氯芬酸，最大剂量 150 mg/d，或者罗非考昔 25 mg/d，根据需要直至第 23 周。

例 4. Patients received the same treatment as in the standard group but in addition did stabilising exercises modified because of the pregnancy.（refs）

The training programme started by emphasising activation and control of local deep lumbopelvic muscles. Training of more superficial muscles in dynamic exercises to improve mobility, strength, and endurance capacity was gradually included. Patients received treatments individually for a total of six hours during six weeks. They were told to integrate the exercises in daily activities and to exercise in short sessions on several occasions during the day. 患者与标准化组接受一样的治疗，同时由于怀孕，还进行改良的稳固性运动。训练项目开始时强调对腰椎骨盆深部肌肉的活动性与控制，逐渐引入动态运动训练更多的浅表肌肉以改善活动性、强度和耐力。在六周的时间里，患者每人单独接受总共 6 小时的治疗。要求患者将上述运动训练整合入日常活动中，每天进行数个短单元。

本章小结

本修订后的 STRICTA 声明有助于改善针刺临床试验中对干预措施的报告，其目的是帮助针刺试验的研究者为读者提供一个清楚的、准确的、透明的针刺治疗方案及对照和 / 或对照措施的相关信息。除修订 STRICTA 清单外，CONSORT 也改进了对每个条目的解释并提供报告良好的范例。为了提高知晓度、认可度和依从度，修订版 STRICTA 声明已经成为 CONSORT 的扩展。针刺临床试验的研究者应当使用 STRICTA 的建议（CONSORT 2010 声明中的条目 5）并结合主体 CONSORT 指南清单中的其他 25 个条目报告针刺干预。CONSORT 对于非药物干预的扩展也与针刺试验高度相关。对于不同类型的试验设计，CONSORT 的其他扩展版也可能具有相关性，包括组群试验、等效性和非劣效性试验、摘要报告及与干预相关的危害报告（如不良事件）的扩展。在 CONSORT 网站上可以找到 CONSORT 指南的最新版本。

附　录
主要参考文献

［1］Carlisle J. F. *Handbook of language and literacy: Development and disorders*［M］. New York: Guilford Press, 2004.

［2］Chabner D.E. *The languange of Medicine, 10th Edition*［M］. New York: Saunders/ Elsevier, 2013.

［3］Linde K, Jonas WB, Melchart D, Willich S. The methodological quality of randomized conntrolled trials of homeopathy, herbal medicines and acupuncture［J］. Int J Epidemiol 2001; 30:526–31

［4］MacPherson H, White A, Cummings M, Jobst K, Rose K, Niemtzow R. Standards for Reporting Interventions in Controlled Trials of Acupuncture: The Stricta Recommendations［J］. Acupunct Med 2001; 20（1）:22–5.

［5］Moher D, Sampson M, Campbell K, Bechner W, Lepage L, Gaboury I, et al. Assessing the quality of reports of rondomize trials in pediatric and complementary and alternative medicine［J］. BMC Pediatrics 2002;2

［6］Ni M. *The Yellow Emperor's Classic of Medicine: A New Translation of the Neijing Suwen with Commentary*［M］. Boulder: Shambhala Publication Inc,1995.

［7］Veith I. *The Yellow Emperor's Classic of Internal medicine*［M］. Philadelphia: Williams & Wikins, 1949.

［8］Wechsler H. *Speed Learning for Professionals*［M］.Hauppage: Barron's, 2006.

［9］WisemanN. 实用英文中医词典［M］.北京：人民卫生出版社，2002.

［10］陈可冀.中医英译思考与实践［M］.北京：北京大学医学出版社，2015.

［11］董淑杰，翟所迪.国外患者用药说明书的设计与实践概述［J］.中国药物应用与监测，2013，10（4）：227-231.

［12］胡鸿毅.中医专业英语［M］.北京：中国中医药出版社，2016.

［13］蒋基昌.论对外中医教材英译存在问题及英译质量的提高［J］.广西中医药大学学报，2012,15（3）：109-111.

［14］蒋林.中药名及功效语的汉英翻译［J］.中国科技翻译，2002，15（4）：55-57.

［15］兰凤利.中医名词术语英译标准的哲学思考［J］.医学与哲学：人文社科医学版，2010,31（7）:72-73.

［16］李传英，潘承礼.医学英语写作与翻译［M］.武汉：武汉大学出版社，2014.

［17］李德新.加强中医术语研究，促进中医术语发展探讨［J］.辽宁中医杂志，2011,38（5）:810-812.

［18］李照国，朱忠宝.中医英语［M］.上海：上海科学技术出版社，2002.

［19］李照国.中医基本名词术语英译国际标准化研究——理论研究、实践总结、方法探索［M］.上海：上海科学技术出版社,2008.

［20］李照国.中医英译翻译技巧［M］.北京：人民卫生出版社，1997.

［21］李照国.黄帝内经 *Huangdi Neijing-Yellow Emperor's Canon of Medicine*［M］.北京：世界图书出版社,2008.

［22］林巍 ."哲学理念"与"科学概念"间的梳理与转述 : 中医翻译的一种基本认识［J］. 中国翻译，2009（3）：64–68.

［23］罗海燕，施蕴中 . 中药说明书英译基术问题及策略［J］. 中华中医药学刊，2009，27（1）：120–122.

［24］罗希文 . *Introductory Study of Huangdi Neijing*［M］. 北京：中国中医药出版社 ,2009.

［25］罗希文 . *Synopsis of Prescriptions of the Golden Chamber*（*Jingui Yaolue*）［M］. 北京：新世界出版社，2007.

［26］罗希文 . *Treatise on Febrile Disease Caused by Cold*［M］. 北京：新世界出版社，2007.

［27］马伦 . Localization: A Perspective for Traditional Chinese Medicine Inserts Translation［D］. 西安：西安外国语大学，2011.

［28］倪明 . 试从中医方剂命名的角度谈方名之英译［J］. 福建中医药大学学报，1995（4）：37–39.

［29］欧阳利锋 . 中医药说明书的英译［J］. 中国科技翻译，2002，15（2）：17–20.

［30］彭治民，李家兴 . 试论中药的英语翻译［J］. 商洛师范专科学校学报，2004，18（2）：108–110.

［31］世界中医药学会联合会 . 中医基本名词术语中英对照国际标准［M］. 北京：人民卫生出版社，2008.

［32］宋晓璐 . 亳州方敏药业中药保健品英译说明书存在的问题及解决方法［J］. 宿州学院学报，2015，38（8）：70–72.

［33］孙俊芳 . 中医语言的文化特点及翻译对策［J］. 中国中医基础医学杂志，2012,18（10）：1151–1153.

［34］唐爱燕 . 从感召功能看中药说明书的英译策略［J］. 宜宾学院学报 ,2013,13（2）：73–78.

［35］文师吾，谢日华 . SCI 医学英文论文的撰写与发表［M］. 北京：

人民卫生出版社，2012.

[36] 吴连胜，吴奇. *The Yellow Emperor's Canon InternalMedicine* [M].
北京：中国科学技术出版社，1997.

[37] 肖平. 中医典籍的语言特点及其翻译的文化传真 [J]. 湖南中
医药大学学报，2008，28（4）：74–76.

[38] 谢竹藩. 中医药常用名词术语英译 [M]. 北京：中国中医药出
版社，2004.

[39] 杨晓斌. 简评一份药品说明书的英译 [J]. Journal of Integrative
Medicine，2007，5（3）：359–361.

[40] 朱明. *The Medical Classic of the Yellow Emperor* [M]. 北京：外
文出版社，2001.